Burghard Stück
200 Impffragen
aus der pädiatrischen Praxis

200 Impffragen aus der pädiatrischen Praxis

Herausgegeben
von
Burghard Stück, Berlin

Hans Marseille Verlag GmbH München

Prof. Dr. Burghard Stück
Schulenburgring 126
12101 Berlin

Einzeln nicht erhältlich

Papier: BVS-Plus chlorfrei matt der Papierfabrik Scheufelen
Druck und Bindung: Laub GmbH + Co., 74834 Elztal-Dallau

Inhaltsübersicht

Pertussisschutzimpfung

Hib-Schutzimpfung

Hepatitisschutzimpfung

Polioschutzimpfung

Masern-Mumps-Röteln-Schutzimpfung (MMR)

Vorwort

Vor einigen Monaten wurde ich von Herrn HANS MARSEILLE, dem leider so früh verstorbenen Verleger und Herausgeber der »pädiatrischen praxis«, gebeten, die wichtigsten Impffragen und -antworten der letzten Jahre zusammenzustellen.

Diese ausgewählten Beiträge sollen die Probleme der in der Praxis tätigen Kolleginnen und Kollegen widerspiegeln.

Antworten von Experten beruhen auf dem jeweils aktuellen Kenntnisstand, den Impfempfehlungen der Fachgremien, der Impfstoffentwicklung und nicht zuletzt auf der eigenen ärztlichen Erfahrung. So gibt es gelegentlich auch unterschiedliche Meinungen, die bewusst mit aufgenommen werden, um individuelle Entscheidungen zu ermöglichen.

Prof. Dr. H. STICKL schrieb dazu in seinem Buch »Impfungen in der Praxis«: *»Schutzimpfungen werden nach bestimmten Regeln und in einer bestimmten zeitlichen Ordnung durchgeführt. Regeln haben keinen axiomatischen Charakter; sie richten sich nach der allgemein als gültig erkannten Zweckmäßigkeit und können sich dementsprechend auch ändern.«*

STICKL hat über Jahrzehnte die Leitlinien für Impfungen im Kindesalter im deutschen Sprachraum geprägt, u. a. durch zahlreiche Frage-Antwort-Beiträge in der »pädiatrischen praxis«. Einige seiner Beiträge sind inzwischen zu Allgemeinwissen geworden; ich habe sie trotzdem aufgenommen, um ihre Bedeutung für die Impfgeschichte herauszuheben.

Eine Auswahl der Fragen-Antworten über einen Zeitraum von etwa 2 Jahrzehnten gibt schließlich auch Gelegenheit, Tendenzen und Fortschritte in der Entwicklung des Impfens zu demonstrieren: ältere Beiträge wurden bewusst nicht korrigiert, sondern – wenn notwendig – mit kurzen Nachträgen aktualisiert.

In Deutschland ist das häufiger erwähnte Bundes-Seuchengesetz am 1. Januar 2001 durch das Infektionsschutzgesetz (IfSG) ersetzt worden. Es bringt einige bedeutsame Veränderungen zur Verbesserung der Impfprävention in unserem Land (Die Bedeutung des Infektionsschutzgesetzes [IfSG] für die Impfprävention übertragbarer Krankheiten. Bundesgesundheitsbl-Gesundheitsforsch-Gesundheitsschutz 2000; 43: 882–886).

So wird die Informierung der Bevölkerung über die Bedeutung von Schutzimpfungen ausdrücklich als öffentliche Aufgabe definiert. Erstmals ist die zentrale Erfassung von Impfdaten möglich, wenn auch erst mit der Schuleingangsuntersuchung. Vor allem aber wird mit der Einführung einer bundesweiten Meldepflicht für Impfschäden und der Weitergabe von Daten an das Paul-Ehrlich-Institut eine zentrale Wertung erfolgen. Die Aufklärung – gerade von Impfskeptikern – wird damit erleichtert.

Als einer der »Experten« möchte ich mich bei den Kolleginnen und Kollegen bedanken, die uns mit ihren Fragen die Möglichkeit geben, durch die Verbreitung von Fakten die Akzeptanz von Impfungen weiter zu erhöhen. Mein Dank gilt auch dem Verlag für seine großzügige Publikation von Frage-Antwort-Beiträgen zum Thema »Impfen«.

Prof. Dr. Burghard Stück
Berlin, Dezember 2000

Allgemeine Impffragen

Sind Impfungen heute noch aktuell?

Ja, mehr denn je, allerdings entsprechend den von den Impfgremien ausgearbeiteten Empfehlungen, z. B.:

- Pockenimpfung: Selbstverständlich nicht mehr, da Pocken bereits eradiziert sind.
- Polioimpfung: Unbedingt, da Polio erst in etwa 10 Jahren eradiziert sein wird und derzeit nur eliminiert ist, d. h. nur in gut durchgeimpften Gebieten gibt es keine Polio, weltweit gesehen aber sehr wohl; eine Einschleppung ist daher jederzeit möglich.
- Verschiedene antivirale Impfungen werden zu einer Eradikation der Krankheit führen, aber nur dann, wenn konsequent geimpft wird.
- Antivirale Impfungen sind aber auch deswegen so wichtig, weil es keine kausale Therapie gibt, z. B. gegen Masern, Rubeolen, Hepatitis A und B u. a.

Bei Krankheiten, die nicht eradiziert werden können, wie FSME oder Tetanus, muss die Impfung ständig weitergeführt werden und ist heute wichtiger denn je, da durch verschiedene Gründe das Infektionsrisiko größer ist. Diese Gründe sind z. B. die größere Mobilität durch modernen Reiseverkehr, Tourismus, aber auch durch verschiedene Sportarten (Tetanusinfektion bei Reitern), aber auch als Berufskrankheit bei Förstern, Holzarbeitern usw.

Zusammenfassend: Impfungen sind heute aktueller denn je, da:

1. nur durch Impfungen verschiedene Krankheiten eradiziert werden können;

2. Viruskrankheiten im Allgemeinen nicht kausal behandelt, wohl aber durch Impfungen verhütet werden können, gleiches gilt zum Teil für Tetanus, bei foudroyantem Verlauf auch für Diphtherie sowie für Pneumo- und Meningokokkeninfektionen;

3. die Infektionskrankheiten keineswegs besiegt sind, sondern im Gegenteil durch modernen Reiseverkehr, Tourismus, Sport usw. sogar eine größere Infektionsgefährdung gegeben ist als früher und

4. Vorbeugen immer besser ist als Heilen.

E. G. HUBER, Salzburg

Austauschbarkeit von Kombinationsimpfstoffen bei der Grundimmunisierung

Frage: Sind beide derzeit verfügbaren 5fach-Impfstoffe (DTaP-Hib-IPV von Pasteur Mérieux MSD und SmithKline Beecham Pharma) in Folge gegeneinander austauschbar oder muss zumindest die Grundimmunisierung mit einem Impfprodukt erfolgen?

Die beiden Kombinationsimpfstoffe sind vergleichbar, aber nicht identisch. Bei der Grundimmunisierung mit Kombinationsimpfstoffen sollte das gleiche »Impfprodukt« verwendet werden. Nur wenn Untersuchungen vorliegen, die bei einem Austausch des Impfstoffs keine Beeinträchtigung der Schutzwirkung zeigen oder wenn der Impfstoff, mit dem die Grundimmunisierung begonnen wurde, nicht zur Verfügung steht, ist ein Wechsel anzuraten, um den zeitgerechten Schutz, vor allem gegen Pertussis und Hib-Infektionen, zu erreichen.

B. STÜCK, Berlin

Impfprogramm und Kombinationsimpfstoffe

Frage: Seit der Einführung der Polio-SALK-Impfung und den nunmehr zur Verfügung stehenden Kombinationsimpfstoffen plane ich unser Impfprogramm:

3. Monat: Quatro-Virelon und PedvaxHIB.
4. Monat: Pac Mérieux.
5. Monat: Quatro-Virelon und PedvaxHIB.
Etwa 18. Lebensmonat: Quatro-Virelon und HIB-Vaccinol.

Gibt es Einwände, diese Impfstoffe in dieser Kombination zu verwenden?

Gegen diese Kombination ist nichts einzuwenden, aber gegen das Impfprogramm.

Bei einigen Kombinationsimpfstoffen, die neben DTaP auch Hib-Konjugate oder inaktivierte Poliokomponenten enthalten, kann es durch eine Konkurrenz der Antigene zu signifikant niedrigeren Antikörpertitern kommen (1, 2). Impfstoffe, einschließlich der Fachinformation mit der darin angegebenen Dosierung, werden in Deutschland vom Paul-Ehrlich-Institut aufgrund der eingereichten Unterlagen zugelassen. Die vom Hersteller empfohlene Zahl der Injektionen darf nicht willkürlich verringert werden. Bei einem »Impfdurchbruch« kann der Arzt regresspflichtig gemacht werden.

In der Fachinformation von *Chiron Behring* zu *Quatro-Virelon* heißt es: »3-mal 0,5 ml *Quatro-Virelon* im Abstand von 4–8 Wochen. 1-mal 0,5 ml *Quatro-Virelon* 6–12 Monate nach der 3. Impfstoffgabe.«

Auch die Ständige Impfkommission am Robert Koch-Institut empfiehlt, die Grundimmunisierung zwischen dem 12. und 15. Lebensmonat abzuschließen, um einen frühzeitigen Schutz gegen Pertussis und Hib-Infektionen zu erreichen (3).

Literatur

1. Eskola J, et al. Randomised trial of the effect of co-administration with acellular pertussis DTP vaccine on immunogenicity of Haemophilus influenzae typ b conjugate vaccine. Lancet 1996; 348: 1688–1692.
2. Halperin SA, Lagley JM, Eastwood BJ. Effect of inactivated poliovirus vaccine on the antibody response to Bordetella vaccine. Clin Infect Dis 1996; 22: 596–622.
3. Robert Koch-Institut: Impfempfehlungen der Ständigen Impfkommission (STIKO) am Robert Koch-Institut, Stand März 1998. Epidemiol Bull. 17. April 1998. S. 101–112.

B. Stück, Berlin

Weigerung der Eltern, ihre Kinder impfen zu lassen: Konsequenzen?

Frage: Liegt eine Vernachlässigung/Misshandlung mit juristischen Konsequenzen vor, wenn Kinder zu Schaden kommen, weil Eltern empfohlene prophylaktische Maßnahmen ablehnen?

Prophylaktische Maßnahmen, wie die Rachitis- oder Fluorprophylaxe sowie Schutzimpfungen, sind in unserer Demokratie freiwillige Maßnahmen, die von uns angeboten, von den Eltern auch abgelehnt werden können.

Nach bestehendem Recht hat niemand die Möglichkeit, die Eltern zu diesen Handlungen zu zwingen oder bei eingetretenem Schaden zu bestrafen. Es gilt auch nicht als Kindesmisshandlung, wenn Eltern ihre Kinder nicht impfen lassen.

Persönliche Anmerkung: Wenn ich an die Kinder denke, die, weil sie nicht gegen Masern geimpft sind, eine Masernenzephalitis bekommen haben, so habe ich für die gestellte Frage vollstes Verständnis.

D. Palitzsch, Gelnhausen

Verweigerung aktiver Schutzimpfungen durch die Eltern

Frage: Eltern, die eine Impfung ihrer Kinder gegen Diphtherie, Tetanus und Kinderlähmung ablehnen, handeln verantwortungslos. Dennoch gibt es solch unverbesserliche Gegner jeglicher Impfung. Was ist zu tun, wenn auch freundliches Zureden und ausführliche Aufklärung nicht ausreichen? Kann ich die Betreuung eines solchen Kindes ablehnen?

Werden die genannten Schutzimpfungen verweigert, ist dringend zu raten, sich diese Einstellung von beiden Elternteilen schriftlich geben zu lassen. Sind sie auch dazu nicht bereit, muss dieses Verhalten in Gegenwart eines Zeugen (Sprechstundenschwester) festgehalten werden. Es empfiehlt sich, über diesen Vorgang ein kurzes Protokoll anzufertigen, das – mit Datum und der Unterschrift von Arzt und Zeugen versehen – sorgfältig aufzubewahren ist.

Entsteht im Laufe des Gesprächs der Eindruck, dass die Eltern auch bei sonstigen notwendigen diagnostischen und therapeutischen Maßnahmen Schwierigkeiten machen, empfiehlt man ihnen am besten, in Zukunft einen anderen Arzt aufzusuchen.

Im Regelfall reicht die Verweigerung einer Schutzimpfung nicht aus, die weitere Behandlung generell abzulehnen.

Nach dem Kassenarztrecht ist die Ablehnung einer Behandlung nur bei Erkrankung des Arztes bzw. beruflicher Überlastung möglich, schließlich auch noch dann, wenn durch schwere Anschuldigungen und Beleidigungen von Seiten des Patienten bzw. dessen Fürsorgepflichtigen kein Vertrauensverhältnis mehr besteht.

E. Grundler, Esslingen

Streit geschiedener Eltern um Impfinformationen geht zu Lasten des Kindes

Frage: Die Eltern eines Patienten leben geschieden, ein Elternteil (Vater) hat 14-tägiges Umgangsrecht mit dem Patienten.

Der Vater hat die Mutter gebeten, bei Umgangsrecht das Impfbuch mitzugeben, um im Fall einer notwendig werdenden Impfung oder Erkrankung jederzeit alle notwendigen Informationen (z. B. Tetanusschutz bei Verletzungen, Seruminjektionen o. ä.) für den behandelnden Arzt zur Verfügung zu haben.

Das Gericht hat diesen Anspruch des Vaters abgewiesen mit der Begründung, eine einfache Kopie der Seiten mit Impfeintragungen sei ausreichend.

Man kann es als (hauptberuflich tätiger Familien-)Richter immer wieder nur – mit Kopfschütteln – bestätigen, zu welchem Hasspotential geschiedene Eheleute/Eltern fähig sind und dies zum Teil auch noch auf dem Rücken ihrer unschuldigen Kinder »ausleben«.

Es geht schlicht um ein »Stück Papier«, welches das zuständige Amtsgericht – Familiengericht – beschäftigt hat. Im Prinzip ist m. E. die Entscheidung des Gerichts zutreffend, denn der allein sorgeberechtigte Elternteil hat auch die a l l e i n i g e Verfügungsgewalt über sämtliche das Kind betreffende Unterlagen und Urkunden.

Die Mutter wird ihre »Gründe« dafür gehabt haben, dem Vater des Kindes während der Dauer des Umgangsrechts mit seinem Kind nicht das Originalimpfbuch auszuhändigen. Das leibliche Wohl dieses Kindes ist jedoch bei einer Erkrankung oder notwendig werdenden Impfung (etwa einer Tetanusimpfung nach einer Verletzung) anlässlich des Besuches bei seinem Vater dadurch gesichert, dass der Vater dem behandelnden Arzt (wenn auch nur) eine Kopie des Impfpasses vorlegen kann.

S c h l u s s b e m e r k u n g: Man sollte ernstlich überlegen, ob die Eltern eigentlich noch geeignet sind, sich verantwortlich um das Wohl ihres Kindes zu kümmern, denn wer wegen eines Impfpasses einen Streit vom »Zaun« bricht und deshalb sogar die Gerichte bemüht, der praktiziert und offenbart eine innere Einstellung zum anderen Elternteil, die schon sehr zu denken gibt.

G. H. Schlund, München

Impfverhalten in der ehemaligen DDR bzw. UdSSR

Frage: Wurde 1960–1965 im Rahmen von Impfberatungen in Gesundheitsämtern nur Polio, also kein Tetanus geimpft? (Bücher haben keine Eintragungen.)

Wird in Gebieten der ehemaligen UdSSR (z. B. Sibirien/Altai) die Grundimmunisierung nur mit Polio DP gemacht, d. h. ohne Tetanus? (Impfbücher ohne Eintragungen.)

Zum Vorgehen 1960–1965 in der Bundesrepublik (alte Bundesländer) kann ich nicht Stellung nehmen.

Zum Vorgehen 1960–1965 in der Deutschen Demokratischen Republik (1–4): Obligate Schluckimpfungen bestanden seit 1960/61. Die Impftermine waren aus traditionellen epidemiologischen Gründen auf die Zeit vom 10. Januar bis 30. April eines jeden Jahres festgelegt. Mit jedem Poliomyelitisvirustyp wurde einzeln geimpft in der Reihenfolge Typ I, Typ III, Typ II im Säuglingsalter ab 2. Lebensmonat sowie trivalent ab 2. Lebensjahr. Mit diesen Impfterminen wollte man möglichen Interferenzen des Impfvirus mit anderen Viren, die in den Sommermonaten häufiger vorkommen, vorbeugen.

Tetanusimpfungen erfolgten unabhängig von diesen Poliomyelitisimpfterminen, jedoch ebenfalls obligat (1–4).

In den Gebieten der ehemaligen UdSSR war die Tetanusimpfung stets voll in den Impfplan von Kindern integriert (5). Ab 1963 wurde in der gesamten Sowjetunion mit einem DPT-Impfstoff geimpft. Konnten die empfohlenen Impfabstände nicht eingehalten werden, hat man in aller Regel wiederholt geimpft oder die Grundimmunisierung neu begonnen.

Die durchschnittliche Impffrequenz in den 60er-Jahren muss also eher als zu hoch als zu niedrig eingeschätzt werden.

Ab 1970 impfte man unter Anrechnung einer jeden Impfinjektion, wie es jetzt Lehrmeinung ist, nach dem in Tab. 1 wiedergegebenen Schema (5).

Literatur

1. Gesetzblatt I (DDR) 1966, Nr. 3, S. 29. Gesetz zur Verhütung und Bekämpfung übertragbarer Krankheiten beim Menschen.
2. Gesetzblatt I (DDR) Nr. 21, S. 353. 2. Durchführungsbestimmung vom 27. 2. 1976 – Schutzimpfungen und andere Schutzanwendungen.
3. Gesetzblatt I (DDR) Nr. 26, S. 258. Anordnung vom 28. 7. 1980 über Schutzimpfungen im Kindes- und Jugendalter.
4. Gesetzblatt I (DDR) Nr. 25, S. 296. Anordnung vom 3. 8. 1984 über Schutzimpfungen im Kindes- und Jugendalter.
5. Feist M. Persönliche Mitteilung 1996.

B. Schneeweiss, Berlin

Alter	Impfungen	
ab 3. Monat	DTP	Polioschluckimpfung Typ I
4. Monat	DTP	Polioschluckimpfung Typ III
5. Monat	DTP	Polioschluckimpfung Typ II
12. Monat		Polioschluckimpfung-Wiederholung
2. Lebensjahr	DTP	Polioschluckimpfung-Wiederholung
zwischen 6. und 7. Lebensjahr	Td	Tetanus-Diphtherie-Wiederholung

Tab. 1 Impfschema ab 1970 in der ehemaligen UdSSR

Änderung eines empfohlenen Impfschemas

Frage: Bei der DTP + Hämophilusimpfung mit dem Impfstoff ACT-Hib plus soll im 3., 4. und 5. Monat laut Beipacktext der Firma Sero geimpft werden. Beim einfachen ACT-Hib-Impfstoff genügen 2 Impfungen. Genügt es, beim 1. und 3. Mal mit einem 4fach-Impfstoff zu impfen und bei der 2. Impfung einen 3fach-Impfstoff (DTP) zu verwenden?

Nein. Das zur Frage stehende Impfschema (2-mal DTP-Hib, 1-mal DTP) kann, muss aber nicht zu einer ausreichenden Immunisierung führen, die dreimalige Kombinationsimpfung ist daher unbedingt zu empfehlen. Abgesehen von dieser medizinischen Stellungnahme gibt es auch einen juristischen Gesichtspunkt: rechtlich verpflichtend ist nur der Inhalt des Beipackzettels. Werden dessen Anweisungen nicht eingehalten, haftet bei allfälligen Schäden jeglicher Art, auch für nicht ausreichende Immunisierung, weder der Staat (nach dem Impfschadengesetz für empfohlene Impfungen) noch der Impfstoffproduzent, sondern ausschließlich der Impfarzt.

E. G. Huber, Salzburg

Tageszeitpunkt für Impfungen

Frage: Werden die verschiedenen Formen der aktiven Immunisierung (d. h. jene mit inaktivierten bzw. Toxoid-Impfstoffen oder solche mit Virus-Lebendimpfstoffen) zu bestimmten Tageszeitpunkten besser bzw. schlechter vertragen?

Durch den Zeitpunkt der Impfung im Laufe eines Tages werden Impferfolg und Nebenwirkungen nicht beeinflusst. Aus praktischen Erwägungen kann man aber z. B. die Pertussisimpfung am Morgen verabreichen, damit früh einsetzende schwere Komplikationen zu einer günstigen Tageszeit beobachtet werden können.

J. Forster, Freiburg im Breisgau

Impfungen und Ausreifung des Immunsystems

Frage: Wie reifen die unspezifischen Immunmechanismen im Verlauf der Kindheit? Welche Auswirkungen haben Impfungen auf sie?

Die meisten Immunfunktionen sind bereits beim Feten nachweisbar. Die basalen T-Zellfunktionen sind bereits ab der 17. SSW in vielen Aspekten wie beim Erwachsenen. Bereits zu diesem Zeitpunkt ist eine T-zellabhängige Immunantwort möglich. IgM-produzierende B-Zellen sind ab der 15. SSW nachweisbar, IgG kann ab der 20. SSW und IgA ab etwa der 30. SSW nachgewiesen werden. Quantität und Qualität der fetalen Immunglobulinproduktion sind jedoch gegenüber dem Erwachsenen deutlich reduziert. Auch alle Komplementfaktoren sind bereits ab der 18. SSW nachweisbar, Monozyten, Makrophagen und NK-Zellen zeigen beim Feten im Vergleich zum Adulten quantitativ deutlich verminderte Funktionen.

Der physiologische Verlauf der Reifung des Immunsystems zeigt bei Geburt im wesentlichen ausgereifte T-Zellfunktionen, eine suffiziente Immunisierung mit T-zellabhängigen Antigenen, wie z. B. DT-Vakzine, ist deshalb erfolgreich möglich. Die Reifung der humoralen Antikörperantwort, besonders die T-zellunabhängige Bildung von Antikörpern gegen bakterielle Polysaccharide, zeigt eine kontinuierliche Reifung bis in das mittlere Kleinkindesalter.

Immunisierungen mit reinen Polysaccharidvakzinen sind deshalb erst bei Kindern über 2 Jahre erfolgreich. Auch die Reifung der Schleimhautimmunität benötigt mehrere Jahre. Die praktischen Auswirkungen dieser physiologischen Reifungsvorgänge des Immunsystems sieht man an der großen Anzahl von Säuglingen und Kleinkindern, deren rezidivierende Infektionen mit steigendem Lebensalter rasch abnehmen.

Auswirkungen von Impfungen auf die Reifung des Immunsystems sind bisher nur unzureichend untersucht. Für die von vielen geäußerte Sorge einer möglichen Störung der Reifung des Immunsystems durch Immunisierungen gibt es aber m. E. keine Daten.

P. Bartmann, Bonn

Nachtrag

Das Immunsystem reift bereits während der Schwangerschaft heran und wird in den ersten Lebensjahren durch den Kontakt mit zahlreichen Fremdantigenen trainiert. Auch Impfungen tun das. Ein wesentlicher Vorteil gegenüber einer Erkrankung besteht darin, dass Impfungen dann verabreicht werden, wenn das Kind gesund ist. Auch werden als Impfantigene heute überwiegend für den Immunschutz relevante fraktionierte Komponenten verwendet. Impfungen sollten möglichst früh durchgeführt werden. Alle von der Ständigen Impfkommission empfohlenen Totimpfstoffe führen nach der vollendeten 8. Lebenswoche zu einer immunologischen Reaktion, Hepatitis-B- und BCG-Impfstoffe bereits direkt nach der Geburt.

Desinfektion bei der Anwendung von Lebendimpfstoffen

Frage: Für Lebendimpfstoffe wird empfohlen, als Desinfektionsmittel nicht alkoholische Lösungen, sondern z. B. Azeton zu verwenden. Ist das wirklich erforderlich?

Die Überlegung, Lebendimpfstoffe in keiner Weise zu schädigen, ist insofern richtig, weil sie sehr empfindlich sind. Sie können durch verschiedene Faktoren unwirksam gemacht werden, z. B. durch:

1. Wärme/Hitze;
2. Desinfektionsmittel, wie Formalin, Merthiolat und Alkohol;
3. die simultane Verabreichung von Immunglobulin und
4. bei der oralen Verabreichung durch Interferenz mit anderen Darmkeimen.

Alle diese Faktoren müssen ausgeschaltet werden, wenn man die volle Wirkung einer Lebendimpfung erzielen will. Die Frage betrifft aber die Hautdesinfektion vor der Injektion, ein eigenes und auch umstrittenes Problem.

Man will die Haut so desinfizieren, dass sie keimfrei ist und durch die Injektion keine Keime unter die Haut gebracht werden, die einen Spritzenabszess verursachen könnten. Eine wirkliche Keimfreiheit aber würde man nur durch intensive Behandlung mit Alkohol aut simile während 8–10 Minuten erzielen. Alles andere, besonders ein kurzes Abwischen mit einem Alkoholtupfer, ist nur eine mechanische Reinigung von Schmutz, durch die allerdings die Keimzahl auf der Haut nachweisbar um Zehnerpotenzen vermindert wird.

Wie man durch Millionen von Injektionen zeigen konnte, ist dies eine recht zielführende Maßnahme, bei der man es durchaus bewenden lassen kann. Wichtig aber ist, dass vor dem Einstich der Injektionsnadel die Haut wieder trocken ist und keine flüssigen Reste von Alkohol oder des Hautdesinfiziens mehr sichtbar sind, die durch die Nadel subkutan gelangen, dort Gewebsreizungen verursachen und höchstwahrscheinlich auch noch als »lokale Impfreaktion« registriert (und beklagt) werden.

Wenn die Haut nach der Desinfektion wieder trocken ist, kann beim Einstich auch ein Lebendimpfstoff nicht inaktiviert werden, gleichgültig, welches Desinfektionsmittel verwendet wurde. Man kann daher dasjenige Desinfiziens verwenden, das einem am geeignetsten erscheint, und das ist ganz sicher n i c h t A z e t o n, weil es ebenso giftig wie hautunverträglich ist und sogar dem Impfarzt, wenn er es länger verwendet, durch Inhalation schädigen würde.

Kein Azeton, weil unnötig und nachteilhaft, wohl aber eine gründliche, nicht nur symbolische Hautreinigung mit Spiritus vini dilutus (70%) oder einem hautverträglichen Desinfiziens. Aber erst dann injizieren, wenn die Haut wieder trocken ist.

E. G. HUBER, Salzburg

Blutbildveränderungen nach Impfungen

Frage: Gibt es Untersuchungen über Häufigkeit, Art und Dauer von Blutbildveränderungen nach den verschiedenen Impfungen?

Blutbildveränderungen nach Impfungen wurden schon früh untersucht, vor allem bei der inzwischen aufgehobenen Pockenschutzimpfung.

Keuchhusten-Impfung: Schon 72 Stunden p.v. kommt es zu einer Leukozytose, meist mit Überwiegen der lymphozytären Zellelemente im peripheren Blut. Die Leukozytose hält 2–3 Tage an. Eine Erhöhung der Blutkörperchensenkungsgeschwindigkeit tritt nicht ein.

Tetanus-Impfung: Keine bemerkenswerten Veränderungen des Blutbildes.

Diphtherie-Impfung: Leichter Leukozytenanstieg (selten), manchmal begleitet von passagerer Eosinophilie (fast ausschließlich nur bei Allergikern und bei älteren Kindern mit Auffrischimpfung).

BCG-Impfung: Während der Impfreaktion (etwa 3–5 Wochen p.v.) leichte Lymphozytose mit Senkungserhöhung.

Polio-Schluckimpfung: Praktisch keine Blutbildveränderung (selten leichte Leukopenie zwischen 5. und 7. Tag nach oraler Impfstoffaufnahme, überwiegend bei erstmaliger Impfung älterer Kinder und Erwachsener). Keine Beeinflussung der Blutkörperchensenkungsgeschwindigkeit.

Masern-Impfung: Zwischen 7. und 9. Tag leichte Leukopenie; deutlicher Abfall der T_4-Lymphozyten bei Zytometrie.

Verschiebung der T_4/T_8-Relation. In dieser Phase auch bei der Masernimpfung Abschwächung der Tuberkulinreaktion.

Mumps-Impfung: Keine Beeinflussung des Blutbildes, keine Beeinflussung der Tuberkulinreaktion.

Röteln-Impfung: Leichte Lymphozytose zwischen 10. und 14. Tag p.v. Selten (zumeist bei Impfung gestationsfähiger, empfänglicher Frauen im 3. Lebensjahrzehnt und bei Auftreten von Gelenkbeschwerden) passagere leichte Erhöhung der BSG mit Lymphozytose.

Gelbfieber-Impfung: Thrombozytenabfall zwischen dem 5. und 7. Tag, wobei praktisch nie kritische Werte erreicht werden.

Cholera-Impfung: Leichter Anstieg der BSG mit relativ großer Differenz zwischen 1. und 2. Stundenwert, passagere (leichte) Lymphozytose zwischen dem 2. und 4. Tag p.v. (Endotoxineffekt); nachfolgend manchmal leichte Leukozytose mit Werten um $6000/mm^3$.

Orale Typhus-Impfung mit einer Defektmutante von Salmonella typhi: Keine Blutbildveränderung.

H. STICKL †

Anwendung heterologer Seren (Antitoxine)

Frage: Im Rahmen der Behandlung der Diphtherie und des Botulismus ist weiterhin die Gabe von heterologem Serum erforderlich. Homologe Seren stehen nicht zur Verfügung. Bei der Verabreichung heterologen Serums kann jedoch eine Sensibilität gegen das zu verabreichende Serum nach entsprechenden Tests vorhanden sein. Da beide Male die Verabreichung des Serums jedoch zwingend erforderlich ist, wird dann eine Desensibilisierung notwendig. Wie sehen Fachleute diese Problematik?

Während der Erstbehandlung mit einem heterologen Serum werden sehr selten anaphylaktoide Reaktionen (nicht IgE-vermittelt) auf das Fremdprotein beobachtet. Sollte im Verlauf des Lebens wiederum die Anwendung eines Serums gleicher Tierart erforderlich sein, muss mit anaphylaktischen Reaktionen gerechnet werden. Etwa 7–14 Tage nach der Behandlung kann es zur Serumkrankheit kommen; diese Komplikation wird nach Anwendung der modernen, hochgereinigten Seren jedoch selten beobachtet.

Vor Verabreichung der Seren wird generell die Allergietestung empfohlen, sie wird in den Beipackzetteln der Hersteller detailliert beschrieben. Unabhängig vom Ergebnis der Allergietestung sind derartige Seren ganz allgemein bei bereitstehender Schocktherapie anzuwenden.

Ein positives Testergebnis sollte nicht überbewertet werden, denn bei vitaler Indikation gibt es keine Kontraindikation, sondern das Serum muss dann auch bei bestehender allergischer Reaktionsbereitschaft angewandt werden. Bei diesen Patienten wird die Behandlung unter Schockprophylaxe durchgeführt. Bei den ersten klinischen Anzeichen einer Unverträglichkeitsreaktion ist die Serumgabe sofort zu unterbrechen und die Behandlung fraktioniert weiterzuführen, jeweils nach Abklingen der Symptomatik. Die sorgfältige Beobachtung des Patienten mindestens 30 Minuten nach der Anwendung sowie die ärztliche Nachkontrolle (14 Tage) sind immer zu empfehlen.

Eine Desensibilisierung, wie in der Frage zum Ausdruck gebracht, wird nicht durchgeführt.

Die Aufklärung des Patienten sowie die genaue Dokumentation der Reaktion und der getroffenen Maßnahmen sind unter diesen Umständen besonders wichtig.

Waltraud Thilo, Berlin

Kontrazeption durch β-hCG-Impfung?

hCG wird vom Trophoblasten bereits 6–8 Tage nach der Befruchtung synthetisiert und ist für den Fortbestand und die weitere Entwicklung der Schwangerschaft von essentieller Bedeutung, vor allen Dingen während der ersten 8 Schwangerschaftswochen. Die Idee, durch hCG-Antikörper die Wirkung von hCG zu neutralisieren, ist schon seit vielen Jahren erwogen und bearbeitet worden.

hCG-Antikörper wären jedoch nicht zur Kontrazeption geeignet, sie würden immer als Abortivum zu betrachten sein. Immunisierung gegen das komplette hCG-Molekül würde weitreichende Konsequenzen haben, da eine immunologische Kreuzreaktion zwischen hCG und hLH besteht. Demnach kämen nur Antikörper, die spezifisch gegen die β-Untereinheit gerichtet sind, für ein solches Konzept infrage.

Tierexperimentelle Untersuchungen mit aktiver oder passiver Immunisierung gegen β-hCG sind bei verschiedenen Spezies erfolgreich durchgeführt. In klinischen Studien, die in Indien vorgenommen wurden, ist β-hCG kombiniert mit Tetanustoxoid als Vakzine verwendet worden (1–4). Die Antigenkombination wurde in 4 Injektionen gegeben. Nach 6–8 Wochen entwickelten sich Anti-hCG-Antikörper. Die Titer stabilisierten sich nach 5 Monaten, nach 10 Monaten ließ sich ein Abfall der Titer nachweisen. In diesen Studien wurden die oben angesprochenen Probleme evident. 75% der behandelten Patientinnen entwickelten Antikörper gegen hLH. Diese Entwicklung ist nicht verwunderlich, da die β-Ketten von hCG und hLH in einigen Abschnitten Homologie aufweisen.

Aufgrund dieser Erfahrungen wurden weitere Studien am Menschen nicht zugelassen, obwohl Tierexperimente und Kurzzeituntersuchungen keine ernsthaften Komplikationen ergeben hatten. Auch Nachuntersuchungen von immunisierten Frauen, die über 5 Jahre beobachtet wurden, zeigten keine auffälligen Störungen in ihrem Menstruationsverhalten (2).

Als weiteres Problem bei diesen Studien wurde festgestellt, dass die antigenen Eigenschaften des verabfolgten hCG unzureichend waren und nur bei 25% der so behandelten Patientinnen ausreichende Antikörpertiter zustande kamen. Bei niedrigen Antikörpertitern wurden Schwangerschaften beobachtet.

Aufgrund der hier skizzierten Erfahrungen hat die WHO Task Force on Immunological Methods of Fertility Regulation ein weitergehendes Konzept vorgeschlagen. Die β-hCG-Kette enthält in ihrem C-terminalen Ende 35 Aminosäuren, die im β-LH nicht vorkommen. Man hat sich daher darum bemüht, Antikörper gegen das C-terminale Ende der β-Untereinheit von hCG zu entwickeln. Die Effektivität dieser Antikörper ist in verschiedenen Tiermodellen überprüft worden und hat eine hohe Wirksamkeit gezeigt.

Dennoch ist zum gegenwärtigen Zeitpunkt die Steuerbarkeit dieses immunologischen Verfahrens, also auch die Frage der Reversibilität, noch nicht gelöst. Die potenziellen Gefahren, die mit einer immunologischen Kontrazeption verbunden sein könnten, lassen sich noch nicht abschätzen. Aus diesen Gründen sind bislang noch keine weiteren Studien am Menschen vorgenommen worden.

Literatur

1. Hingorani V, Kumar S. Anti-hCG immunization. Phase I clinical trials. In: Talwar GP, editor. Recent Advances in Reproduction and Regulation of Fertility. Amsterdam: Elsevier; 1979.
2. Nash H, et al. Observations on the antigenicity and clinical effects of a candidate antipregnancy vaccine: β subunit of hCG linked tetanus toxoid. Fertil Steril 1980; 34: 328.

3. Shahani SM, et al. Evaluation of immunological and safety data in women treated with Pr-β-hCGTT. In: Talwar GP, editor. Recent Advances in Reproduction and Regulation of Fertility. Amsterdam: Elsevier; 1979.
4. Talwar GP. Immunology in Reproduction. J Reprod Med 1979; 22: 61.

M. Breckwoldt, Freiburg im Breisgau

Wo bleibt die Impfung gegen Gruppe-A-Streptokokken?

Frage: Die Helicobacter-pylori-Impfung ist (5 Jahre nach Entdeckung des Kausalzusammenhanges mit dem Magengeschwür) schon in Erprobung. Wir Kinderärzte behandeln einen Großteil der Kinder 3–8-mal wegen Streptokokken-A-Infekten. Die Infektion verläuft zunehmend milder; die Folgen einer nicht behandelten Infektion werden wieder häufiger (Glomerulonephritis, rheumatisches Fieber etc.). Wo bleibt die Impfung?

Die Entwicklung einer Impfung gegen Gruppe-A-Streptokokken (Streptococcus pyogenes) ist aus mehreren Gründen bisher sehr schleppend vorangegangen.

Erschwerend wirkt, dass das Hauptantigen von Streptococcus pyogenes, das sog. M-Protein, das zur Entwicklung von protektiven Antikörpern führt, in mehr als 80 verschiedenen Antigenvariationen vorliegt. Das heißt, es kommen mindestens 80 verschiedene Serotypen von Streptococcus pyogenes vor.

Eine Vakzine, die das M-Protein als Antigen verwendet, müsste also ein Gemisch von etwa 80 verschiedenen M-Proteinen enthalten. Eine weitere Erschwernis in der Entwicklung einer M-Proteinvakzine war, dass sich auf den M-Proteinen auch einige kreuzreaktive Epitope befinden, welche die Bildung von mit verschiedenen Geweben, z. B. Herzmuskel, Nierengewebe, kreuzreagierenden Antikörpern hervorrufen.

In neuerer Zeit ist die Entwicklung von Impfstoffen gegen Streptococcus pyogenes jedoch wieder in Gang gekommen. Zur Zeit werden die folgenden 5 Forschungs- und Entwicklungsrichtungen verfolgt:

1. Die Entwicklung von synthetischen Peptiden, die jeweils einige (N-terminale) Aminosäuren der verschiedenen M-Proteine aneinandergereiht enthalten.

2. Die Klonierung von größeren M-Proteinfragmenten, die protektiv wirken und zwischen vielen Serotypen kreuzreagieren. Klonierung und Expression erfolgen in oralen (vergrünenden) Streptokokken.

3. Die Anwendung der Cysteinprotease (SpeB) von S. pyogenes als Vakzine.

4. Die Anwendung der gentechnisch hergestellten C5a-Peptidase von S. pyogenes als Vakzine.

5. Das Gruppenpolysaccharid von S. pyogenes wird neuerdings ebenfalls als Vakzinekandidat (wieder) diskutiert.

R. LÜTTICKEN, Aachen

Infektionsgefahr in Kindergärten und Kinderkrippen – Impfempfehlungen

Frage: Zu den neuen Verhaltensregeln in Kindergärten bzw. Kinderkrippen kommen mir einige Vorschläge übertrieben vor, z. B. die Hepatitis-A-Impfung für alle mit Betreuung von Kindern Befassten. Andere Vorschläge erscheinen mir theoretisch einleuchtend (wie Verhalten bei Ringelröteln und Varizellen); mir fehlen aber Zahlen, um das reale Risiko in unseren Breiten einschätzen zu können. Die Vorschläge zur Zytomegalie wirken ebenfalls rein theoretisch.

Welche Meinung vertreten epidemiologisch orientierte Kollegen?

Die Häufung verschiedener Infektionskrankheiten in Kindergärten, Kinderhorten oder in ähnlichen Pflegeeinrichtungen ist eine alltägliche Beobachtung; die Mehrzahl dieser Erkrankungen wird durch Infektionen mit verschiedenen Viren ausgelöst. In letzter Zeit wird außerdem zunehmend die Frage diskutiert, ob das Betreuungspersonal in derartigen Einrichtungen – aufgrund dieser Infektionshäufungen – einem besonderen Erkrankungsrisiko ausgesetzt ist; diese Frage hat eine besondere Bedeutung für schwangere Pflegepersonen. Besteht die Gefahr einer Fruchtschädigung, wie kann eine Infektion verhindert werden?

Ich gehe davon aus, dass die in derartigen Einrichtungen Beschäftigten als Kinder und Jugendliche nach den Impfempfehlungen der Ständigen Impfkommission (STIKO) vollständig geimpft wurden; ich werde also nicht auf Mumps, Masern oder Röteln, die Poliomyelitis und nicht auf Diphtherie und Tetanus eingehen.

Es kann wohl angenommen werden, dass aufgrund der einschlägigen Empfehlungen der Berufsgenossenschaften bei den Beschäftigten vor Aufnahme der Tätigkeit die Immunität gegen Röteln nachgewiesen (bzw. eine Impfung durchgeführt) wurde. Außerdem ist nach diesen Empfehlungen zumindest das Personal in solchen Einrichtungen, in denen auch zerebralgeschädigte oder verhaltensgestörte Kinder betreut werden, vor Aufnahme der Arbeit gegen Hepatitis B zu impfen.

Hepatitis A

Die fäkal-oral übertragene Infektion mit Hepatitis-A-Virus wird nur selten unter Kleinkindern und Kindern aus deutschen Familien beobachtet. Durch sero-epidemiologische Untersuchungen konnte gezeigt werden, dass weniger als 5% dieser Kinder im 1. Lebensjahrzehnt eine Infektion durchgemacht hatten. Bei ausländischen Kindern, in deren Heimat die Hepatitis A endemisch verbeitet ist, zeigt sich jedoch eine, mit zunehmendem Alter stetig zunehmende Durchseuchung; mehr als 70% der 10-jährigen wiesen bei Untersuchungen Antikörper gegen das Hepatitis-A-Virus auf.

Kinder aus Ausländerfamilien infizieren sich überwiegend bei Ferienaufenthalten in ihren Heimatländern, so dass in Kindertagesstätten usw. mit einem hohen Ausländeranteil vermehrt Hepatitis-A-Erkrankungen und -Infektionen nach den Sommerferien beobachtet werden. Diese Kinder sind eine Ansteckungsquelle für andere Kinder, sodass zeitlich versetzt später weitere Infektionen und Erkrankungen, diesmal auch bei deutschen Kindern, beobachtet werden. Selbstverständlich können diese Kinder zu einer Infektionsquelle für ihre – überwiegend nicht-immunen – Eltern werden. Für die Familienangehörigen der ausländischen Kinder ist die Hepatitis-A-Virusinfektion ihrer Kinder meist ohne Bedeutung, da sie bereits immun sind.

Die Hepatits-A-Virusinfektion verläuft im Kleinkindesalter, vor allem im Windelalter, meist asymptomatisch oder mit wenigen, häufig uncharakteristischen Symptomen. Diese asymptomatisch infizierten Kinder können aber natürlich auch zu einer Infektionsquelle für das Betreuungspersonal in den unterschiedlichsten Einrichtungen werden. Durch seroepidemiologische Untersuchungen konnte z. B. gezeigt werden, dass das Infektionsrisiko der Kinderkrankenschwestern im Vergleich zu den in der Erwachsenenpflege Beschäftigten deutlich erhöht ist; ein derart erhöhtes Infektionsrisiko besteht außerdem für das Reinigungs- und Küchenpersonal in solchen Einrichtungen.

In anderen Untersuchungen konnte auch eine erhöhtes Infektionsrisiko für Erzieherinnen und Erzieher nachgewiesen werden. Die Anti-Hepatitis-A-Virusprävalenz ist in diesen Berufsgruppen nach 10-jähriger Berufstätigkeit doppelt so hoch wie in der Durchschnittsbevölkerung.

Die Beobachtungen haben zu der Empfehlung der STIKO geführt, die Hepatitis-A-Schutzimpfung außer bei dem Fach- und Pflegepersonal in pädiatrischen Einrichtungen auch bei dem Personal (einschließlich Küchen- und Reinigungskräfte) in Kindertagesstätten, Kinderheimen usw. sowie in Einrichtungen für geistig Behinderte vorzunehmen.

Varizellen

Etwa 95% der Frauen im gebärfähigen Alter besitzen aufgrund einer in der Vergangenheit durchgemachten Infektion mit Varizellen-Zoster-Virus Antikörper gegen diesen Virus, sind also immun. Infektionsquellen sind sowohl der an Varizellen Erkrankte (Infektiosität von 1–2 Tagen vor bis zu 5 Tagen nach Auftreten der Hautläsionen) als auch Patienten mit einem Zoster.

Wird eine nicht-immune Schwangere mit Varizellen-Zoster-Virus infiziert, so können in Abhängigkeit vom Infektionstermin während der Schwangerschaft unterschiedliche Gesundheitsschäden beim Neugeborenen auftreten. Eine Infektion während der ersten 4 Schwangerschaftsmonate kann das sogenannte kongenitale Varizellensyndrom hervorrufen, das jedoch nur bei etwa 2% der Neugeborenen beobachtet wird, deren Mütter im angegebenen Zeitraum eine Varizellen-Zoster-Virusinfektion durchgemacht hatten.

Erkrankt die Schwangere dagegen innerhalb von 5 Tagen vor bis zu 2 Tagen nach der Geburt an Varizellen, so verläuft die bei etwa der Hälfte der Neugeborenen auftretende Varizellenerkrankung mit schweren Symptomen, die Letalität beträgt etwa 5%.

Alle Maßnahmen zum Schutz des Personals – vor allem von Schwangeren – nach Kontakt mit einem Varizellen- oder Zostererkrankten setzen die Kenntnis bzw. Klärung der Immunität gegen das Varizellen-Zoster-Virus voraus. Ist die Immunität nicht bekannt, so ist umgehend der Nachweis von IgG- und IgM-Antikörpern gegen das Virus zu veranlassen. Sind IgG-Antikörper zum Zeitpunkt des Kontaktes (die Inkubationszeit der Varizellen beträgt in der Regel 14–16 Tage) nachweisbar, ist Immunität anzunehmen, weitere Maßnahmen sind nicht erforderlich.

Eine seronegative Schwangere ist durch die Verabreichung von Varizellenhyperimmunglobulin zu schützen, das innerhalb von 24 bis maximal 96 Stunden nach Kontakt zu verabreichen ist (Dosierung, Applikation, Kontraindikationen siehe Herstellerangaben).

Ist die Varizellenimmunität einer Schwangeren zum Zeitpunkt des Kontaktes unbekannt, so ist die Kindergärtnerin usw. bis zur Feststellung des Befundes vom Dienst freizustellen, um Kontaktpersonen im Kindergarten oder in ähnlichen Einrichtungen zu schützen.

Eine sinnvolle Maßnahme wäre m. E. die Feststellung der Varizellenimmunität (Nachweis von IgG-Antikörpern gegen das Varizellen-Zoster-Virus) zu Beginn der Tätigkeit der Beschäftigten in Kindergärten usw. bei der Einstellungsuntersuchung. Die Immunitätsrate erwachsener Frauen ist sehr hoch; immune Frauen können bei Auftreten von Varizellen weiterarbeiten.

Erythema infectiosum (Ringelröteln)

Diese gelegentlich mit einem lange anhaltenden, häufig wechselnden Exanthem einhergehende Erkrankung wird duch Infektion mit Parvovirus B19 hervorgerufen. Erfolgt die Infektion während der Schwangerschaft – gleichgültig, zu welchem Schwangerschaftstermin –, kann sich ein Hydrops fetalis mit nachfolgendem Fruchttod entwickeln; ursächlich hierfür ist die Hemmung der fetalen Erythropoese. Die Häufigkeit des intrauterinen Fruchttodes beträgt – wie aus Untersuchungen gesicherter Infektionen Schwangerer bekannt ist – weniger als 10%. Die Latenzzeit zwischen der mütterlichen Infektion und dem Einsetzen der fetalen Komplikation kann gelegentlich bis zu 12 Wochen betragen.

Missbildungen des Feten treten nach einer Parvovirus B19-Infektion nicht auf, das Virus ist also nicht teratogen.

Hat eine Beschäftigte mit einem Kind Kontakt, das nach einer Parvovirus-B19-Infektion bereits ein Exanthem entwickelt hat, so besteht in der Regel keine Ansteckungsgefahr; diese Kinder scheiden kein Virus im Nasen-Rachenraum aus. Erfolgt der Kontakt jedoch während der – in der Regel 4–14 Tage anhaltenden – Inkubationszeit, so besteht ein Ansteckungsrisiko, das von der Enge des Kontaktes abhängt. Etwa 50% der nicht-immunen Erwachsenen oder Kinder werden nach Kontakt in der Familie oder im Kindergarten infiziert, in der Schule sind es etwa 20%.

Treten Erkrankungen in Kindergärten auf, so ist umgehend der Nachweis von IgG-

und IgM-Antikörpern gegen Parvovirus B19 bei schwangeren Betreuungspersonen zu veranlassen. Personen mit virusspezifischen IgG-Antikörpern (ohne Nachweis von IgM-Antikörpern) sind als immun anzusehen. Etwa die Hälfte der hiesigen Erwachsenen besitzt IgG-Antikörper gegen das Virus, ist also immun und kann an der Arbeitsstelle weiterhin arbeiten.

Ein infektionsverhütender Effekt durch Verabreichung von Normalimmunglobulinen bei nicht-immunen Personen wurde bisher nicht nachgewiesen; diese Maßnahme kann also nicht als Routinemaßnahme zum Schutz nicht-immuner Personen empfohlen werden. Man wird also Schwangere ohne IgG-Antikörper gegen Parvovirus B19 beim Auftreten von Ringelröteln in Kindergärten und ähnlichen Einrichtungen von der Arbeit freistellen. Nach Abklingen der Epidemie in Gemeinschaftseinrichtungen kann die Arbeit wieder aufgenommen werden, eine langanhaltende Virusausscheidung tritt offenbar nicht auf.

Die gelegentlich geäußerte Ansicht, dass Parvovirus B19 in der hiesigen Bevölkerung weit verbreitet sei und damit auch andere Infektionsmöglichkeiten für die Schwangere bestehen, und dass die Schädigungswahrscheinlichkeit gering sei, kann m. E. nicht überzeugen.

Zytomegalie

Die Infektion mit Zytomegalievirus ist die häufigste prä- und perinatal erworbene Infektion des Menschen. Das Zytomegalievirus gehört zur Gruppe der Herpesviren; wie alle Viren dieser Gruppe verbleibt das Virus nach der Primärinfektion latent im Organismus. Diese latente Infektion kann im späteren Leben durch verschiedene Einflüsse – z. B. Immundefizienz, Schwangerschaft – reaktiviert werden.

Die prä- oder perinatale Infektion eines Neugeborenen erfolgt entweder diaplazentar in utero oder beim Passieren des Geburtskanals der infizierten Mutter; postnatal kann das Zytomegalievirus durch die Muttermilch übertragen werden. Im späteren Leben wird das Virus – sowohl nach der Primärinfektion als auch nach einer Reaktivierung der latenten Infektion – über Rachensekret, Harn oder Zervixsekret übertragen.

Etwa 1% aller Feten werden in utero nach einer Primärinfektion der Mutter oder duch eine Reaktivierung ihrer latenten Zytomegalievirusinfektion infiziert. Die Reaktivierung der latenten Infektion der Mutter führt praktisch nie zu einer Schädigung des Feten, dagegen weisen 10–20% der Neugeborenen, deren Mütter während der Schwangerschaft eine Primärinfektion durchgemacht hatten, einen Organschaden bei der Geburt auf. Hinzu kommen die häufig erst beim Säugling oder Kleinkind manifest werdenden Organschäden (z. B. Hörstörungen). Über die Häufigkeit dieser Spätschäden sind keine Angaben möglich.

Etwa 50–70% der Frauen im gebärfähigen Alter besitzen IgG-Antikörper gegen das Zytomegalievirus nach einer früher durchgemachten, häufig asymptomatischen Infektion. Die während der Schwangerschaft nicht selten auftretende Reaktivierung dieser latenten Infektion führt – wie gesagt – nicht zu Organschäden beim Feten. Sie sind aber eine Infektionsquelle für empfängliche Personen in ihrer Umgebung.

Prä- oder perinatal infizierte Kinder scheiden das Virus im Harn und/oder Speichel gelegentlich monate- bis jahrelang aus. Die höchste Ausscheidungsrate von Zytomegalievirus findet man bei 1–3-jährigen Kindern in Säuglings- und Kinderheimen, wobei das Virus häufig intermittierend, nicht kontinuierlich ausgeschieden wird.

Die Angaben über die Häufigkeit, mit der die Zytomegalievirusinfektion von Kindern dieser Altersgruppe auf Pflegepersonen übertragen wird, schwanken zwischen verschiedenen Untersuchungen sehr stark.

Es finden sich z. B. Angaben über eine jährliche Konversionsrate von 14–20% bei Kinderpflegerinnen. Andererseits liegen Berichte vor, wonach die Serokonversionsrate bei Säuglings- und Kinderschwestern, die auf Stationen mit infizierten Kindern beschäftigt waren, nicht höher ist als in der Durchschnittsbevölkerung.

Diese Unterschiede beruhen teilweise sicherlich auf einer unterschiedlich strengen Einhaltung der Hygienepraxis in den jeweiligen Einrichtungen. Übereinstimmend wird jedoch festgestellt, dass die Übertragungswahrscheinlichkeit bei der Pflege unter 2-jähriger Kinder größer ist als bei älteren Kindern, z. B. im Kindergartenalter.

Eine spezifische Prophylaxe der Zytomegalievirusinfektion unter den angegebenen Bedingungen steht nicht zur Verfügung. Auch dürfte die Indikation für die Verabreichung von Zytomegalievirus-Hyperimmunglobulin an mögliche Kontaktpersonen kaum erkennbar sein, da die meisten das Virus ausscheidende Säuglinge und Kleinkinder symptomlos sind.

Ich halte es für sinnvoll, das Pflegepersonal in Pflegeeinrichtungen für Säuglinge und Kleinkinder darüber zu informieren, dass sie nach Eintritt einer Schwangerschaft beim 1. Arztkontakt bei der Mutterschaftsvorsorge den Arzt bitten sollen, einen Nachweis von IgG- und IgM-Antikörpern gegen Zytomegalievirus durchführen zu lassen. Sind IgG-Antikörper, jedoch keine IgM-Antikörper nachweisbar, hat also eine Infektion in der Vergangenheit stattgefunden, kann die Schwangere weiterhin mit Säuglingen, Kleinkindern jeder Altersgruppe beschäftigt werden. Beschäftigte ohne IgG-Antikörper gegen Zytomegalievirus sollten mit Kindergruppen in höherem Alter beschäftigt werden, da hier das Infektionsrisiko deutlich geringer ist als bei jüngeren Kindern.

G. Maass, Münster

Unvollständige Injektion

Frage: Wird bei einer Impfung die Lösung danebengespritzt, weil die Kanüle nicht fest genug saß, muss dann noch einmal nachgeimpft werden, oder reicht zur Boosterung evtl. doch die kleine Menge, die in den Körper gelangte?

Es muss mit der vollen Einzeldosis nachgeimpft werden. Kleine Restmengen in einer Spritze reichen zur Erzielung des gewünschten Immunisierungseffektes nicht aus.

R. Gädeke, Staufen im Breisgau

Impfkomplikationen bei ausländischem Impfstoff

Frage: Wie ist die rechtliche Situation bei Impfkomplikationen mit einem ausländischen Impfstoff, der in der Bundesrepublik Deutschland nicht zugelassen ist, z. B. der Schweizerische Impfstoff Di-Te-Per-Berna mit der Keuchhustenkomponente? Wer haftet?

Die Anwendung von Impfstoffen, die in der Bundesrepublik nicht zugelassen sind, ist nach § 73 Abs. 3 AMG nur dann gestattet, wenn bei dringender Indikation zur Impfung kein Impfstoff ad hoc in der Bundesrepublik zur Verfügung steht. Für den DPT-Impfstoff fehlen die Voraussetzungen zum Wirksamwerden des § 73,2 AMG, und ein Verstoß gegen das Arzneimittelgesetz kann geahndet werden.

Sieht man vom strafrechtlichen Hintergrund ab, so besteht im Falle einer Komplikation nach Impfung mit einem nicht zugelassenen Impfstoff ein privatrechtlicher Haftungsanspruch des Patienten an den Arzt.

H. Stickl †

Nachtrag

Das Arzneimittelgesetz regelt im § 73 Abs. 2 das Inverkehrbringen von ausländischen Impfstoffen in der Bundesrepublik Deutschland. Danach besteht die Möglichkeit, Fertigarzneimittel zu importieren, wenn sie im Herkunftsland zugelassen sind und über Apotheken bestellt werden. Bei der Impfung mit ausländischen Impfstoffen handelt es sich aber nicht um eine öffentlich empfohlene Impfung. Somit übernimmt das Bundesland im Schadensfall auch nicht die Versorgung des Geimpften. Falls im Aufklärungsgespräch nicht darauf hingewiesen wurde, dass es sich hier um einen in Deutschland nicht zugelassenen Impfstoff handelt, kann im Schadensfall der Geimpfte beim Arzt Schadensersatzansprüche geltend machen. Steht für eine öffentlich empfohlene Impfung kein für den Impfling verträglicher Impfstoff zur Verfügung (z. B. Allergie), muss eine Genehmigung von der obersten Gesundheitsbehörde eingeholt werden.

»Stressproteine« als Folge von Impfungen?

Frage: Können Impfungen sog. Heat Shock Proteine (HSP), auch Stressproteine genannt, erzeugen und damit evtl. Autoimmunkrankheiten auslösen? Dies wird besonders von Impfgegnern immer wieder behauptet.

Im Zusammenhang mit Impfungen werden gelegentlich immunologische Reaktionen als Ursache von Erkrankungen in Betracht gezogen. Anlass für diese Annahme ist meist nur ein enger zeitlicher Zusammenhang mit einer vorausgegangenen Impfung. Die Begründung eines solchen Zusammenhangs kommt jedoch bisher nie über das Stadium der Vermutung hinaus – es fehlt der Nachweis einer impfspezifischen immunologischen Reaktion.

Bei typischen Autoimmunerkrankungen, wie z. B. Diabetes Typ I, Lupus erythematodes, rheumatische Arthritis, Hashimoto-Thyreoiditis wird gelegentlich die Frage nach einem Trigger oder gar einer Erstmanifestation als Folge der Impfung gestellt.

Auch hier konnten jedoch bisher weder experimentelle noch epidemiologische Befunde die Hypothese stützen. So hat auch die epidemiologische Analyse keinen Hinweis auf einen Kausalzusammenhang zwischen einer Mumpsimpfung und der Manifestation eines Diabetes Typ I ergeben.

Waltraud Thilo, Berlin

Mischen von Impfstoffen

Frage: Warum kann eine MMR-Impfung nicht mit DT gemischt werden? Stimmt es, dass bei der Mischung von Hib-D-T mit Pa-Vaccinol-Impfstoff der Anstieg der Hib-AK ausbleibt bzw. ungenügend ist?

Alle nicht offiziell zugelassenen Mischungen, die sog. »Privatmischungen«, sind sowohl medizinisch als auch rechtlich bedenklich!

Medizinisch, weil sich die einzelnen Antigene in nicht untersuchten Mischungen gegenseitig negativ beeinflussen können und damit der Impferfolg, zumindest für die betreffenden Komponenten, in Frage gestellt ist. Rechtlich bedenklich ist eine Mischung deswegen, weil bei einem Impfschaden niemand die Verantwortung und Haftung tragen würde und sie somit beim Impfarzt selbst bleibt. Ich rate daher grundsätzlich von dieser Vorgangsweise ab.

Grundsätzlich nicht gemischt werden dürfen Lebend- und Totimpfstoffe, da Totimpfstoffe immer Zusätze, z. B. Merthiolat enthalten, die die Lebendimpfstoffe inaktivieren und damit unwirksam machen würden. Eine Mischung von MMR und DT ist aus diesem Grunde zumindest mit den derzeit erhältlichen Impfstoffen nicht möglich.

Die Mischung von Hib-D-T mit azellulärer Pertussisvakzine ist tatsächlich problematisch, da sich diese gegenseitig negativ beeinflussen, allerdings in unterschiedlichem Ausmaß, abhängig vom Carrier, der für die Hib-Komponente verwendet wird. Möglicherweise kann diese Wechselwirkung durch eine Verlängerung der Impfabstände abgeschwächt werden. Der genaue Mechanismus der Interferenz ist nicht bekannt.

Entsprechend meinem Grundprinzip: »Möglichst viele Kinder mit möglichst wenigen Stichen vor möglichst vielen Krankheiten zu schützen« begrüße ich sehr die Entwicklung von Kombinationsimpfstoffen. Natürlich ist das nicht immer einfach, und es gibt auch Schwierigkeiten, wie eben die oben aufgezeigten.

E. G. Huber, Salzburg

Schonung nach Schutzimpfungen

Frage: Ist eine generelle körperliche Schonung nach Schutzimpfungen notwendig? Nach welchen Impfungen ist Schonung indiziert und für wie lange?

Schutzimpfungen stellen keine Krankheit dar und sind daher nur ausnahmsweise Anlass für Schonung. So kann beispielsweise bei bisher nicht rötelnimmunen Frauen, gehäuft nach dem 25. Lebensjahr, nach der Rötelnimpfung ein leichtes Röteln-Impfrheumatoid auftreten. Dies ist zwar kein genereller Anlass für körperliche Schonung oder Freistellung von der Arbeit, kann jedoch passager beim Leistungssport hinderlich sein. Gleiches gilt für die passive Immunisierung zur Prophylaxe der Hepatitis A (vor Auslandsreisen mit erhöhtem Hepatitis-A-Risiko): Hier kann am Ort der Injektion ein leichtes Infiltrat auftreten, welches beispielsweise 4–6 Stunden nach Injektion beim Tennisspiel – also bei stärkerer körperlicher Belastung – hinderlich sein könnte.

Die heutigen Impfstoffe sind von hervorragender Qualität und werden gut vertragen. Eine generelle Schonung oder besondere Vorsichtsmaßnahmen beim gewohnten Tages- und Arbeitsablauf eines sonst gesunden Menschen sind nicht notwendig.

H. Stickl †

Freistellung vom Sport bei Impfungen

Frage: Warum sollte nach Impfungen nicht gebadet und Sport betrieben werden? Wie lange?

Impfungen sind kein Grund für eine Freistellung vom Schulsport. Bei der früheren Pockenimpfung, die es in der Bundesrepublik seit 1978 praktisch nicht mehr gibt, gab es die Regel, dass Kinder und Erwachsene bis zum Abklingen der Impfreaktion nicht baden sollten. Sehr wahrscheinlich ist dieses »Tabu« in die heutige Impfpraxis als Relikt atavistischer Riten hinübergerettet worden.

Bei modernen Impfungen gibt es einige wenige Ausnahmen: Erfolgt bei einer nicht immunen Frau nach dem 22. (25.) Lebensjahr die Rötelnimpfung, so kann es zu einer passageren, reaktiven Rötelnimpfarthritis kommen. Betroffen sind zumeist die großen Gelenke über 2–3 Tage. Niemand wird auf die Idee kommen, gerade zu diesem Zeitpunkt Leistungssport zu betreiben. Wird die Rötelnimpfung zeitgerecht durchgeführt, so ist ohnehin kaum mit diesen Reaktionen zu rechnen.

Die Masernimpfung wird in der Regel im 2. Lebensjahr vorgenommen. Sehr selten – meist bei Sektenangehörigen oder Impfgegnern – ergibt sich die Notwendigkeit, sie später nachzuholen, wenn beispielsweise ein Schüleraustausch oder Ferienaufenthalt in den USA geplant wird. Hier kann es zwischen dem 7. und 9. Tag zum reaktiven, passageren Fieberanstieg bis zu 39 °C nach der Masernimpfung kommen. Auch hier wird niemand auf die Idee kommen, Baden zu gehen oder Leistungssport zu betreiben.

Die Freistellung vom Sport betrifft nicht Kinder, sondern in der Regel später geimpfte Erwachsene und ist auch hier eine Ausnahme, die sich aus dem augenblicklichen Befinden ergibt.

H. Stickl †

Injektionsort und Injektionstechnik

Injektionsorte bei Impfungen

Frage: Ist eine intraglutäale Injektion bei Impfungen weniger effektiv als eine Injektion in den M. quadriceps femoris?

Ich ziehe eine Injektion in den Oberarm (Deltoideus-Gebiet) vor und empfehle dies auch meinen Studenten. Bei älteren Kindern und vor allem bei Erwachsenen braucht man die Probanden nicht auszuziehen. Gibt es eine lokale Nebenwirkung, ist dies am Arm viel weniger störend als am Oberschenkel oder Gesäß. Ich impfe einen Rechtshänder in den linken, einen Linkshänder in den rechten Oberarm.

Intraglutäale Impfungen würde ich auf keinen Fall empfehlen. Man ist nie sicher, ob man nicht doch in die Nähe des N. ischiadicus kommt. Bei der Hepatitis-B-Impfung ist in mehreren Arbeiten eindeutig gezeigt worden, dass intraglutäale Injektionen immunologisch weniger (gemessen an humoralen Antikörperwerten) erfolgreich sind – wahrscheinlich durch Injektionen in relativ schlecht durchblutetes Fettgewebe. Was für die Hepatitis-B-Impfung bewiesen worden ist, wird sehr wahrscheinlich auch für die anderen Impfungen gelten.

Nur bei Säuglingen oder sehr mageren Kleinkindern überlege ich mir manchmal die Injektion in die laterale Seite des Oberschenkels.

Die Resultate einer kürzlich veröffentlichten Arbeit haben mich wegen der Wahl des Injektionsortes – entweder Deltoideus/ Oberarm oder Quadriceps femoralis/Oberschenkel lateral – etwas verunsichert.

In einer kanadischen Arbeit wurde – mit relativ kleinen Zahlen – beobachtet, dass Impfungen in den Oberschenkel (DTP bei 18 Monate alten Kindern) weniger sichtbare Lokalreaktionen verursachten als bei Applikation in den Oberarm.

Vorläufig bleibe ich bei meiner Empfehlung, in den Oberarm zu impfen, denn ich hätte lieber eine starke Lokalreaktion am linken Oberarm (ich bin Rechtshänder) als eine schwächere Reaktion am Oberschenkel, die mich beim Gehen usw. behindern würde.

Literatur

1. Scheifele D, et al. Controlled trial of Haemophilus influenzae type B diphtheria toxoid conjugate combined with diphtheria, tetanus and pertussis vaccines, in 18-month-old children, including comparison of arm versus thigh injection. Vaccine 1992; 10: 455.

M. JUST, Therwil

Impftechnik und Impforte

1. Frage: Wie bereitet man die Impfung vor?

Impfstoffe müssen grundsätzlich im Kühlschrank (nie im Tiefkühlfach), das heißt kühl gelagert werden und sollen unmittelbar vor der Impfung zumindest auf Raumtemperatur oder Handtemperatur gebracht werden. Lyophilisierte Impfstoffe sollen erst unmittelbar vor der Impfung aufgelöst werden, Kombinationsimpfstoffe soll man ebenfalls erst vor der Injektion mischen (z. B. DPT und Hib).

2. Frage: Wie desinfiziert man die Impfstelle?

Die Impfstelle soll mit einer alkoholischen Lösung oder einem Hautdesinfektionsmittel gereinigt werden, soll aber nicht mehr nass sein, anderenfalls würden durch den Einstich kleine Mengen des Desinfektionsmittels unter die Haut gebracht werden und Reizungen verursachen.

3. Frage: Wo, das heißt an welcher Körperstelle, impft man?

Erwachsene impft man üblicherweise am Oberarm der nichttätigen Hand, das heißt Rechtshänder in den linken M. deltoideus. Bei Säuglingen ist dort noch zu wenig Muskulatur, und man impft daher in den Oberschenkel, und zwar in den M. vastus lateralis. Dabei sollte die Nadel in den oberen seitlichen Quadranten des Oberschenkels mit einem Winkel von 45° zur Längsachse des Beines und mit einem Winkel von 45° zur Tischunterlage bei dem am Rücken liegenden Patienten eingeführt werden.

Im Allgemeinen kann man ab dem 3. Lebensjahr zur Impfung auf den Oberarm übergehen. Säuglinge sollten keinesfalls in den M. glutaeus maximus geimpft werden, da man dort den N. ischiadicus schädigen könnte. Säuglinge haben außerdem in dieser Gegend mehr Fett als Muskulatur.

4. Frage: Wie tief (i.c., s.c., i.m.) impft man?

Diphtherie (D, auch d), Tetanus, Pertussis, Hämophilus, Hepatitis und FSME sollen i.m. geimpft werden, die antiviralen Lebendimpfungen (Masern, Mumps, Röteln, Varizellen) s.c. Besonders wichtig ist, Hepatitis B und Tollwutimpfstoff tief i.m. zu impfen, da nachgewiesenerweise die Serokonversionsrate bei Injektion in das Fettgewebe niedriger ist als bei Gabe in den Muskel. Eine analoge Situation kann bei anderen inaktivierten Impfstoffen (Totimpfstoffen) angenommen werden.

E. G. HUBER, Salzburg

Impftechnik bzw. Impfstelle im Säuglingsalter

1. Frage: Von Fachleuten wird behauptet, dass die Impfstelle für den Impferfolg von entscheidender Bedeutung sei. So soll eine Impfung von Hepatitis A und B sowie Hib in den M. deltoideus mit einer besseren Immunogenität einhergehen als bei Impfung in den M. glutaeus. Gilt das auch für kleine Säuglinge? Es widerstrebt mir, ein 2 Monate altes, womöglich noch frühgeborenes Kind in den M. deltoideus zu impfen.

Verschiedene Totimpfstoffe enthalten Adjuvanzien zur Verbesserung der Immunogenität. So auch die HA-, HB- und einige Hib-Impfstoffe. Diese müssen zur Entfaltung ihrer Wirkung und zur Vermeidung stärkerer Lokalreaktionen streng i.m. verabreicht werden. Das gilt besonders für Impfstoffe, die als Adsorbens Al-hydroxid oder Al-phosphat enthalten (1).

Für i.m. zu verabreichende Impfstoffe ist im Säuglings- und im Kleinkindalter der anterolaterale Oberschenkel (M. vastus lateralis) der geeignetste Injektionsort. Hier besteht die geringste Gefahr einer Verletzung von Nerven oder Gefäßen. Später ist es der M. deltoideus am Oberarm. In der Regel ist in der 2. Hälfte des 2. Lebensjahres die Muskulatur entsprechend entwickelt. Frühgeborene, deren Mütter HBsAg-positiv sind, müssen innerhalb der ersten 12 Lebensstunden passiv und aktiv gegen Hepatitis B geimpft werden. Auch für sie ist der geeignete Injektionsort der anterolaterale Oberschenkel.

2. Frage: Spricht etwas gegen die MMR-Impfung s.c. am Vorderarm? Beim Auftreten einer allergischen Schocksymptomatik hätte man noch die Möglichkeit zum Abbinden.

Gegen eine subkutane MMR-Impfung am Vorderarm ist grundsätzlich nichts einzuwenden, auch wenn es für diesen Injektionsort keine Untersuchungen zur Immunantwort gibt. Grundsätzlich besteht aber keine Notwendigkeit, die MMR-Impfung in den Vorderarm zu geben, um »beim Auftreten einer allergischen Schocksymptomatik eine bessere Möglichkeit zum Abbinden des Injektionsortes zu haben«. Das Auftreten von anaphylaktischen Reaktionen bei einer MMR-Impfung ist extrem selten, nicht häufiger als bei anderen Impfstoffen für Routineimpfungen im Kindesalter und unabhängig vom Vorliegen einer Hühnereiweißallergie (2). Im Übrigen lässt sich bei Kindern auch der Oberarm schnell abbinden.

Literatur

1. Stück B. Abszesse nach Impfungen. pädiat prax 1995/96; 50: 575–576.
2. American Academy of Pediatrics. Red Book. Report of the Committee on Infectious Diseases. 23rd ed. Illinois: Elk Grove Village; 1994.

B. Stück, Berlin

Injektionstechnik bei Impfungen

1. Frage: Sind Zellstofftupfer von der Rolle, Cutasept, gründliches Reiben, noch ausreichend? Müssen es sterile Tupfer sein, evtl. mit sterilen Handschuhen? Gibt es Untersuchungen über die praktische Auswirkung steriler Tupfer im Vergleich zu nicht sterilen Zellstofftupfern? (Ich beobachte in meiner Praxis etwa alle 2 Jahre einen Spritzenabszess.)

Über Injektionstechnik und Injektionskomplikationen sind in den 60er- und 70er-Jahren etliche Publikationen erschienen; Bergeson (1) gibt 54 Literaturzitate an.

Durch den generellen Einsatz von kurzen, scharf geschliffenen Einmalnadeln (meist Einmalinjektionsspritzen) zur Applikation von Impfstoffen und durch das geringe Volumen (meist 0,5 ml) der Impfstoffe scheinen die Probleme reduziert worden zu sein, die sich aus Anatomie oder mechanischer Schädigung ergeben.

Für das Ausmaß der Lokalreaktionen ist eher die Art des Impfstoffes ausschlaggebend geworden. Bei ausreichender Aufklärung über derartige Nebenwirkungen und ihre vorübergehende Natur ist ein solches Ereignis nur bei außergewöhnlich starker Reaktion Anlass für eine neuerliche ärztliche Konsultation.

Reinigung der Impfstelle, Material, sterile Handschuhe

Die übliche routinemäßige Hautreinigung mit oder ohne Desinfektionsmittel ist ungeachtet der wiederkehrenden Empfehlung in den Lehrbüchern wegen der praktisch immer zu kurzen Einwirkungszeit ein »archaisches Ritual« ohne Wirkung und daher eigentlich nicht notwendig (2, 3). Wegen der Erwartungshaltung der Patienten und ihrer Angehörigen dürfte es aber schwer sein, darauf zu verzichten.

Auf Abbildungen in amerikanischen Büchern trägt der Impfarzt immer Handschuhe – wahrscheinlich zum Selbstschutz zur Vermeidung von Blutkontakt (Hepatitis B, HIV etc.) –, welche nicht notwendigerweise steril sein müssen. Diese Praxis sollte eigentlich Routine sein.

2. Frage: Bei Säuglingen ist die Injektion in den Oberschenkel deutlich schmerzhafter als glutäal. Auch sind die Kanülen zu lang, sodass bei nicht genau beachteter Tiefe der Injektion die Gefahr der Periostverletzung höher ist. Die psychische Belastung von Mutter und Kind erscheint mir auch größer zu sein. Weiterhin sind lokale, sichtbare Impfreaktionen häufiger. Diese Umstände geben Impfgegnern Auftrieb.

Ich schätze, dass deswegen etwa 5% weniger Kinder geimpft werden.

Gibt es genauere Zahlen:

a) *über die unterschiedliche Akzeptanz bei Müttern?*

b) *über die Komplikationsrate einschließlich lokaler Impfreaktionen?*

c) *über die Verringerung des Anteils von klinischen Impfversagern bei der Injektion in den Oberschenkel gegenüber derjenigen glutäal?*

Injektion in den Oberschenkel bei Säuglingen schmerzhafter als glutäal?

1989 wurden in den USA die Recommendations of the Immunization Practices Advisory Committee (ACIP) veröffentlicht (4):

»Die bevorzugten Stellen für intramuskuläre Injektionen sind anterolateral am Oberschenkel und der M. deltoideus am Oberarm. Bei den meisten Säuglingen bietet die anterolaterale Stelle am Oberschenkel die größte Muskelmasse und ist daher die bevorzugte Stelle. Eine individuelle Entscheidung muss für jedes Kind unter Berücksichtigung des zu injizierenden Volumens und der Größe des für die Injektion beabsichtigten Muskels getroffen werden.

Bei Erwachsenen ist der M. deltoideus für intramuskuläre Routineimpfungen, besonders für den Hepatitis-B-Impfstoff, empfohlen.

Das Gesäß sollte für Säuglinge, Kinder oder Erwachsene wegen des Risikos der Schädigung des N. ischiadicus nicht routinemäßig als Impfort verwendet werden.

Zudem war die Immunogenität von Hepatitis-B- und Tollwutimpfstoff bei Injektion in das Gesäß vermindert, wahrscheinlich wegen unbeabsichtigter Injektion in das Unterhautgewebe oder in das tiefe Fettgewebe. Wird das Gesäß verwendet, wenn sehr große Volumina oder notwendigerweise mehrfache Dosen injiziert werden (z. B. große Dosen von Immunglobulinen), sollte die zentrale Region vermieden und nur der obere, äußere Quadrant verwendet werden.«

Studien über Objektivierung von Schmerz bei Säuglingen in Abhängigkeit von der Impfstelle sind mir nicht bekannt.

a) *Akzeptanz bei Müttern:*
Ich erkläre den Müttern/Eltern immer die empfohlene Impfstelle und frage, ob sie einen anderen Injektionsort wünschen. Solchen Wünschen würde ich dann auch nachkommen; nach Erklärung ist das aber eigentlich noch nie vorgekommen. So wie die Akzeptanz der Kinder von der Einstellung der Mütter abhängt, so hängt die Akzeptanz durch die Mütter wesentlich von der Einstellung des Impfarztes ab!

b) *Komplikationsrate und lokale Impfreaktionen:*
Scheifele et al. (5) haben in Kanada an einer kleinen Gruppe von Kindern im Alter von 18 Monaten nach DPT-Impfung beobachtet, dass bei Impfung in den Oberschenkel weniger Lokalreaktionen zu beobachten waren als bei Applikation in den

Oberarm. Ein Vergleich mit einer glutäalen Impfstelle wird wegen der gegenteiligen Empfehlungen heute nicht mehr durchgeführt werden.

c) *Impfversager abhängig vom Injektionsort:*
Bei der Hepatitis-B-Impfung von Erwachsenen ist mehrfach gezeigt worden, dass die intraglutäale Injektion immunologisch hinsichtlich der Antikörperbildung weniger erfolgreich ist.

3. Frage: Bei älteren Kindern und Erwachsenen wird die Impfung in den M. deltoideus empfohlen. Welche Daten liegen vor?

Die Zulassungsbehörden übernehmen meist diejenigen Details für die endgültige Empfehlung, welche in den vorgelegten Studien enthalten waren. Gerade am Beispiel der Hepatitis-B-Impfung ist ausreichend gezeigt worden, dass ein Abweichen von einem solchen Vorgehen (z. B. anderer Impfort als der M. deltoideus) von unerwarteten Nachteilen (schlechtere Immunogenität) gefolgt war.

Literatur

1. Bergeson PS, Singer SA, Kaplan AM. Intramuscular injections in children. Pediatrics 1982; 70: 944–948.
2. Dann TC. Routine skin preparation before injection. An unnecessary procedure. Lancet 1969; 294: 96–97.
3. Liauw J, Archer GJ. Swabaholics? (Letter to the editor.) Lancet 1995; 345: 1648.
4. ACIP. General recommendations on immunization. Mor Mortal Wkly Rep 1989; 38: 205–227.
5. Scheifele D, et al. Controlled trial of Haemophilus influenzae Type B diphtheria toxoid conjugate combined with diphtheria, tetanus and pertussis vaccines, in 18 month-old children, including comparison of arm versus thigh injection. Vaccine 1992; 10: 455.
6. von Hochstetter A. Über Probleme und Technik der intraglutaealen Injektion: Der Einfluß des Medikamentes und der Individualität des Patienten auf die Entstehung von Spritzenschaden. Schweiz Med Wochenschr 1956; 86: 69.
7. Greenblatt DJ, Allen MD. Intramuscular injection site complications. JAMA 1978; 240: 542.
8. Cockshott WP, et al. Intramuscular or intralipomatous injections? N Engl J Med 1982; 307: 356–358.
9. Centers for Disease Control. Suboptimal response to hepatitis B vaccine given by injection into the buttock. Mor Mortal Wkly Rep 1985; 34: 105–113.
10. Steinmann J, Arnold W. Serokonversion nach Hepatitis-B-Schutzimpfung bei intraglutäaler bzw. Oberarm-Injektion. Dtsch Med Wochenschr 1985; 110: 1472–1473.
11. Lawton EL, Hayden GF. Immunization, medication, and tuberculin skin test administration procedures: C. Administration of intramuscular (IM) immunizations and medications. In: Lohr JA, editor. Pediatric outpatient procedures. Philadelphia: Lippincott; 1991. p. 24–27.
12. McIvor A, Paluzzi M, Meguid MM. Intramuscular injection abscess – lessons relearned. N Engl J Med 1991; 324: 1897–1898.
13. Jilg W. Intramuskuläre Injektion von Impfstoffen. Dtsch Med Wochenschr 1993; 118: 440.
14. Just M. Injektionsorte bei Impfungen. pädiat prax 1993; 46: 220.
15. von Hochstetter A. Injektionsorte. Österr Ärztez 1994; 24: 22.
16. Mutz I. Injektionsorte von Impfungen (Ergänzung). pädiat prax 1996; 51: 213–215.

I. MUTZ, Leoben

Partikuläre Verunreinigungen (Glaspartikel) in Injektionslösungen

Frage: Nach Öffnen einer Ampulle sieht man des öfteren winzige, vom Bruchrand stammende Glaspartikel auf dem Flüssigkeitsspiegel des Inhaltes. Man muss wohl annehmen, dass nach jeder Ampullenöffnung dem Auge verborgen bleibende Partikel den Inhalt verunreinigen. Wie ist diese Kontamination aus hygienischer Sicht bei intraartikulärer Injektion zu beurteilen? Was kann gegebenenfalls prophylaktisch getan werden?

Die Beobachtung ist völlig richtig. Bisher hat aber noch niemand nachgewiesen, dass dadurch bei Menschen irgendwelche Schäden eintreten. Mit jeder Spritze und mit jeder Infusion gelangen Millionen kleinster Partikel in den Blutkreislauf. So wie unsere Lunge mit den Milliarden von Rußpartikeln fertig wird, die wir im Laufe eines Lebens inhalieren, so wird offensichtlich unsere Abwehr auch mit den Glaspartikeln fertig, auch bei intraartikulärer Injektion. Ich wüsste auch gar nicht, was man hygienischerseits dagegen tun sollte, denn nicht nur beim Aufsägen von Glasampullen, sondern auch beim Durchstechen von Gummistopfen gelangen zahlreiche Partikel in die Injektionsflüssigkeit.

F. Daschner, Freiburg im Breisgau

Nadelstärke bei i.m. Impfungen in den Oberarm

Frage: Mit welcher Nadelstärke (20, 17, 14, 12) ist bei i.m. Impfungen in den Oberarm bei Kindern und versehentlicher Gefäßpunktion mit einem Erscheinen von Blut beim Zurückziehen des Spritzenstempels zu rechnen; d. h.: können mit 17er Nadeln überhaupt Impfzwischenfälle durch versehentliche i.v. Injektionen erkannt werden?

Das Ausbleiben einer Blutaspiration nach versehentlicher Punktion einer Vene oder einer Arterie hängt weniger von der lichten Weite der Kanüle ab; Blutzellen und Plasma fließen auch durch Kanülen des Kalibers 17 (= 0,55 mm lichte Weite).

Das angesprochene Problem entsteht vielmehr aus der jeweiligen Lage einer Kanülenspitze in einem anpunktierten Gefäß bzw. aus der Einstichrichtung in das Gefäß und aus dem Anschliffwinkel der Kanülenspitze. Je steiler (kürzer) der Schliff, desto eher liegt die gesamte Kanülenspitzenöffnung im Gefäßinnenraum; je flacher der Einstich durch die Gefäßwand, desto eher die Verlegung der Kanülenspitzenöffnung durch die Gefäßwand bei Aspiration; je kräftiger der Sog einer Aspiration, desto eher erfolgt dieser »Ventilverschluss«.

Die K o n s e q u e n z daraus: Einstich senkrecht zur Hautfläche (und damit geringere Wahrscheinlichkeit, ein Gefäß flach anzustechen); »sanft«-behutsame Aspiration (um einen evtl. »Ventilverschluss« der Kanülenspitze an einer Gefäßwand zu vermeiden).

Bei Einhaltung dieser technischen Voraussetzungen kann eine Kanüle des Kalibers 17 zum angegebenen Zweck verwendet werden.

R. Gädeke, Staufen im Breisgau

Impfreaktionen und Impfkomplikationen

Lokalreaktion nach Auffrischung mit Td-Impfstoff

Frage: Bei einem 6½-jährigen Jungen kam es bei einer Auffrischung mit Td-Impfstoff der Firma Behring nach regulärer Grundimmunisierung im Säuglingsalter zu einer heftigen Lokalreaktion. Im Bereich der Impfstelle war eine 20×5 cm große, 1 cm erhabene urtikarielle leicht gerötete Schwellung, von der Hüfte ventrogluteal bis zur Leiste in die Genitalgegend sichtbar, tastbar. Es bestand starker Juckreiz im Bereich der Schwellung, Allgemeinreaktionen waren nicht festzustellen.

Sind solche allergische Reaktionen nach Td-Impfung bekannt? Wenn ja: in welcher Häufigkeit treten sie auf? Welche Maßnahmen sind vor einer erneuten Auffrischimpfung mit Td zu berücksichtigen?

Der Td-Impfstoff enthält neben den Antigenen (Toxoide = entgiftetes Toxin der Tetanusbazillen und Diphtheriebakterien) noch Konservierungsmittel (Organoquecksilberverbindungen) sowie minimale Reste des zur Detoxifizierung verwendeten Formols; darüber hinaus ist als Adjuvans noch Aluminiumhydroxid im Impfstoff enthalten.

Die geschilderte urtikarielle Rötung und Schwellung am Injektionsort kann auf eine der häufigsten Allergien zurückgehen, auf eine Allergie gegen die Organoquecksilberverbindungen. Bei 7,6% der Schulanfänger im 7. Lebensjahr (MICHEL, RING, ÜBERLA, 1991) ist hiermit, unabhängig von der Region und der Umweltbelastung, zu rechnen. Eine streng antigenspezifische Allergie gegen das immunisierende Toxoid konnte bisher nicht überzeugend nachgewiesen werden. Ob eine Allergie gegen Organoquecksilberverbindungen voliegt, lässt sich leicht durcheinen Test (Hautpflaster) nachweisen.

Noch öfter sind Rötung und Schwellung am Injektionsort oft in die Umgebung ausgreifend, bei zu häufigem Impfen mit Toxoidimpfstoffen zu beobachten: Bei hohem Antikörperspiegel – etwa ab 6 IE Antigen/ml – kann es zur Bildung lokaler Immunkomplexe kommen. Diese aktivieren Komplement, und Entzündungsreaktionen werden klinisch sichtbar. Bei noch höheren Antitoxintitern (zwischen 15 und 20 IE/ml Serum) können auch systemische Reaktionen im Sinne einer Serumkrankheit, oft mit Fieber, Kopfschmerz, Krankheitsgefühl, Gliederschmerz u. a., auftreten.

Reaktionen nach sog. »Überimpfung« sind dann zu beobachten, wenn zwischen der ersten Auffrischimpfung im 2. Lebensjahr (üblicherweise im 18. Lebensmonat) und der Auffrischimpfung im 6.–7. Lebensjahr bei Verletzungen noch andere Tetanusimpfungen verabreicht wurden. Dies ist sehr häufig der Fall, jedoch nicht immer pflichtgemäß dokumentiert; es erinnern sich auch nicht alle Eltern an eine zwischenzeitlich erfolgte Impfung.

Wegen späterer Injektionen – Organoquecksilberverbindungen und Aluminiumhydroxyd sind in zahlreichen anderen Impfstoffen enthalten – sollten Allergien gegen Begleitsubstanzen der Impfstoffe ausgeschlossen werden. Reaktionen infolge gebildeter Immunkomplexe könnten durch sorgfältige Dokumentation bzw. (wenn der Verdacht vorliegt) durch Antikörperbestimmung gegen eine der Impfstoffkomponenten – bei Td vorzugsweise gegen die Tetanusimpfstoffkomponente – vermieden werden.

H. Stickl †

Überreaktion mit Nekrose nach 3. DT-Impfung

Frage: Ein Mädchen wurde 2-mal im Abstand von 8 Wochen mit DT geimpft (Behring); dabei entstanden keine lokalen oder systemischen Reaktionen. Bei der 3. Impfung 1 Jahr später kam es am Abend zu hohem Fieber und zu einer ausgeprägten Schwellung an der Injektionsstelle (linker Oberarm) mit Nekrose. Welche Ursachen sind möglich? Wie steht es mit weiteren Impfungen?

Anamnese und Reaktion sprechen dafür, dass dieses Mädchen ein guter Antikörperbildner war und bei der 3. Impfung, 1 Jahr später, am Ort der Injektion des Impfstoffes eine lokale und systemische Immunkomplexbildung zustande kam. Immunkomplexe aktivieren Komplement und führen zu Entzündungsreaktionen, im extremen Fall auch zu systemischer Mitreaktion mit Fieber, manchmal urtikariellem Exanthem, bei Jugendlichen und Erwachsenen nicht selten zu Gelenkbeschwerden u. a. Die geschilderte Reaktion kann sowohl auf die Diphtherie- (häufiger!) wie auch auf die Tetanuskomponente zurückgehen.

In der Regel klingen diese lokalen und systemischen Reaktionen innerhalb von 48–72 Stunden ab, und es kommt im Kindesalter zu keinen Komplikationen. Erst ab dem 12. Lebensjahr wächst das Risiko unangenehmer Nebenwirkungen bzw. Komplikationen bei sog. »Überimpfung« (Serumkrankheit, Nierenbeteiligung, stärkere Rheumatoide, »immunogenetische« Gelenkbeschwerden u. a.).

Im 10. Lebensjahr sollte erst die nächste Auffrischimpfung mit Td erfolgen. Zusätzliche Sicherheit kann gewonnen werden, wenn vor der Impfung nochmals Antikörper bestimmt werden (Immunkomplexbildung mit Impfstoffen ab Tetanus-Antitoxinspiegel von etwa 6, Diphtherie-Antitoxinspiegel von etwa 4 IE/ml Serum).

Die geschilderte Überreaktion mit Nekrose ist sehr selten und kann als überstarke kutan-vaskuläre Reaktion mit Nekrose (Typ-III-Reaktion) bzw. als überdosierte Typ-IV-Reaktion (bzw. als Kombination beider Reaktionstypen) gedeutet werden.

H. STICKL †

Nachtrag

Die geschilderte Symptomatik kann sehr selten auch durch eine versehentliche Injektion von geringen Mengen eines Adsorbatimpfstoffes in Arteriolen oder kleinen Arterien auftreten. Durch einen Gefäßverschluss kommt es zu einer Mangeldurchblutung in der Haut oder Unterhaut: Embolia cutis medicamentosa. Da eine solche Komplikation nach einer Impfung in der Regel nur in abortiver Form verläuft, kann die Symptomatik protrahiert auftreten.

Neurologische Symptomatik nach Impfung

Fragen: Unauffällige Entwicklung eines am 4. 8. 1990 geborenen Mädchens. Impfung DT-Polio/Hib am 11. 2. 1991, U 5 am 21. 2. 1991: Unauffällig. Anamnestisch häufiges Spielen mit dem rechten Fuß. 8. 3. 1991: Mediateilinfarkt rechts mit nachfolgender Stammganglienblutung und Hemiparese links, Ursache ungeklärt. Hemiparese seither unverändert, Statomotorik paresebedingt verzögert. Sozialer Kontakt unauffällig, Grob- und Feinmotorik rechts o.B.

Gibt es einen Zusammenhang zwischen Impfung und Erkrankung? Kann unbedenklich der Impfplan (DT-, Polio-/Hib-Auffrischung, MMR ab 15. Monat) eingehalten werden?

Bei diesem Vorgang scheint ein mittelbarer Zusammenhang zwischen Impfung und neurologischem Krankheitsbild vorzuliegen. Im Kindesalter gibt es jedoch eine Vielzahl ätiologischer Möglichkeiten für das akute Auftreten einer Hemiparese, die differentialdiagnostisch abzuklären sind.

Als Ursache für die zerebrale Blutung sind mindestens folgende Erkrankungen auszuschließen:

1. Moya-Moya-Krankheit (langsam zunehmende Stenosen im Bereich des Circulus Wilisii mit kompensatorischer Funktion kleinerer Arterien im Gebiet der A. cerebri media);
2. Periarteriitis nodosa;
3. Vasopathie bei Lupus erythematodes;
4. TAKAYASU-Arteriitis;
5. Aneurysmen;
6. systemische Hypertension;
7. Intimaproliferation bei muskulärer Dysplasie oder Phakomatose (bei sehr variabler Ausprägung der Symptome);

8. traumatische Läsion der A. carotis oder der A. vertebralis;
9. entzündliche Thrombosen der A. carotis und davon ausgehende Embolien bei entzündlichen Erkrankungen in deren Abflussgebiet;
10. septische Embolien, z. B. bei Karditis;
11. disseminierte intravaskuläre Koagulation;
12. intrakranielle Venenverschlüsse infolge Polyglobulie bei zyanotischen Kardiopathien;
13. septische und nicht-septische Thromboembolien bei Rechts-Links-Shunt;
14. Kardiomyopathien;
15. Tumoren des ZNS oder anderer Organsysteme mit Metastasierung;
16. Homozystinurie Typ I;
17. Hyperlipidämie Typ II;
18. Diabetes mellitus;
19. Sichelzellkrankheit.

Bei einem Teil der (sicher nicht vollständig!) genannten Krankheiten ist bis heute die Genese noch nicht restlos geklärt. Bei einigen Erkrankungen werden sowohl autoimmunologische, allergische, als auch infektiologische Ursachen diskutiert. Eine große Rolle spielen dabei neuere Erkenntnisse der Virologie. Es sollte deshalb bei der Klärung der geschilderten Frage auch nicht versäumt werden, eine zufällig im gleichen Zeitraum ohne typisches Bild abgelaufene Infektion bakteriologisch, serologisch und virologisch auszuschließen oder zu bestätigen.

Die Impfungen als auslösender Faktor sind sicher am unwahrscheinlichsten. Die Toxoidimpfstoffe Diphtherie und Tetanus sowie der sehr gut verträgliche Hib-Konjugatimpfstoff können für die neurologischen Erscheinungen sicher nicht verantwortlich gemacht werden. Das gilt mit großer Wahrscheinlichkeit auch für die Pertussisimpfung (die der Patient aber gar nicht erhalten hat). Nach heutiger Erkenntnis gibt es keine wissenschaftlich gesicherten Beobachtungen, die eine wie in der Frage geschilderte Hirnerkrankung mit einer der Schutzimpfungen in einen ursächlichen Zusammenhang bringen könnten.

Die in der älteren Literatur (vor 10 und mehr Jahren) vermuteten ZNS-Schäden nach Pertussisimpfung sind heute nicht mehr haltbar; in gleichem Sinne müssen heute auch ältere prozessuale (richterliche) Entscheidungen zu diesen Fragen neu interpretiert und korrigiert gewertet werden. Bei Impfung mit Poliomyelitislebendimpfstoff kann es bei einer von 1–2 Millionen Impfungen zu einer »Impfpoliomyelitis« mit Lähmungen (und meist guter Rückbildungstendenz) kommen; das ist aber etwas grundsätzlich anderes als der in der Anfrage geschilderte Vorgang.

Vor den nächsten Schutzimpfungen mit Lebendimpfstoffen sollte

1. versucht werden, das Krankheitsbild kausal weiter abzuklären;
2. die Funktion des Immunsystems (B-Zell- und T-Zellfunktion) genauer zu charakterisieren;
3. ein Impfintervall von 6 Monaten eingelegt werden, um die weitere Entwicklung der neurologischen Ausfälle zu beobachten.

Im Prinzip kann das Kind alle angefragten Schutzimpfungen erhalten: Mumps, Masern, Röteln und Poliomyelitis als Lebendimpfstoffe; Diphtherie- und Tetanus-Boosterung zum empfohlenen Termin. Voraussetzung wäre aber, dass die ZNS-Erkrankung n i c h t p r o g r e d i e n t v e r l ä u f t, sondern die morphologischen, biochemisch-zytologischen und neurologisch-funktionellen Parameter stationär oder gar in Rückbildung sind. Somit ist vor der Schutzimpfung nochmals eine komplette neurologische Untersuchung (einschließlich EEG, Augenarzt, Schädel-CT bzw. -MRT, evtl. auch Liquoranalyse) erforderlich.

Die Schutzimpfungen sollten dann unter antiphlogistischer »Prophylaxe« und kurzfristiger ärztlicher Kontrolle erfolgen.

Trotz der vorliegenden neurologischen Erkrankung und des sicher nicht geringen diagnostischen Aufwandes vor den nächsten Schutzimpfungen mit Lebendimpfstoffen, sollten die vorgesehenen Impfungen, falls sich nicht neue Aspekte ergeben, sowohl beim Persistieren des klinischen Bildes als auch bei einer möglichen Rückbildung durchgeführt werden. Denn die Gefahr der natürlichen Infektionskrankheit ist besonders für dieses Kind weit größer, als die Gefahr einer Schutzimpfung sein kann. Auch heute sollte, trotz relativ günstiger Durchimpfungsraten in einigen Teilen Deutschlands (Kollektivschutz) und eines entsprechend guten Hygienestandards (Individualschutz), niemand nur auf das Glück hoffen, nicht infiziert zu werden.

ROSWITHA BRUNS und S. WIERSBITZKY,
Greifswald/Vorpommern

Quecksilberallergie und Impfungen

Frage: Wie sollte bei Impfungen und fraglicher Allergie gegen Quecksilberverbindungen verfahren werden?

Angeregt durch die Veröffentlichung von ABERER (1) und weitere Literaturrecherche (2–4) wird die Problematik folgendermaßen ergänzt:

Typ-IV-Allergien gegen Konservierungsmittel, die organische Quecksilberverbindungen enthalten, werden gelegentlich mitgeteilt. Der Gehalt dieser Verbindungen in einem Impfstoff beträgt nur 0,01%; diese Menge ist identisch mit der Dosis bei der intrakutanen Testung und 10-mal geringer als die für den Epikutantest verwendete Dosis. Die nach i.m. Applikation freigesetzte Menge der quecksilberhaltigen Verbindungen ist zu gering, um Symptome zu verursachen.

Die Möglichkeit, damit eine Allergie vom verzögerten Typ auszulösen, ist nur theoretisch gegeben (2); auch LINDEMAYR et al. (4) schließen bei einer Typ-V-Allergie die Impffähigkeit nicht aus. ABERER (1) dringt mit Nachdruck darauf, dass die Hersteller ihre Packungsbeilagen ändern, weil der Ausdruck »Quecksilberallergie« im Zusammenhang mit Impfungen irrelevant ist.

Da die Merthiolatempfindlichkeit eine Reaktion der Kutis und der Subkutis ist, wird bei derartigen Reaktionen die Exaktheit der i.m. Injektion angezweifelt bzw. erwogen, dass die Injektionskanüle äußerlich mit dem Impfstoff kontaminiert war.

Demzufolge ist ein positiver Hauttest keine Kontraindikation gegen die Impfung. Nachfolgende Impfungen bei exakter Injektion verliefen auch bei vorausgegangenem positivem Hauttest gegen Quecksilberverbindungen komplikationslos (1, 3).

Literatur

1. Aberer W. Vaccination Despite Thiomersal Sensitivity. Contact Dermatitis 1991; 24: 6–10.
2. Hansson H, Möller H. Cutaneous Reactions to Merthiolate and their Relationship to Vaccination with Tetanus Toxoid. Acta Allerg 1971; 26: 150–156.
3. Jacobs RL, Lowe RS, Lanier BQ. Advers Reactions to Tetanus Toxoid. JAMA 1982; 247: 40–42.
4. Lindemayr H, Drobil M, Ebner H. Impfreaktionen nach Tetanus- und Frühsommermeningoenzephalitis – Schutzimpfungen durch Merthiolat (Thiomersal). Hautarzt 1984; 35: 192–196.

WALTRAUD THILO, Berlin

Zusammenhänge zwischen Impfungen und plötzlichem Kindstod (SIDS)?

Frage: Gibt es Untersuchungen über etwaige Zusammenhänge zwischen Impfungen und plötzlichem Kindstod (SIDS)? Eigene Beobachtungen: Kind, 3½ Monate alt, 1. Diphtherie-Tetanus-, 1. Polio- und 1. Hib-Impfung. Das Kind (es war das eigene) verstarb 8 Tage später an SIDS. Das 2. Kind war 6 Monate alt. 1. Diphtherie-Tetanus-Pertussis- und 2. Polioimpfung. Auch dieses Kind verstarb später an SIDS. Wären Untersuchungen eines möglichen Zusammenhanges nicht lohnend?

Es besteht eine zeitliche Koinzidenz zwischen den Impfungen für die Grundimmunisierung mit Diphtherie-Tetanus-Pertussis und dem Gipfel der SIDS-Häufigkeit im 1. Lebenshalbjahr. Dieser Gipfel bestand jedoch bereits vor Einführung der Impfungen und hat sich seither nicht geändert. In einer gezielten Studie mit über 5000 Kindern konnte kein SIDS-Anstieg nach Diphtherie-Tetanus-Pertussis-Impfung festgestellt werden (1).

In einer anderen Studie hatten Säuglinge mit SIDS weniger Diphtherie-Tetanus-Pertussis-Impfungen erhalten als überlebende Säuglinge, woraus allerdings auch nicht der Schluss eines SIDS-Schutzes durch die Impfungen abgeleitet werden darf (2).

Da bei zerebral vorgeschädigten Kindern die Pertussisimpfung zu Nebenwirkungen führen kann und ebensolche Säuglinge zu Kindern mit erhöhtem SIDS-Risiko gezählt werden können, ist ein Zusammenhang nicht mit Sicherheit auszuschließen, aber auch nicht zu beweisen, wenn eine Impfenzephalopathie nicht nachweisbar ist. Der plötzliche Kindstod mit nachweisbarer Impfenzephalopathie ist jedoch nicht beschrieben worden.

Die bisherigen Untersuchungen sprechen gegen einen Zusammenhang zwischen Impfungen und SIDS.

Literatur

1. Hoffmann HS, et al. Diphtheria-tetanus-pertussis immunisation and sudden infant death: Results of the National-Institute of Health Study of Sudden Infant Death Syndrome Risk Factors. Pediatrics 1987; 79: 598–611.
2. Griffin MR, et al. Risk of sudden infant death syndrome (SIDS) after immunisation with diphtheria-tetanus-pertussis vaccine. N Engl J. Med 1988; 319: 618–623.

R. Kurz, Graz

Spritzenabszess nach Impfung

Frage: Einem 7 Monate alten weiblichen Säugling wurde am 6. 9. 1995 routinemäßig die 3. DTP-Hib-Impfung rechts glutäal verabreicht. Am 24. 10. 1995 nach voller Beschwerdefreiheit Entwicklung eines Staph.-aureus-Abszesses an der Impfstelle mit chirurgischer Ausräumung. Bei der Mutter sind angeblich auch »früher« viele Eiterungen aufgetreten.

Es stellt sich jetzt die Frage: War es ein »einfacher Abszess« oder handelt es sich um einen Impfschaden bzw. ein partielles Antikörpermangelsyndrom?

Ein Spritzenabszess, verursacht durch unsteriles Arbeiten oder Kontamination der Impfcharge mit Bakterien, ist ein sehr seltenes Ereignis. Für die Keuchhustenimpfung liegt die Häufigkeit bei 6–10 pro 1 Million Injektionen DTP (1). Üblicherweise kommt es bei unsteriler Injektion zwischen dem 3. und 7. Tag zur Entwicklung eines Abszesses. Das in der Frage angegebene Intervall von 7 Wochen ist relativ lang. In Ausnahmen wurden aber auch Spritzenabszesse nach einem solch langen Intervall beobachtet.

Der anamnestische Hinweis, dass die Mutter des Kindes früher ebenfalls viele Eiterungen durchgemacht hat, ist wenig hilfreich, eine andere Ätiologie ist zu vermuten. Gegen das Vorliegen eines Immundefekts (chronische Granulomatose), der mit Abszessbildung einhergeht, spricht auch das Geschlecht des Kindes. Die chronische Granulomatose wie auch andere Phagozytosestörungen treten überwiegend bei Jungen auf.

Aus diesem Grunde komme ich am ehesten zu der Auffassung, dass es sich um einen spät auftretenden Spritzenabszess gehandelt hat, da sich der Abszess unmittelbar an der Impfstelle entwickelte. Mit letzter Sicherheit lässt sich dies natürlich nicht beweisen. Eine immunologische Untersuchung des Kindes ist erst bei Auftreten von weiteren Abszessen sinnvoll.

Literatur

1. American Academy of Pediatrics. Red Book. Report of the Committee on Infectious Diseases. 23rd ed. Illinois: Elk Grove Village; 1994.

ST. ZIELEN, Bonn

Abszesse nach Impfungen

Frage: 3 Tage nach 2. DTP/Hib-Impfung im Säuglingsalter hat sich ein großer intraglutäaler Spritzenabszess entwickelt, der operiert werden musste. Ist unter diesen Umständen mit einer ausreichenden Immunantwort auf die Impfung zu rechnen, oder muss diese Impfung evtl. als nicht gegeben angesehen und wiederholt werden?

Abszesse können nach Impfungen als »eitrige« oder als »sterile« Abszesse auftreten. Eitrige Abszesse treten Stunden bis wenige Tage nach einer i.m. oder s.c. Injektion auf und sind in der Regel durch eine bakterielle Verunreinigung bedingt. Kommt es zu einer Fluktuation, muss der Abszess inzidiert werden. Dabei ist unbedingt Material zur bakteriologischen Untersuchung zu entnehmen.

Sterile Abszesse sind selten. Sie treten meist als Folge einer zu oberflächlichen Applikation (Gesäß!) von Adsorbatimpfstoffen auf. Häufiger gibt es dadurch verstärkte Lokalreaktionen in Form von Rötung und/oder Schwellung, sehr selten aber auch Zysten und sterile Abszesse. Diese treten erst nach einiger Zeit durch den nekrotischen Zellzerfall auf.

Mit den Adsorbenzien (Al-hydroxid, Al-phosphat) bezweckt man eine Depotwirkung für das Impfantigen. Durch die verzögerte Resorption wird die Präsentation des Antigens und damit die immunstimulierende Wirkung verbessert. Bei sehr früher »Entfernung« des Impfantigens (eitrige Abszesse) kann die stimulierende Wirkung zwar verkürzt werden; da aber zur Grundimmunisierung mehrere Antigengaben gehören und bei Auffrischimpfungen auch eine kurze Kontaktzeit zu einer schnellen Proliferation antikörperbildender Zellen führt, braucht nach Auftreten von Abszessen, auch wenn sie bereits wenige Tage nach der Impfung inzidiert werden müssen, das Impfschema nicht verändert zu werden.

Um solche Nebenwirkungen oder Komplikationen möglichst zu vermeiden, sollten jedoch bestimmte Regeln bei der Injektion von Impfstoffen beachtet werden:

Zur Verhütung von bakteriellen Infektionen muss die Haut im Bereich der Einstichstelle sorgfältig »desinfiziert« (Reduzierung der Keimzahl) werden. Das geschieht am besten durch die Verwendung sterilisierter (nicht steriler), mit Desinfektionsmitteln befeuchteter Tupfer. Das Abreiben darf nur in einer Richtung einmal erfolgen, da durch mehrmaliges Hin- und Herreiben die Hautkeime in die Haarfollikelöffnungen massiert werden. Das Desinfektionsmittel soll 1 Minute auf der Haut einwirken und dabei mindestens 1 Minute antrocknen. Bei Verwendung von Sprühmitteln muss die Haut anschließend einmal mit einem sterilen trockenen Tupfer in einer Richtung abgewischt werden.

Sterile Abszesse können zwar nicht immer vermieden werden, treten aber sehr viel seltener auf, wenn der Adsorbatimpfstoff i.m. injiziert wird und Reste nicht im Stichkanal verbleiben. Zur Injektion sollte deshalb eine trockene Kanüle verwendet werden, d. h. zum Aufziehen und zur Injektion des Impfstoffes sind jeweils verschiedene Kanülen erforderlich.

Das Entfernen von Luft aus der Spritze sollte nicht durch die Injektionskanüle erfolgen. Bei Fertigspritzen kann auf ein Entfernen der Luft verzichtet werden, da in der Kanüle nicht mehr als 0,03 ml Luft enthalten sind.

Um Adsorbatimpfstoffe sicher i.m. zu injizieren, ist bei Säuglingen als Injektionsort der antero-laterale Oberschenkel zu bevorzugen. Durch Verschieben der Haut über der Einstichstelle kann ein Zurückfließen des Impfstoffes erschwert werden.

Literatur

1. Quast U, Thilo W, Fescharek R. Impfreaktionen. Stuttgart: Hippokrates; 1993.
2. Weber HG. Praktische Tips zu Impfstoffen und Impfungen. In: Behringwerke AG: Behring Impfcodex 1993.
3. Thilo W, Stück B. Empfehlungen zum Umgang mit Impfstoffen und zur Vorbereitung der Impfung. Hautnah Pädiatr 1993; 5: 441–445; 1994; 6: 37–40; 1994; 6: 114–124.

B. Stück, Berlin

»Kalte Abszesse« nach Injektion von Adsorbatimpfstoffen

Frage: Bei einer 3-jährigen Patientin, die sonst keine Auffälligkeiten zeigte, trat nach den Hib- und DTP-Impfungen im Alter von 3 und 5 Monaten sowie nach dem 1. Lebensjahr beidseitig glutäal ein relativ großer kalter Abszess mit unschönem kosmetischem Resultat auf. Deshalb wurde bisher auf weitere Impfungen verzichtet.

Welcher Impfstoff könnte auslösend sein? Oder liegt eine Reaktion auf die Konservierungsstoffe vor? Muss man bei weiteren Impfungen (speziell MMR) wiederum damit rechnen?

»Kalte (= sterile) Abszesse« treten meist als Folge einer zu oberflächlichen (subkutanen) Injektion von Adsorbatimpfstoffen auf. Schon geringe Mengen von Al-hydroxid oder Al-phosphat an der äußeren Kanülenwand können im Stichkanal im Bereich der Kutis oder Subkutis zu Fremdkörpergranulomen oder sogar zu kalten Abszessen führen. Dabei ist die Häufigkeit des Auftretens von der individuellen Gewebsreaktion abhängig (1, 2). Sie können also nicht immer vermieden werden, treten aber sehr viel seltener auf, wenn die Adsorbatimpfstoffe sicher i.m. injiziert werden. Bei Säuglingen ist deshalb die antero-laterale Region des Oberschenkels der bessere Injektionsort, bei Kleinkindern und Erwachsenen der M. deltoideus. Da Lebendimpfstoffe keine Adsorbenzien enthalten, ist bei der MMR-Impfung auch nicht mit einer verstärkten Lokalreaktion zu rechnen.

Totimpfstoffe enthalten häufig ein Adsorbens, um ein schnelles Abfließen des Antigens zu verhindern. Es gibt jedoch einige Totimpfstoffe, die keine Adsorbenzien enthalten, so z. B. einzelne Hib-Konjugatimpfstoffe. Auch kann nach einer abgeschlossenen Grundimmunisierung zur Tetanusprophylaxe ein Fluidimpfstoff (z. B. *Tetamun)* verwendet werden. Bei sachgerechter Impftechnik (2, 3) ist jedoch bei älteren Kindern das Auftreten von sterilen Abszessen sehr unwahrscheinlich. Nach der MMR-Impfung sollten deshalb die Impfungen nach dem Impfkalender fortgesetzt werden.

Literatur

1. Quast U, Thilo W, Fescharek R. Impfreaktionen. Stuttgart: Hippokrates; 1993.

2. Stück B. Abszesse nach Impfungen. pädiat prax 1995/96; 50: 575–576.

3. Thilo W, Stück B. Empfehlungen zum Umgang mit Impfstoffen und zur Vorbereitung der Impfung. Hautnah Pädiatr 1993; 5: 441–445; 1994; 6: 37–40; 1994; 6: 114–124.

B. Stück, Berlin

Purpura nach Impfung – kausal oder zufällig?

Frage: Nach der 1. DT-, Hib- und Polioimpfung eines 3 Monate alten Mädchens berichtet die Mutter am Folgetag lediglich über eine leichte Temperaturerhöhung auf 37,9°C. Am Abend beobachtet sie dann jedoch Petechien an den Beinen, die sie allerdings erst am nächsten Tag erwähnt (2. Tag p.v.). Bei der Untersuchung ist das Kind bis auf Petechien an den Beugeseiten der Unterschenkel und den Streckseiten der Oberschenkel beidseits unauffällig.

Labor: Hb 10,5, Leuko 7,9, Thrombo 461, Quick 98%, PTT 40. Der Allgemeinzustand bleibt stabil, nach 3 Tagen sind die Petechien weitgehend abgeblasst.

Besteht trotz stabiler Thrombozytenzahl (meines Wissens gibt es eine idiopathische Thrombozytopenie nach Polioimpfung) ein möglicher Zusammenhang mit der Impfung, und wie verhalte ich mich bei der Zweitimpfung?

Leider wird immer nur von der »Polioimpfung« gesprochen, nicht aber zwischen Sabin- (Lebend-) und Salk-Impfung (Totimpfstoff) unterschieden. Ich nehme daher an, dass es sich um die bei uns allgemein verwendete Schluckimpfung (Sabin) handelt.

Nach jeder Virusinfektion kann es zu einer idiopathischen Thrombozytopenie kommen, nach Rubeolen genauso wie nach einem banalen Infekt durch Adeno- oder Rhinoviren. Daher ist – wenn auch viel seltener – eine idiopathische Thrombozytopenie nach einer antiviralen Lebendimpfung möglich. Bei dem erwähnten Kind aber handelt es sich nicht um eine Thrombozytopenie, sondern um eine toxisch-allergische Purpura, also um eine Vaskulitis. Der Zusammenhang mit der Impfung ist möglich, aber nicht erwiesen. Es könnte sich auch um ein zufälliges Zusammentreffen handeln, womit der Zusammenhang nur zeitlich und nicht kausal wäre, wenn z. B. das Kind gerade einen geringen, gar nicht beachteten Virusinfekt zum Zeitpunkt der Impfung hatte.

Das Kind kann und soll weiter geimpft werden, man könnte aber die Impfungen zeitlich auseinanderziehen, z. B. DT/Hib und erst später Polio.

E. G. Huber, Salzburg

Allergische Reaktion auf Impfstoffbestandteile

Frage: Nach einer Impfung bei einem 18 Monate alten Kleinkind mit Pac Mérieux, HibDT-Vaccinol und Polio Sabin-S (Smith-Kline Beecham) traten etwa 1 Stunde später eine allergische Reaktion mit QUINCKE-*Ödem des Ober- und Unterlides sowie eine generalisierte Urtikaria auf.*

Wie soll ich mich jetzt bei Wiederimpfungen im Alter von 5–6 und 11 Jahren verhalten? Dies war die 3. DT-Hib-Polio-Impfung und die 4. Pertussisimpfung.

Die beschriebene Symptomatik kann Ausdruck einer allergischen Reaktion auf Impfstoffbestandteile sein, auch wenn solche systemischen Reaktionen sehr selten auftreten. Dabei kommen die hier erwähnten Impfantigene (D, T, aP, Hib, Polio) kaum in Betracht. Die verwendeten Totimpfstoffe enthalten beide Al-phosphat als Adsorbens sowie Thiomersal (Merthiolat) als Konservierungsmittel.

Adjuvanzien lösen keine Allergien aus. Dagegen ist bei Thiomersal (Merthiolat) von lokalen und sehr selten auch von systemischen Reaktionen berichtet worden. Eine Merthiolatallergie sollte durch eine Hauttestung ausgeschlossen werden, da Merthiolat als Konservierungsmittel auch in anderen Medikamenten enthalten ist, z. B. in Augentropfen.

Die in *HibDT-Vaccinol* enthaltene Menge an Formaldehyd ist nicht größer als die bei der Verstoffwechslung auftretende Menge im menschlichen Gewebe.

Das in der Poliolebendvakzine enthaltene Polysorbat (Tween 80) kann lediglich bei lokaler Anwendung eine Kontaktdermatitis auslösen.

Zu diskutieren ist schließlich noch eine Antibiotikaallergie durch das hier enthaltene Framycinsulfat, die ebenfalls durch eine Hauttestung ausgeschlossen werden kann. Wichtig ist vor allem der Ausschluss einer Thiomersalüberempfindlichkeit. Eine intrakutane Testung mit den Totimpfstoffen ist nicht möglich, da es aufgrund der Adsorbenzien zu starken Fremdkörperreaktionen kommt.

Literatur

1. Institute of Medicine. Adverse Events Associated with Childhood Vaccines. Washington D.C.: National Academy Press; 1994.
2. Maass G, Hrsg. Impfreaktionen und Impfkomplikationen. Marburg: Kilian; 1995.
3. Quast U, Thilo W, Fescharek R. Impfreaktionen. Stuttgart: Hippokrates; 1993.

B. STÜCK, Berlin

SWEET-Syndrom nach Impfungen

Frage: Anlässlich der Impfung ihres jüngsten Sohnes (DPT-Hib-Polio-HepB) habe ich den Eltern empfohlen, den eigenen Impfschutz, so nicht vollständig, ebenfalls auffrischen zu lassen. Der Vater ging nun zu seiner Hausärztin und ließ sich Td-Polio impfen. 3 Wochen nach der Impfung erkrankte er an einem SWEET-Syndrom und ist auch Monate nach Erkrankungsbeginn immer noch cortisonpflichtig und nur eingeschränkt arbeitsfähig.

Der behandelnde Dermatologe äußerte dem Vater gegenüber, dass man die Impfung als Ursache für das SWEET-Syndrom nicht ausschließen könne. Er empfahl ihm, auf jede weitere Impfung zu verzichten. Weiter solle bei den 4 Kindern der Familie sehr genau überlegt werden, ob Impfungen wirklich notwendig seien; sollte geimpft werden, dann fraktioniert.

1. *Was ist heute bekannt über die Ursachen des SWEET-Syndroms?*
2. *Ist ein Zusammenhang mit der Impfung wahrscheinlich?*
3. *Welche Impfstrategie soll bei den Kindern weiterverfolgt werden?*

Das SWEET-Syndrom ist eine hochfieberhafte, reaktiv-allergische Allgemeinerkrankung mit neutrophiler Leukozytose (Trend zur Eosinophilie). Etwa 1 Woche nach Beginn der Erkrankung treten vorwiegend im Gesicht, an den Extremitäten und im Nackenbereich schmerzhafte Papeln, Plaques, gelegentlich auch Pusteln und Bläschen auf (1–3).

Betroffen sind zu 80% Frauen im Alter von 30–60 Jahren. Über Erkrankungen im Kindesalter gibt es nur wenige Berichte (2–4). Im Erwachsenenalter geht dem SWEET-Syndrom häufig eine Infektion voraus. Bei etwa 10–15% der Patienten besteht eine Assoziation zu myeloproliferativen Erkrankungen, die nicht selten erst Wochen später diagnostiziert werden.

Über das Auftreten eines SWEET-Syndroms in zeitlichem Zusammenhang mit einer Impfung ist berichtet worden (1). Insofern muss ein Zusammenhang mit der Td-Impfung beim Vater diskutiert werden.

Bei Kindern trat das Syndrom u. a. im Verlauf von malignen Erkrankungen sowie chronischen plasmazellulären Osteomyelitiden auf (2–5). Hierzu liegt eine Beobachtung bei Geschwistern vor (6).

Die P r o g n o s e im Kindesalter ist, abhängig von der begleitenden Erkrankung, gut. Eine Kortikoidtherapie ist erforderlich, Rezidive werden beschrieben (2).

Die U r s a c h e ist bis heute unbekannt. Diskutiert werden eine überschießende Reaktion auf bakterielle oder virale Infektionen bzw. Tumorantigene (3).

Das Risiko einer Erkrankung, gegen die im Kindesalter geimpft wird, ist jedoch um ein Vielfaches höher als das Risiko, durch eine Impfung im Kindesalter ein SWEET-Syndrom auszulösen. Bei Kindern ist deshalb die Durchführung der Impfungen nach dem altersentsprechenden Impfplan zu empfehlen.

In der »F r a k t i o n i e r u n g« der Impfungen sehe ich k e i n e n V o r t e i l. Einerseits ist eine Überlastung des Immunsystems durch Kombinationsimpfstoffe bei den wenigen, hochgereinigten Impfantigenen nicht zu erwarten, andererseits werden hierbei weniger Hilfsstoffe (Konservierungsmittel, Stabilisatoren und Adsorbenzien) gegeben.

Literatur

1. Braun-Falco O, Plewig G, Wolff HH. Dermatologie und Venerologie. 4. Aufl. Berlin: Springer; 1995.
2. Mallory SB. Infiltrative Diseases. In: Schachner LA, Hansen RC, editors. Pediatric Dermatology. Vol. 2. 2nd ed. New York: Churchill Livingstone; 1995.

3. Treadwell PA. Selected Systemic Diseases With Skin Manifestations. In: Schachner LA, Hansen RC, editors. Pediatric Dermatology. Vol. 2. 2nd ed. New York: Churchill Livingstone; 1995.
4. Boatman B, et al. Sweet's syndrome in children. South Afr Med J 1994; 87: 193–199.
5. Edwards MS, et al. Sweet's syndrome with multifocal sterile osteomyelitis. Am J Dis Child 1986; 140: 817–818.
6. Majeed HA, et al. Congenital dyserythropoietic anemia and chronic recurrent multifocal osteomyelitis in three related children and the association with Sweet syndrome in two siblings. J Pediatr 1989; 115: 730–734.

B. STÜCK, Berlin

ITO-Syndrom und Impfungen

Frage: Meine 18-jährige Patientin ist an einem ITO-Syndrom und einer Fibrodysplasia ossificans progressiva erkrankt. Sie hat nur einen unvollständigen Impfschutz.

Sind bei diesen Erkrankungen für die Impfungen Td, Polio, MMR Einschränkungen zu beachten?

Das ITO-Syndrom

Formenkreis: neurokutane Syndrome und Ektodermaldysplasiesyndrome

Synonyma: Incontinentia pigmenti achromians ITO; Naevus systemicus vitiligoides.

Klinisches Bild: Haut: Streifen- oder wirbelförmig verlaufende Hypopigmentierung, uni-, häufiger bilateral angeordnet am Stamm und/oder Extremitäten, meist bei oder kurz nach Geburt auffallend; keine entzündlichen Vorstadien; hypoplastische konkave Mammae; pilocarpinresistente Hypohidrosis in der hypopigmentierten Haut; herabgesetzte Kapillarresistenz.

ZNS: (fakultativ) Epilepsie, EEG-Abnormitäten, geistige Retardierung. Zähne und Mundhöhle: (fakultativ) Zahndysplasien, Wulstlippen, Zahnschmelzdefekte, gotischer Gaumen. Haare: (fakultativ) Alopezie, Hirsutismus. Knochen und Skelett: (fakultativ) Paresen der Extremitäten, Muskelhypotonie, Tortikollis, Überstreckbarkeit der Gelenke, Kyphoskoliose, Gesichts- und Extremitätenasymmetrien, Knochendysplasien, Steißbeinluxation, Spina bifida occulta. Augen: (fakultativ) Strabismus, Hypertelorismus, Epikanthus, Dyskorie, Chorioideaatrophie, Hornhauttrübung, retinale Pigmentanomalien (Mosaikfundus).

Ohren: (fakultativ) Leitungsschwerhörigkeit, Hypoplasie der Ohrmuschel und des äußeren Gehörganges. Nieren: (fakultativ) Hydronephrose. Leber: (fakultativ) Hepatomegalie.

Erbgang: Wahrscheinlich autosomal-dominant mit unvollständiger Penetranz, weibliche Prädominanz (1–3).

Fibrodysplasia ossificans progressiva

Synonyma: Myodysplasia ossificans generalisata MÜNCHMEYER; MÜNCHMEYER-Syndrom.

Klinisches Bild: Erkrankung des Bindegewebes (Aponeurosen, Faszien, Sehnen und des intramuskulären Bindegewebes; Muskelfasern werden sekundär in Mitleidenschaft gezogen).

Muskulatur und Gelenke: Progrediente Ossifikation zahlreicher Muskeln, Kontrakturen und Versteifungen, Tortikollis. Knochen: Mikrodaktylie. Zähne: Stellungsanomalien. Ohren: Fehlbildung, Taubheit. Genitale: Hypogenitalismus. Haare: Wachstumsstörung.

Erbgang: Autosomal-dominant mit wahrscheinlich kompletter Penetranz, aber variabler Expressivität (2, 4).

Impfberatung

Es handelt sich um eine sehr interessante Frage, da das ITO-Syndrom allein schon extrem selten auftritt und in der Weltliteratur nur vereinzelt beschrieben wird; um so ungewöhnlicher ist die Kombination mit einer Fibrodysplasia ossificans progressiva.

Die Patientin ist durch ihre Grunderkrankungen bei jeder Infektion überdurchschnittlich in Gefahr; deshalb sollte sie auch alle öffentlich empfohlenen Schutzimpfungen erhalten. Das gilt auch für die MMR-Impfung!

Vorgehen:

Neben der sorgfältigen internistischen ist eine aktuelle neurologische Untersuchung mit genauer Dokumentation der intellektuellen und motorischen Fähigkeiten sowie EEG und bildgebender Diagnostik (MRT oder CT) zu empfehlen. Selbst wenn ein Anfallsleiden besteht, dieses aber therapeutisch gut führbar ist, sind keine weiteren Untersuchungen nötig. Ist jedoch eine progressive organische ZNS-Erkrankung mit fortschreitendem Hirnabbau zu vermuten, wäre auch eine Liquoreiweißanalyse empfehlenswert.

Es ist bekannt, dass beide Erkrankungen mit oder ohne Impfungen fortschreiten können (darüber sollten auch die Patientin und ihre Angehörigen informiert sein). Um aber die nachfolgenden Fragen einer möglichen Impfschadensdiskussion einzudämmen, sollte der aktuelle Stand der Grundkrankheiten prävakzinal gut dokumentiert werden.

Die Impfung mit Toxoidimpfstoffen (Diphtherie/Tetanus) dürfte keine größeren Probleme bereiten. Möglich wäre an der Injektionsstelle eine anfänglich schmerzhafte Schwellung, welcher später eine Ossifizierung in diesem Bereich folgt. Dieser Verlauf ist bei der Fibrodysplasia ossificans progressiva bei lokalen Traumen (und als solche kann man eine i.m. Injektion durchaus ansehen) bekannt.

Der Td-Impfstoff kann im Ausnahmefall auch s.c. verabreicht werden. Dann ist jedoch verstärkt mit sterilen Zysten, sogenannten »Ölzysten« zu rechnen, und diese können natürlich wiederum das Muskelgewebe alterieren.

Beim ITO-Syndrom sind eine Vielzahl von Fehlbildungen und Symptomen am ZNS beschrieben, und es ist durchaus nicht geklärt, ob neurotrope Krankheitserreger eine Verschlechterung des Krankheitsverlaufes bewirken.

Da es sich bei Mumps-Masern, aber auch bei Röteln und natürlich bei Poliomyelitisviren um Erreger handelt, die als natürliche Erkrankung eine besondere Affinität zum ZNS besitzen, sollte die Patientin unbedingt vor den Infektionen mit diesen Wildviren geschützt werden. Jedoch können diese Impfstoffe mit attenuierten Viren eine »kleine« Krankheit mit Fieber, Exanthem usw. erzeugen.

Ob bei neurologischen Erkrankungen dadurch ein Schub ausgelöst werden kann, ist bis heute nicht sicher geklärt, aber eher unwahrscheinlich. Deshalb wäre für die Polioimpfung eine inaktivierte Vakzine (IPV) empfehlenswert. Leider gibt es für die MMR-Impfung diese elegante Ausweichmöglichkeit nicht, so dass mit Lebendvakzine geimpft werden muss.

Prophylaktisch wäre die Gabe eines Antipyretikums für 7–10 Tage post vaccinationem, gegebenenfalls auch die Dosissteigerung des Antikonvulsivums, zu empfehlen.

Über die immunologische Situation der Patientin (T- und B-Zellfunktion) ist nichts bekannt. Deshalb dürften etwa 4 Wochen nach vollständiger Immunisierung Bestimmungen der Impfantikörper erfolgen, um bei möglichen Impfversagern Nachimpfungen vornehmen zu können.

Literatur

1. Wiedemann HR, et al. Das charakteristische Syndrom. Stuttgart-New York: Schattauer; 1982.

2. Leiber B, Olbricht G. Klinische Syndrome. 7. Aufl. 2 Bände. München-Wien-Baltimore: Urban & Schwarzenberg; 1990.

3. Vormittag W, Ensinget C, Raff M. Cytogenetic and dermatoglyphic findings in a familial case of hypomelanosis of Ito (incontinentia pigmenti achromians). Clin Genet 1990; 41: 309–314.

4. Bachmann KD, et al. Pädiatrie. Praxis und Klinik. 4 Bände. Stuttgart-New York: Fischer/Thieme; 1990.

Roswitha Bruns und S. Wiersbitzky,
Greifswald/Vorpommern

Diphtherie- und Tetanusschutzimpfung

Grundlagen und Wirksamkeit der Diphtherieimpfung

Frage: Das Prinzip der Diphtherieimpfung beruht auf der aktiven Schutzimpfung mit Toxoid, wodurch allerdings nur etwa 50% der Geimpften ausreichenden Schutz entwickeln.

Was bewirkt die Toxoidimpfung im Immunsystem? Warum tritt die Diphtherie bei uns nicht häufiger auf?

Die Diphtherie wird durch das Ektotoxin des Corynebacterium diphtheriae verursacht. Durch Formalin kann es chemisch so verändert werden, dass es seine Toxizität, nicht jedoch seine antigenen Epitope verliert. Eine Impfung mit diesem Diphtherietoxoid führt aufgrund der Bildung von neutralisierenden Antikörpern zu einer humoralen antitoxischen Immunität. Dagegen wird keine antiinfektiöse Immunität induziert. Die Diphtherieschutzimpfung vermag so die Krankheitshäufigkeit erheblich zu reduzieren und den Verlauf entscheidend zu mildern (1, 2). Dagegen wird die Häufigkeit von inapparenten Infektionen nicht beeinflusst (1).

So führt die Diphtherie-Formoltoxoid-Impfung zu einem Individualschutz, verhindert jedoch nicht die Ausbreitung des Erregers. Trotzdem ist es in den letzten 30 Jahren in der westeuropäischen, einschließlich der deutschen Bevölkerung zu einem drastischen Rückgang von Keimträgern gekommen. Toxinogene Corynebacterium-diphtheriae-Stämme werden nur noch vereinzelt bei Rückkehrern und Asylbewerbern aus Ländern mit hoher Diphtherieinzidenz gefunden (3).

Die Frage, warum das Keimträgertum in Ländern, in denen zumindest bei Kindern hohe Durchimpfungsraten bestehen, zurückgegangen ist, bleibt unbeantwortet. Da aber auch nicht toxinogene Stämme nur sehr selten auftreten, ist die Möglichkeit einer »stillen Feiung« aufgrund einer Auseinandersetzung mit den Antigenen der Diphtheriebakterien nicht mehr gegeben. Um so wichtiger ist der Schutz vor einer Erkrankung durch Impfungen. In der Europäischen Region wurden 1990 der WHO 1772 Erkrankungen aus 5 Ländern gemeldet, darunter allein 1731 aus der UdSSR, 20 aus der Türkei und 18 aus Albanien. Über 50% der Erkrankungen traten bei Erwachsenen auf (4).

Nach einer vollständigen Grundimmunisierung erreicht man bei etwa 90% der Geimpften einen antitoxischen Schutz. Dieser hält ungefähr 7–10 Jahre an. Auffrischimpfungen sind deshalb alle 10 Jahre erforderlich.

Während in den westlichen Bundesländern Kinder zu mehr als 95% einen sicheren antitoxischen Schutz aufweisen, haben Erwachsene nach dem 2. Lebensjahrzehnt nur noch zu 32,6% einen Schutz (5). Um auch kleinere Ausbrüche bei Erwachsenen zu verhüten, muss die Immunität bei Erwachsenen aufrechterhalten werden.

Literatur

1. Miller LW, et al. Diphtheria immunization. Effect upon carriers and the control of outbreaks. Am J Dis Child 1972; 123: 197–199.
2. Genz H, Stickl H. Kinderimpfungen gegen bakterielle Krankheiten. In: Bachmann KD, et al., Hrsg. Pädiatrie in Praxis und Klinik, Bd. II. 2. Aufl. Stuttgart: Fischer/Thieme; 1989.
3. Krech T, et al. Die Diphtherie, eine Importkrankheit. Dtsch Med Wochenschr 1987; 112: 541–544.
4. WHO. Expanded programme on immunization. Information System. April 1992.
5. Spiess H, Pilars de Pilar CE. Impfschutzdauer und notwendige Auffrischimpfungen: Toxoidimpfungen. In: Spiess H, Maass G, Hrsg. Neue Schutzimpfungen – Impfempfehlungen, Aufklärung, Widerstände. Marburg/L.: Medizinische Verlagsgesellschaft; 1992.

B. Stück, Berlin

Diphtherieimpfung nach Serumprophylaxe

Frage: Eine 28-jährige Arzthelferin, bisher nicht gegen Diphtherie geimpft, erhielt im Verlauf einer schweren Infektionskrankheit (membranöse Beläge auf den Tonsillen, septisches Fieber und Bewusstseinstrübung) Antiserum und gleichzeitig eine Penicillintherapie. Im weiteren Verlauf entwickelte sich eine Serumkrankheit mit Arthritis. Durch eine anschließende Urethritis konnte die Erkrankung als Chlamydieninfektion identifiziert werden.

Wann kann nun gegen Diphtherie geimpft werden? Gibt es ein Risiko für eine erneute Gelenkentzündung?

Immunkomplexreaktionen können, wenn auch äußerst selten, einmal nach Toxoidimpfungen auftreten. Zirkulierende Immunkomplexe verursachen in der Regel keine Schädigungen und sind als normale Immunreaktionen zu werten. Erst wenn sich Immunkomplexe an Endothelzellen der Gefäße (Vaskulitis) oder Synovialzellen der Gelenke (Arthritis) anlagern, können sich Symptome einstellen, wie sie der klassischen »Serumkrankheit« entsprechen.

Die Annahme einer toxoidbedingten Immunkomplexreaktion sind das Vorhandensein von Antitoxin mit einem Äquilibrium zwischen Antigen und Antikörpern sowie ein differentialdiagnostischer Ausschluss von anderen (häufigeren!) Ursachen einer Immunkomplexreaktion, wie Yersiniose, Borreliose, HBV-, HCV-Infektion, Erythema infectiosum, Chlamydieninfektion usw.

Um das Risiko einer diphtherietoxoidbedingten Immunkomplexreaktion zu vermeiden, sollte zum Zeitpunkt der Diphtherie-Impfung das injizierte Diphtherieantitoxin sicher aus dem Patientenserum verschwunden sein (biologische Halbwertszeit des heterologen Immunserums etwa 1–2 Wochen); aus Sicherheitsgründen sollte ein Abstand von 6 Wochen eingehalten werden.

B. Schneeweiss, Berlin

Impfschutz gegen Diphtherie bei Erwachsenen

Frage: Uns fällt auf, dass kaum ein Erwachsener noch einen Impfschutz gegen Diphtherie besitzt.

Ist es notwendig, die Diphtherieimpfung bei Erwachsenen zu propagieren? Warum impfen wir Kinder gegen Diphtherie, warum versäumen wir die Auffrischimpfung bei Erwachsenen?

Es trifft zu, dass der Impfschutz bei Erwachsenen absinkt und dass bei 30–40-jährigen Menschen in Westdeutschland erhebliche Impflücken bestehen. Aus diesem Grunde gibt es seit 1981 in der Bundesrepublik einen Diphtherie-Tetanus-Impfstoff (Td) für Erwachsene mit geringer, jedoch hervorragend immunogener Diphtherieantigendosis: Impfungen sollten alle 10 Jahre (im optimalen Rhythmus der Tetanusauffrischimpfungen) mit »Td« erfolgen. Verträglichkeit und erzielter Impfschutz sind optimal.

H. STICKL †

Auffrischungsimpfung – wann?

Frage: 11 4/12 Jahre alter Knabe, DT mit 4 und 5½ Monaten, Auffrischimpfung mit 16 Monaten, dabei Lokalreaktionen, Rötung, Schwellung. Mit 7½ Jahren hämagglutinierende Antikörper Tetanus 0,5 IE/ml Serum. Diphtherie-HAH-Test 0,3 IE/ml Serum (Prof. Dr. NAUMANN, Düsseldorf). Kontrolle derzeit: hämaggl. Tetanus-Antikörper 0,125 IE/ml Serum, Diphtherie HAH-Test 0,08 IE/ml Serum (ebenfalls Prof. Dr. NAUMANN).

Kann eine Auffrischimpfung mit Td bedenkenlos durchgeführt werden? Allergische Erkrankungen sind nicht bekannt.

Das Kind erhielt – zeitlich rite – die Grundimmunisierung im 4. und 5. Lebensmonat und mit 16 Monaten die Auffrischimpfung. Es zeigte sich eine gute Immunantwort, die auch noch im 8. Lebensjahr einen sicheren Impfschutz darstellte.

Nach SCHOLZ (1) ist die Immunantwort der Tetanus- und Diphtherie-Antitoxinbefunde im Serum wie in Tab. 2 dargestellt zu bewerten.

Tab. 2
Immunantwort der Tetanus- und Diphtherie-Antitoxinbefunde

Antitoxin (IE/ml)	Immunantwort
$< 0{,}01$	nicht vorhanden oder unsicher
$0{,}01 - < 0{,}1$	fraglich
$\geq 0{,}1$	sicher

Die Kontrolle bei dem jetzt 11-jährigen Kind zeigt Di-Antitoxinwerte im Grenzbereich und noch ausreichende Tetanus-Antitoxin-Werte. Eine Td-Auffrischungsimpfung ist bei dem Knaben zu empfehlen.

Die bei der Impfung im Kleinkindalter beobachteten geringen Lokalreaktionen sind für eine Wiederholungsimpfung kein Hinderungsgrund. Mit stärkeren Lokalreaktionen nach Tetanus-Auffrischungsimpfung ist bei Antikörperwerten >10 IE/ml zu rechnen (2).

Bei Einzelimpfung nur gegen Tetanus wird eine Auffrischung für erforderlich erachtet, wenn der Antitoxintiter unter 0,5 IE/ml liegt (3).

Literatur

1. Scholz H, Schwarz R. Prä- und perinatale Infektionen. Jena: Fischer; 1991.
2. Korger G, Quast U, Deckert G. Tetanusimpfung – Verträglichkeit und Vermeidung von Nebenreaktionen. Klin Wochenschr 1986; 64: 767–757.
3. Müller HE, Müller M, Schick W. Tetanus-Schutzimpfung – Indikation und Kontraindikation. Dtsch Med Wochenschr 1988; 113: 1326–1328.

H. Padelt, Berlin

Schutzimpfungen gegen Diphtherie und Tetanus bei längerer Unterbrechung des Impfschemas

Frage: Besonders vor Auslandsreisen wird in letzter Zeit die Auffrischung der Diphtherieimpfung empfohlen. Eine Patientin von mir wurde als Kind laut Impfunterlagen nur 2-mal geimpft, seither (sie ist jetzt 29 Jahre) nicht mehr. Ist nun eine vollständig neue Grundimmunisierung erforderlich, oder genügt lediglich eine einmalige Auffrischimpfung?

Dem allgemein empfohlenen Schema der Impfungen gegen Diphtherie und ebenso gegen Tetanus (Grundimmunisierung: 2 Impfungen im Abstand von 4–6 Wochen und eine 3. Impfung etwa 6–12 Monate nach der 2. Impfung; je eine Auffrischimpfung lebenslang möglichst in 10-jährigen Intervallen) liegt auch der Gedanke des organisatorischen Prinzips zur Sicherung des Impfschutzes für einen überschaubaren Zeitraum zugrunde; es ist jedoch keineswegs als starres Prinzip zu verstehen.

Da die Patientin bisher nur 2 Impfungen erhalten hat, ist erst einmal die Vervollständigung der Grundimmunisierung durch die noch ausstehende 3. Impfung angezeigt.

Auch bei länger als 10 Jahre zurückliegender letzter Impfung der Grundimmunisierung bzw. letzter Auffrischimpfung genügt eine Impfdosis zur schnellen Reaktivierung des einmal geprägten Immungedächtnisses, und zwar auch bei Verwendung eines vom Paul-Ehrlich-Institut zugelassenen Impfstoffs mit einer Diphtherietoxoidmenge von nur 5 IE/Dosis, der für Impfungen ab dem 6. Lebensjahr (auch für die Grundimmunisierung) empfohlen wird.

In den novellierten Impfempfehlungen der STIKO vom September 1993 (Bundesgesundheitsblatt, Heft 2, 1994) wird darauf hingewiesen, dass es in der Regel keine Maximalabstände für Impfungen gibt und dass »jede Impfung zählt«. Bereits 1979 hat die WHO auf der Basis von 22 Studien mitgeteilt, dass es nicht notwendig ist, bei zeitlicher Unterbrechung des allgemein empfohlenen Impfschemas eine Grundimmunisierung erneut zu beginnen: »regardless of the length of time elapsed« (Wkly Epidemiol Rec 1979; 50: 388–389).

WALTRAUD THILO, Berlin

Die Tetanusschutzimpfung

Frage: Wie sieht ein aktualisierter Tetanusimpfplan für Chirurgen aus?

Die epidemiologische Situation von Tetanus und Diphtherie

Die Prophylaxe gegen Tetanus ist eines der besten Beispiele der großartigen Überlegenheit der präventiven Medizin gegenüber der kurativen. Während die Tetanusimpfung billig, sehr gut wirksam und bei richtiger Durchführung nebenwirkungsfrei ist, ist die Erkrankung an Tetanus trotz moderner Intensivtherapie noch immer mit einer hohen Letalität und ebensolchen Kosten verbunden.

Da Tetanusbazillen ubiquitär sind, ist Tetanus nicht eradizierbar. Das bedeutet, dass nur der Geimpfte geschützt ist, allerdings bringt eine 100%ige Durchimpfung auch eine Eliminierung dieser Krankheit.

Da in den letzten Jahren in Osteuropa, besonders in Russland und in der Ukraine, zahlreiche Diphtherieerkrankungen aufgetreten sind und auftreten, die jederzeit eingeschleppt werden können, ist zumindest dafür zu sorgen, dass eine Ausbreitung dieser Krankheit verhindert wird.

Verschiedene stichprobenartige Untersuchungen lassen leider den berechtigten Schluss zu, dass in Mitteleuropa mehr als die Hälfte der Erwachsenen keinen ausreichenden Schutz gegen Diphtherie aufweist. Eine Intensivierung dieser Impfung ist daher dringend nötig.

Diphtherie-Tetanus-Impfung

Die Immunisierung gegen Tetanus soll immer zusammen mit Diphtherie erfolgen, wie dies bei der Grundimmunisierung im Säuglingsalter selbstverständlich ist.

Auch bei der Grundimmunisierung eines Erwachsenen soll ein kombinierter Impfstoff verwendet werden, allerdings darf bereits ab dem 7. Lebensjahr die Diphtheriekomponente nur mehr einen geringeren Antigengehalt haben: Diphtherie-Tetanus-Impfung für Erwachsene (dT). Ebenso sollen alle Auffrischimpfungen ab dem 7. Lebensjahr mit diesem Impfstoff gemacht werden.

Praktische Durchführung

Die Grundimmunisierung sollen alle Kinder im 1. und 2. Lebensjahr erhalten, die 1. Wiederimpfung im 7. Lebensjahr, bereits mit vermindertem Antigengehalt an Diphtherie (d). Diese Impfung ist zusammen mit Tetanus (dT) alle 10 Jahre zu wiederholen.

Es ist besonders wichtig, daß diese Wiederimpfung, gegebenenfalls auch die Nachholung der Grundimmunisierung, alle jene Erwachsenen erhalten, die in Länder mit einer erhöhten Inzidenz von Diphtherie einreisen, die mit Diphtheriekranken und Diphtheriekeimträgern in Kontakt kommen könnten, im medizinischen und sozialen Bereich arbeiten sowie Grenzpersonal, Flüchtlinge u. a.

Ist keine Grundimmunisierung nachweisbar, muss diese nachgeholt werden, d. h. es müssen 2 Impfungen im Abstand von (2–) 4 Wochen und eine 3. nach (6–) 12 Monaten gegeben werden. Ist die Grundimmunisierung nachweisbar (Impfausweis!), genügt eine einmalige Wiederimpfung (Boosterung), auch wenn die Grundimmunisierung bzw. die letzte Auffrischimpfung schon viele Jahre zurückliegt.

Im Zweifel kann und soll eine Antikörperbestimmung durchgeführt werden; dies auch, wenn bei der letzten Impfung eine starke Lokalreaktion aufgetreten war.

Maßnahmen bei Verletzung
(modifiziert nach G. Wiedermann)

Liegt die Grundimmunisierung bzw. die letzte Auffrischimpfung

a) weniger als 5 Jahre zurück: keine Maßnahme notwendig;
b) 5–10 Jahre zurück: 0,5 ml Tetanus-Adsorbat-Impfstoff;
c) mehr als 10 Jahre zurück: 0,5 ml Tetanus-Adsorbat-Impfstoff + 250 IE Tetanusimmunglobulin.

Hat der Verletzte keine vollständige Grundimmunisierung, sondern nur 2 Teilimpfungen erhalten, verkürzen sich die Zeiten.

Intervall:

a) weniger als 6 Monate nach 2 Teilimpfungen: keine Maßnahme notwendig;
b) 6–12 Monate nach 2 Teilimpfungen: 0,5 ml Tetanus-Adsorbat-Impfstoff;
c) mehr als 12 Monate nach 2 Teilimpfungen: 0,5 ml Tetanus-Adsorbat-Impfstoff + 250 IE Tetanusimmunglobulin.

Bei ausgedehnten Verbrennungen oder Verbrühungen (bei Kindern mehr als 20% der Körperoberfläche) und nach schweren Blutverlusten sollen auf alle Fälle zusätzlich zur aktiven Impfung 500 IE Tetanusimmunglobulin gegeben werden.

E. G. Huber, Salzburg

Tetanusimpfung bei Neugeborenen

1. Frage: Hat ein Neugeborenes Leihantikörper gegen Tetanus, wenn die Mutter ausreichend geimpft ist (ein 8 Wochen altes Kind hatte eine infizierte Verletzung durch Kakteenstacheln)?

Antikörper der Immunglobulin-G-Klassen passieren die Plazenta. Die beim Neugeborenen nachweisbaren Antikörper entsprechen in Spezifität und Titerhöhe den mütterlichen. Hat die Mutter einen ausreichenden aktiven Impfschutz gegen Tetanus, so ist auch das Neugeborene mit Sicherheit gegen Tetanus geschützt.

2. Frage: Falls ja, wie lange?

Die Antikörpertiter des Neugeborenen fallen relativ rasch ab. Die Halbwertzeit beträgt zwischen 30 und 45 Tage. Eine sichere Immunität gegenüber dem Tetanus hängt vom Antikörpertiter der Mutter ab; mit ihr ist im günstigsten Fall etwa bis zur 10.–12. Lebenswoche zu rechnen, dem Beginn der aktiven Immunisierung.

3. Frage: Ab welchem Alter ist die simultane Tetanol/Tetagam-Gabe angebracht?

Die Tetanus-Simultanimpfung ist – analog der Hepatitis-B-Impfung – auch beim Neugeborenen möglich und immer dann indiziert, wenn der Verdacht auf eine entsprechende Infektion besteht. Die Tetanusimpfung wird normalerweise erst ab dem 3. Lebensmonat empfohlen.

4. Frage: Ist mit 8 Wochen schon mit einer ausreichenden Antikörperbildung zu rechnen, oder muss die Tetagam-Gabe wiederholt werden? Die Mutter war allerdings nicht gegen Tetanus geimpft. Ich habe dem Kind Tetanol und 125 E Tetagam gespritzt.

Die Antikörperbildung beim Neugeborenen ist gut. Entsprechend dem üblichen Impfschema muss die Impfung nach 4–8 Wochen und nach 6–12 Monaten wiederholt werden.

H. Berthold, Freiburg im Breisgau

Tetanusimpfung – Zeitabstände

1. Frage: Liegt die letzte Tetanusimpfung nach vollständiger Grundimmunisierung länger als 10 Jahre zurück, müssen dann 2 Tetanusimpfungen im Abstand von 4 Wochen durchgeführt werden, oder genügt eine Auffrischimpfung?

Bei einem immunologisch gesunden »Patienten« genügt eine einmalige Auffrischimpfung.

2. Frage: Kann nach einer vorausgegangenen γ-Globulininjektion gleich eine Tetanusimpfung durchgeführt werden, oder muss ein Zeitabstand von 4 Wochen eingehalten werden?

Ein zeitlicher Abstand ist nicht nötig. Beim Tetanusimpfstoff handelt es sich ja um eine aktive Immunisierung mit einem »toten Antigen«. Eine Beeinträchtigung der Immunantwort durch passiv übertragene Antikörper (im γ-Globulin) findet nicht oder höchstens in einem irrelevanten Ausmaß statt.

M. Just, Therwil

Allergische Reaktion bei Tetanus-Auffrischimpfung

Frage: Muss bei einem 4-jährigen Patienten, welcher bei der 1. Auffrischimpfung mit Tetanol eine ausgeprägte allergische Reaktion zeigte, auf den Wundstarrkrampfschutz verzichtet werden? Wenn nein, unter welchen Sicherheitsvorkehrungen ist eine weitere Immunisierung möglich?

Unter der Voraussetzung, dass unter einer »allergischen Reaktion« nach einer Tetanustoxoid-Auffrischimpfung eine ausgeprägte Lokalreaktion verstanden wird, empfiehlt es sich, eine Überprüfung des Tetanusantitoxinspiegels im Serum des Probanden durchzuführen. Finden sich deutlich erhöhte Antitoxinspiegel (indirekte Hämagglutination: Schutztiter von mehr als 0,1 IE/ml), so kann für weitere 10 Jahre auf eine Auffrischimpfung verzichtet werden. Es ist ratsam, den Titerwert in das Impfbuch einzutragen. Nach Ablauf dieser Frist sollte man eine 2. Titerbestimmung vornehmen und davon die Boosterung abhängig machen.

W. Ehrengut, Hamburg

Tetanusdurchseuchung

Frage: In ländlichen Gegenden ist der Tetanusimpfschutz teilweise erschreckend niedrig. Die Infektionsgefahr ist jedoch sehr groß. Wie hoch ist die Verbreitung des Clostridium tetani? Wie häufig ist die manifeste Erkrankung? Gibt es auch bei Tetanus die Möglichkeit der stillen Feiung? Existieren Untersuchungen über Durchseuchungsraten und Antikörpertiter nichtgeimpfter exponierter Populationen? Sofern solche effektive Antikörpertiter bei nichtgeimpften Personen auftreten, müsste man bei Erstimpfung im Erwachsenenalter sicherlich gehäuft mit verstärkten lokalen Impfreaktionen oder sogar mit Minderung des Tetanusschutzes im Sinne einer »Überimpfung« rechnen.

Das Clostridium tetani ist weltweit verbreitet. Nach Berechnungen der WHO erkranken in den Ländern der sog. Dritten Welt jährlich mehr als 500000 Erwachsene an Wundstarrkrampf, davon sterben mehr als 200000. Nicht gezählt sind hierbei die Neugeborenen mit Tetanus neonatorum und die vielen an Tetanus sterbenden Kleinkinder (in Indien z. B. Mädchen, die durch Perforieren der Nasenflügel aus kosmetischen Gründen im Alter zwischen 12 und 24 Monaten infiziert werden).

In der Bundesrepublik Deutschland gab es 1968 noch 143 Erkrankungen mit 61 tödlichen Verläufen (Letalität 43%), 1981 nur noch 14 mit 8 Todesfällen (Letalität 57%). Zwischen 1985 und 1988 waren es jährlich zwischen 11 und 19 gemeldete Erkrankungen, was einer Häufigkeit von 0,02–0,03 pro 100000 Einwohner entspricht. Die Letalität betrug 1985 und 1987 jeweils 50%, 1986 waren es 26%.

Die heutzutage niedrige Erkrankungszahl beruht auf einem hohen Durchimpfungsgrad der Bevölkerung unterhalb des 60. Lebensjahres. Ein Vergleich mit der Letalitätsrate im brasilianischen Bundesstaat Sao Paolo bestätigt das: 1961–1963 starben dort jährlich etwa 1600 Menschen an Tetanus. Nach Einführung der Pflichtimpfung gegen Tetanus, 1963, sank die Letalität steil auf 250 im Jahre 1970 ab mit weiter fallender Tendenz.

Clostridium tetani kommt ubiquitär und keinesfalls nur in Erde, sondern auch im Straßenstaub vor, ebenso im Kot von Tieren, gelegentlich auch von Menschen (1). Über die Sporendichte gibt es keine verwertbaren Angaben. Sie dürfte in noch natürlichen, nicht hochzivilisierten Ländern mit überwiegender Agrarstruktur größer als in Industrieländern sein. Es ist realistisch, bei Verletzungen grundsätzlich eine Tetanusinfektion anzunehmen, auch wenn nicht jede Infektion zur Erkrankung führt.

Vereinzelte Berichte über Antikörpernachweise bei Nichtgeimpften finden sich in der Literatur seit 1923. Sie berichten über kleinere Kollektive aus China, Brasilien und Indien. Die Antikörperspiegel werden als »nennenswert« angegeben oder liegen sehr niedrig. DASTUR et al. (2) fanden bei 410 Indern zwar zu 80% Antikörper, aber nur 3% lagen über der Schutzschwelle. EHRENGUT et al. (3) fanden in Mali bei 48 nichtgeimpften Erwachsenen und 99 Kindern unter 3 Jahren Antikörper in überwiegend sehr niedrigen Konzentrationen, die zumeist unter der Schutzschwelle lagen (bei Erwachsenen zu 58,3%, bei den Kindern zu 96%). Es muss erwähnt werden, dass die angewendete Analysemethode mit der heute üblichen nicht ohne weiteres vergleichbar ist.

Wie diese praktisch keinen verlässlichen Schutz bietenden Antikörper sich bilden konnten, ist unbekannt. EHRENGUT vermutet, im viehreichen und wasserarmen Agrarland könnten Clostridien in den Magen-Darm-Trakt gelangen, dort aussprossen, Toxin bilden und über die PEYER-Plaques zur Antitoxinbildung führen. Andererseits ist bekannt, dass das Tetanustoxin keine Antitoxine induziert; dazu ist nur das Toxoid (also das formolinaktivierte Toxin) imstande.

Die für eine manifeste Tetanuserkrankung notwendige Toxinmenge ist so gering, dass sie vom Immunsystem nicht erkannt wird, dieses quasi »unterläuft«. Ein überstandener Tetanus hinterlässt keine Immunität! Es liegen Beobachtungen über Patienten vor, die 2- oder 3-mal in ihrem Leben an Tetanus erkrankt waren (ein Assistent Emil v. Behrings erkrankte 3-mal an Tetanus und überlebte). Die aktive Impfung gegen Tetanus aber führt zu einer verlässlichen und sehr lange boosterfähigen Immunität. Jede Impfdosis enthält als Toxoid die 50–75fache Dosis, die als Toxin zur Tetanuserkrankung führen kann.

Wie auch die genannten Zahlen aus Brasilien deutlich machen, ist ein Absinken der Morbidität und Letalität an Tetanus erst durch die aktive Tetanusschutzimpfung möglich geworden. Dass es keine Alternative zur Impfung gibt, ist wissenschaftlich unbestritten. Die Autoren der hier erwähnten Studien haben aus ihren Ergebnissen ebenfalls nicht auf einen Tetanusschutz der Bevölkerung geschlossen. Man darf schließlich nicht vergessen, dass die zitierten Untersuchungen doch nur an Menschen vorgenommen werden konnten, die noch nicht – auch nicht an Tetanus – gestorben waren.

Überimpfreaktionen sind sehr selten. Sie können bei erstmaliger Injektion überhaupt nicht auftreten und kommen bei der Grundimmunisierung (3 Injektionen) praktisch nicht vor. Ursache ist eine Immunkomplexbildung am Injektionsort. Die Symptomatik ist typisch: Harte Induration und meist starke Rötung – mitunter auch Schwellung – der Haut, die sich über den gesamten Oberarm erstrecken können, gelegentlich bis zum Hals hinauf ziehend. Dabei erhebliche (!) Schwellung der regionalen Lymphknoten, Schmerzen und eingeschränkte Funktion (bei Injektion in den M. glutaeus medius entsprechende Lokalsymptomatik). Krankheitsgefühl und Fieber sind nicht obligat.

Die Symptomatik tritt wenige Stunden bis 1 Tag p.v. auf. Bestimmt man zu diesem Zeitpunkt die Antitoxine, findet man in der Regel Werte, die nahe dem Schwellenwert (0,01 IE/ml Serum, ELISA) liegen, oder es werden überhaupt keine nachgewiesen. Nach 3–6 Monaten sind sie spontan auf hohe Werte angestiegen, 15–50 IE oder mehr. Zum Vergleich: Bei requlärer Reaktion auf Grundimmunisierung oder nach einem Booster etwa 10 Jahre nach Grundimmunisierung liegen die Antikörper zwischen 6 und 12 IE, selten noch etwas darüber. Während dieser Zeit sind weitere Tetanusimpfinjektionen zu unterlassen. Überimpfreaktionen setzen voraus, dass zum Zeitpunkt der Boosterinjektion noch etwa 4–8 IE Antitoxin vorhanden sind.

Von den Überimpfreaktionen scharf abzugrenzen sind Reaktionen gegen eine der Begleitkomponenten des Impfstoffes, Aluminiumhydroxid und Natriumtimerfonat. Denkbare Spuren von Formaldehyd aus dem Produktionsprozess sind unerheblich. Sie sind in jedem Falle geringer als die Körpereigenproduktion. Außerdem wird Formaldehyd im Gewebe sekundenschnell abgebaut. Die Symptomatik ist ähnlich der Überimpfreaktion, meistens nicht so stark ausgeprägt. Hyperergische Reaktionen mit generalisiertem Exanthem sind extrem selten. Die Impfstoffhersteller stellen die Begleitkomponenten zu Testzwecken bei Bedarf zur Verfügung.

Die regulären Impfreaktionen sind aufgrund hoher Reinheit heutiger Impfstoffe nur noch bei etwa 23% aller Impfinjektionen zu sehen. Sie werden häufig von Patienten wie von Ärzten als zumindest irregulär angesehen. Meist am Tage nach der Impfung auftretende und 2–3 Tage anhaltende Rötung, Schwellung und Schmerzhaftigkeit am Injektionsort sind normal und bedürfen keiner rationalen Behandlung. Rötung und Schwellung können Handflächengröße des Patienten durchaus erreichen.

Literatur

1. Müller R. Medizinische Mikrobiologie. Berlin-München-Wien: Urban & Schwarzenberg; 1946. S. 277.
2. Dastur FD, et al. Lancet 1981; 318: 219.
3. Ehrengut W, et al. Immun Infekt 1983; 11: 229.
4. Martin ML, McDowell F. Ann Intern Med 1954; 41: 150.
5. Meira AR. Congresso Internacional de Higiene, Medicina Preventiva e Medicina Social, VII. Madrid 1971 (zitiert bei Ehrengut W).
6. Veronesi R, et al. Rev Hosp Clin Fac Med Sao Paulo 1973; 28: 313.
7. Furste W, et al. In: Roman G, Casas R, Hrsg. Tempo medical 1977; 3. (Deutsche Ausgabe).
8. Stickl HA, Weber HG. Schutzimpfungen. Grundlagen und Praxis. Stuttgart: Hippokrates; 1987.
9. Statistisches Bundesamt, Gesundheitswesen. Reihe 2. Meldepflichtige Krankheiten. Stuttgart: Metzler-Poeschel; 1988.

H.-G. Weber, Düsseldorf

Nachtrag

Die Zahl der Tetanuserkrankungen hat sich in den letzten Jahren nur unwesentlich verändert. Im Mittel sind es zwar weniger als 15 Erkrankungen (1997: 11, 1998: 7 und 1999: 8 Erkrankungen), weiterhin sind es aber vor allem ältere, unzureichend immunisierte Personen, bei denen die periodische Auffrischung des Impfschutzes unterblieben ist, obwohl sie in regelmäßiger ärztlicher Behandlung sind.

Literatur

1. Ständige Impfkommission am Robert Koch-Institut (STIKO). Impfpräventable Krankheiten. Epidemiol Bull 1999; 19: 139–143.

Tetanusschutz

Ich bitte um Beantwortung der Frage nach den erlaubten Abständen zwischen den einzelnen Impfungen. Bisher haben wir uns nach dem »Standardisierten Schema zur Simultanprophylaxe im Verletzungsfall – Tetagam & Tetanol« gerichtet. Plassmann lässt in seinem Beitrag »Der neue Impfkalender und die Impfabstände« (Der Allgemeinarzt 1994; 5: 415) Abstände bis zu 10 Jahren zu.

1. Frage: Wie groß sind die erlaubten Abstände zwischen den einzelnen Impfungen?

Der Tetanusschutz stellt eine Impfung mit breiter Anwendung und erheblichem Wert für die Gesundheit der Bevölkerung dar. Die Empfehlung über Art und zeitliche Reihenfolge der Impfungen obliegt dem Arzt für jeden einzelnen Patienten unter Abwägung der Indikation und ggf. bestehender Kontraindikationen.

Als Richtlinie und Hilfestellung gelten die Impfempfehlungen der Ständigen Impfkommission am Robert Koch-Institut (STIKO). Danach heißt es, dass gegen Tetanus Nichtgeimpfte oder Personen mit fehlendem Impfnachweis 2 Impfungen im Abstand von 4–6 Wochen und eine 3. Impfung 6–12 Monate nach der 2. Impfung erhalten sollten. Diese Impfabstände sollten nicht unterschritten werden!

Für einen langdauernden Impfschutz ist es eher vorteilhaft, wenn bei der Grundimmunisierung der Zeitraum zwischen der 2. und 3. Impfung ausreichend groß ist.

Es gibt keine unzulässig großen Abstände zwischen den Impfungen. Jede Impfung gilt!

Demnach muss auch eine für mehrere Jahre unterbrochene Grundimmunisierung nicht neu begonnen werden. Eine

1. Impfung gegen Tetanus wird somit als Beginn einer Grundimmunisierung gezählt, eine 2. Impfung als deren Fortführung, auch wenn der Abstand mehrere Jahre/Jahrzehnte beträgt.

Jede durchgeführte Impfung muss im Impfausweis des Patienten und in der Dokumentation des impfenden Arztes unter Angabe der Chargennummer und der Bezeichnung des Impfstoffes mit Datum genau festgehalten werden.

Für den Tetanusschutz gilt ferner, dass bei der Impfung grundsätzlich statt des monovalenten Tetanusimpfstoffes bivalenter Diphtherie-Tetanus-Impfstoff benutzt werden sollte. Dies ist auch bei der Tetanusprophylaxe im Verletzungsfall zu berücksichtigen. Diese Empfehlung ist in der zunehmenden Diphtheriegefährdung und der andererseits schlechten Immunitätslage der erwachsenen Bevölkerung begründet.

Bei Kindern unter 6 Jahren kommt demnach der DT-Impfstoff, bei älteren Personen Td (d. h. Tetanus-Diphtherie-Impfstoff mit gegenüber dem DT-Impfstoff verringertem Diphtherietoxoidgehalt) zur Anwendung. Die Td-Impfstoffe enthalten hochgereinigtes Diphtherietoxoid in niedriger Antigendosierung und sind daher gut verträglich.

Tab. 3
Tetanusprophylaxe im Verletzungsfall

Vorausgegangene Impfungen (n)	**Saubere, geringfügige Wunden**		**Alle anderen Wunden** [1]	
	Td oder DT	**Immunglobulin**	**Td oder DT**	**Immunglobulin**
Unbekannt	ja	nein	ja	ja
0–1	ja	nein	ja	ja
2	ja	nein	ja	nein [2]
3 oder mehr	nein [3]	nein	nein [4]	nein

[1] tiefe und verschmutzte Wunden (z. B. Staub, Erde, Speichel, Stuhl) sowie bei Verletzungen mit Gewebszertrümmerung und reduzierter Sauerstoffversorgung und/oder Fremdkörpereindringung (Quetsch-, Riss-, Biss-, Stich-, Schussverletzungen), schwere Verbrennungen und Erfrierungen, Gewebsnekrosen und septische Aborte

[2] Ausnahme: Immunglobulin, wenn die Verletzung länger als 24 Stunden zurückliegt

[3] Ausnahme: ja, wenn seit der letzten Impfung mehr als 10 Jahre vergangen sind

[4] Ausnahme: ja, wenn seit der letzten Impfung mehr als 5 Jahre vergangen sind

In der Regel werden 250 IE Tetanus-Immunglobulin verabreicht, jedoch kann die Dosis auf 500 IE erhöht werden. Immunglobulin wird simultan zu Td/DT-Impfstoff injiziert

Da in den letzten Jahrzehnten beim Tetanus- bzw. Diphtherieschutz ein erhebliches Defizit zu Lasten des Diphtherieschutzes eingetreten ist, wird meistens nach Injektion von Td-Impfstoff ein ausreichender Tetanusschutz erzielt werden, eine Grundimmunisierung gegen Diphtherie aber noch durch weitere Impfungen mit monovalentem Diphtherieimpfstoff zu ergänzen sein.

2. Frage: Sind Abstände bis zu 10 Jahren zulässig? Muss eine Grundimmunisierung nie wiederholt werden?

Impfabstände bis zu 10 Jahren sind zulässig, sofern die vorherigen Impfungen dokumentiert sind und man sich nicht auf Vermutungen oder zweifelhafte Erklärungen über stattgefundene Impfungen aus der Erinnerung des Patienten verlässt.

Eine ordentlich dokumentierte Grundimmunisierung braucht nie wiederholt zu werden, d. h., auch wenn zwischen der Grundimmunisierung und der Auffrischimpfung ein Abstand von mehreren Jahrzehnten liegt, reicht eine einmalige Auffrischung aus, um den Impfschutz für weitere 10 Jahre sicher zu gewährleisten. Dies gilt sowohl für den Tetanusschutz als auch für die Diphtherieimpfung.

3. Frage: Wie ist die rechtliche Grundlage, wenn man die Impfabstände großzügiger handhabt?

Es gelten die Empfehlungen der STIKO, die als rechtsverbindlich für den Zuständigkeitsbereich des Bundesseuchengesetzes angesehen werden können. Außerdem sind die STIKO-Empfehlungen zur Tetanusprophylaxe in Inhalt und Form den Empfehlungen des wissenschaftlichen Beirates der Bundesärztekammer angeglichen.

Abweichend von den Angaben der STIKO zur Tetanusprophylaxe im Verletzungsfall (Tab. 3) sind wir der Meinung, dass: ad [2]) die Gabe von Immunglobulin bei einer Verletzung der Kategorie »alle anderen Wunden« bei lediglich 2 vorbestehenden Impfungen sinnvoll erscheint und ad [4]) die Impfung bei 3 oder mehr vorausgegangenen Impfungen auch im Falle einer Verletzung der Kategorie »alle anderen Wunden« nicht notwendig ist, wenn die letzte Impfung noch nicht länger als 10 Jahre zurückliegt.

Literatur

1. Ständige Impfkommission am Robert Koch-Institut (STIKO). Impfempfehlungen (Stand: Januar 2000).

G. Peters und R. Gross, Münster

Schutzwirkung nach Tetanusgrundimmunisierung

Frage: Wie lange hält die Schutzwirkung nach Tetanusgrundimmunisierung an, wenn sehr kurze Impfabstände zwischen 1. und 2. bzw. 2. und 3. Impfung vorliegen?

Ein Beispiel:

1. Impfung	2. Impfung	3. Impfung
0	2 Wochen	4 Wochen
0	2 Wochen	2 Monate
0	2 Tage	4 Tage (Schnellimmunisierung) 6 Tage

Vor etwa 30 Jahren wurde zeitweise die sog. »Schnellimmunisierung« gegen Tetanus propagiert. Dies galt ganz besonders für jüngere Menschen, die wegen Arbeiten im Ausland unter erschwerten Bedingungen (oder anderen Gründen) unter Zeitmangel gegen Tetanus geimpft werden mussten, in den letzten Jahren des Krieges jedoch keine Grundimmunisierung gegen Wundstarrkrampf erhalten hatten.

Ende der 60er-Jahre wurden vergleichende Untersuchungen durchgeführt, wobei sich zeigte, dass die Schnellimmunisierung hinsichtlich Zuverlässigkeit und Dauer des Impfschutzes, aber auch wegen einiger Nebenwirkungen nicht zu empfehlen ist.

Die Wundstarrkrampfimpfung, mit der Grundimmunisierung durch 2 Impfinjektionen im Abstand von 4–6 Wochen, eine Auffrischimpfung im Abstand von 6–12 Monaten, sodann weitere Auffrischimpfungen alle 10 Jahre, hat sich bisher am besten bewährt.

H. Stickl †

Probleme bei der Überprüfung des Tetanusschutzes

Frage: »Tetanusschutz wird vom Hausarzt überprüft«. Diesen Satz finde ich oft auf Briefen einer chirurgischen Abteilung. Kann man einen Tetanusschutz noch nach Tagen oder Wochen aufbauen, z. B., wenn man die Post nach einem Urlaub öffnet?

Immer wieder entsteht in der Notfallbehandlung von Akutverletzungen in der Klinik die Situation, dass akut der Bedarf einer Tetanusimpfung bzw. einer Auffrischimpfung nicht geklärt werden kann. Deshalb erhalten oft die Eltern der Kinder eine Information an den weiterbehandelnden Kollegen, einen solchen Impfschutz nachträglich zu prüfen bzw. bei Bedarf zu impfen.

Dies setzt voraus, dass das Kind auch unmittelbar nach der Verletzung dem nachbehandelnden Kollegen vorgestellt wird, damit noch innerhalb der Inkubationszeit eine Boosterung erfolgen kann. Die Inkubationszeit für Tetanus liegt bei etwa 5–14 Tagen (Reinhardt in »Therapie der Krankheiten des Kindesalters«, Springer, 1997). Die Erkrankung verläuft umso schwerer, je kürzer die Inkubationszeit ist.

Geht man von einer vorliegenden Clostridium-tetani-Infektion aus, muss innerhalb von 4 Tagen posttraumatisch geimpft werden, um einen akuten Schutz zu gewährleisten. Wird diese Zeit nicht eingehalten, verliert die nachträgliche Kontrolle bzw. die nachträgliche Impfung für die aktuelle Infektion ihren prophylaktischen Wert; sie dient allenthalben dem zukünftigen Tetanusschutz.

K.-L. Waag, Mannheim

Tetanusimpfungen: prophylaktisch – postexpositionell

Frage: Die Gebührenordnung für Ärzte unterscheidet aktive Tetanusimpfungen bei Verletzung und als prophylaktische Maßnahme, was mir nicht einleuchtet. Vielmehr glaube ich, dass Aktivimpfungen mit Tetanustoxoid stets prophylaktisch sind, da sie bei Verletzung ihre Wirkung zu spät entfalten. Nun hörte ich von anderer Seite, dass es Tetanusinkubationszeiten bis zu einem Vierteljahr geben soll. Ist das belegt, wenn ja, wo?

Der scheinbare Widerspruch zwischen Tetanusimpfungen bei Verletzungen und prophylaktisch als ärztliche Leistung dürfte historisch begründet sein.

Bevor die Schutzimpfungen allgemein den niedergelassenen Ärzten kassenrechtlich zugewiesen worden sind, war die Applikation von Tetanustoxoid eine therapeutische Maßnahme, Wutschutzbehandlung genannt. Heute werden Therapie u n d Prophylaxe von den Krankenkassen erstattet.

Die in der Bundesrepublik Deutschland üblichen Toxoide gehören zu den bestwirksamen Antigenen. Damit führt j e d e r Abstand zwischen 1. und 2. Impfung, wie auch zwischen 2. und 3., – auch wenn es mehrere Jahre sind! – zuverlässig zu einem lang anhaltenden und belastungsfähigen S c h u t z. Der einmal erworbene Impfschutz bleibt wegen des Immungedächtnisses zeitlebens auffrischbar. Eine Weckinjektion, die innerhalb kürzester Zeit – 2–4 Tage – die abgesunkene Grundimmunität wieder zu voller Schutzhöhe bringt, genügt selbst dann, wenn die Grundimmunisierung Jahrzehnte zurückliegt. Wer also einmal in seinem Leben mit Sicherheit die Tetanusgrundimmunisierung bekommen hatte, kann jederzeit, bis zur Beendigung des 5. Lebensjahrzehntes, durch eine einzige weitere Injektion gegen die Erkrankung geschützt werden. Erst im fortgeschrittenen Senium – jenseits des 70. Lebensjahres – können, je nach Allgemeinzustand des Patienten, 2 Toxoidinjektionen als Booster notwendig werden, damit wieder eine schützende Immunität entsteht (1).

Tab. 4
Empfehlungen der Deutschen Gesellschaft für Chirurgie zur Tetanusprophylaxe bei Verletzungen

TIG = Tetanusimmunglobulin
$^{\times}$ = Nein, wenn seit der letzten Impfstoffinjektion weniger als 5 Jahre vergangen sind
$^{\times\times}$ = Ja, wenn die Verletzung länger als 24 Stunden zurückliegt
$^{\times\times\times}$ = Bei Kindern, die das 7. Lebensjahr noch nicht vollendet haben, DT anstelle Td
[1)] = Nein, wenn seit der letzten Impfstoffinjektion weniger als 10 Jahre vergangen sind

Tetanusprophylaxe bei Verletzung

Vorgeschichte der Tetanusimmunisierung (Dosen Impfstoff)	Saubere, geringfügige Wunden		Alle anderen Wunden	
	T oder Td$^{\times\times\times}$	TIG	T oder Td$^{\times\times\times}$	TIG
Unbekannt	ja	nein	ja	nein
0–1	ja	nein	ja	ja
2	ja	nein	ja	nein$^{\times\times}$
3 oder mehr	ja[1)]	nein	ja$^{\times}$	nein

Diese Erkenntnisse und die zwar noch immer seltenen, aber doch zunehmenden Überimpfreaktionen sind in die »Empfehlungen zur Tetanusprophylaxe« der Deutschen Gesellschaft für Chirurgie (2) eingegangen (Tab. 4).

Die Inkubationszeit reicht in der Regel von 3 Tagen bis zu 4 Wochen. In 80% beträgt sie bis zu 15 Tage. Sie hängt von der Menge der gebildeten Toxine ab (3).

Als Faustregel kann gelten, dass sie um so länger währt, je weiter die Eintrittspforte für den Erreger vom ZNS (motorische Vorderhornzellen des Rückenmarkes) entfernt liegt. Nach Rohde et al. (4) gilt für die meisten Infektionen eine Latenzzeit von 8–10 Tagen. *»Ein kleinerer Teil weist eine kürzere (minimal 3–5 Tage), wenige Personen eine deutlich verlängerte (2–3 Wochen, auch Monate bis Jahre betragende) Inkubationszeit auf.«*

Die heutigen einschlägigen Lehrbücher weisen keine verlängerte Inkubationszeit mehr aus, obwohl eine solche in alten Lehrbüchern erwähnt wird, so von Vahlquist sowie Lagercrantz und Fanconi (1958; 1972): *»Die Inkubationszeit beträgt wenige Tage bis mehrere Monate, gewöhnlich ein paar Wochen«* (5).

Brugsch (6) weist in seinem Lehrbuch (1947) auf eine Sondersituation hin: *»Von besonderer Bedeutung ist die Tatsache, dass Tetanusbazillen und -sporen sich wochenlang und monatelang in Wunden und Narben halten können, wie Erfahrungen des ersten Weltkrieges zeigten, die dann durch eine neue Operation mobilisiert werden können und so zum Ausbruch eines Tetanus führen. In diesen Fällen hat dann die erste prophylaktische Impfung* (im 1. Weltkrieg gab es nur die passive Immunisierung mit Tierserum, d. Ref.) *den Ausbruch der Tetanusinfektion verhütet, erneutes Anführen der Wunden aber die Tetanusbazillen zum Aufflackern gebracht«.*

Literatur

1. Stickl H, Weber HG. Schutzimpfungen, Grundlagen und Praxis. Stuttgart: Hippokrates; 1987.

2. Empfehlungen zur Tetanus-Prophylaxe. Mitteilungen Deutsche Gesellschaft für Chirurgie. Heft 3. Juni 1983 (Sonderdruck ohne Seitenangaben).

3. Bösel B, Luttmann U, Hartung K. Praktikum des Infektions- und Impfschutzes, 11. Aufl. Berlin: Hoffmann; 1995.

4. Rohde W, Schneeweiss U, Otto FMG. Grundriß der Impfpraxis, 2. Aufl. Leipzig: Barth; 1968.

5. Fanconi G, Wallgren A. Lehrbuch der Pädiatrie. Basel-Stuttgart: Schwabe; 5. Aufl. 1958 und 9. Aufl. 1972.

6. Brugsch T. Lehrbuch der inneren Medizin in zwei Bänden. 12. Aufl. Berlin-München: Urban & Schwarzenberg; 1947.

H.-G. Weber, Düsseldorf

Tetanusprophylaxe nach Zeckenstich?

Frage: Ist nach einem Zeckenstich eine Tetanusprophylaxe erforderlich?

Eigentlich sollte man fragen: Gibt es denn in einer zivilisierten Gegend noch jemand, der nicht gegen Tetanus geimpft ist? Beim Ungeimpften müsste man jede Verletzung der Haut – Kratzer, minimaler Schnitt beim Rasieren oder Maniküren, auch Zeckenstich – sofort dazu benützen, um die längst fällige Tetanusimpfung nachzuholen.

Vom wissenschaftlichen Standpunkt aus gesehen aber ist die Gefahr einer Tetanusinfektion durch Zecken praktisch gleich Null. Eine solche Infektion wurde bisher noch niemals bekannt. Prof. Dr. F. Dorner, Wien, hat bei epidemiologischen FSME-Untersuchungen Tausende Zecken untersucht und dabei wohl Borrelien und auch andere Bakterien, niemals aber Tetanusbazillen gefunden.

Daher stellt ein Zeckenstich sicher keine Indikation für eine dringliche Tetanusimpfung oder gar für eine simultane aktiv-passive Immunisierung gegen Tetanus dar, könnte oder sollte aber trotzdem dafür benützt werden, den Betroffenen von der Wichtigkeit der Tetanusimpfung zu überzeugen. Denn jetzt ist es ein Zeckenstich, in Kürze aber vielleicht eine gefährliche Verletzung.

Selbstverständlich ist bei dieser Gelegenheit auch die FSME-Situation zu klären (Endemiegebiet? FSME-Impfung?).

E. G. Huber, Salzburg

Tetanusimpfung nach Insektenstich

Frage: Sollte bei jedem Insektenstich (z. B. Bienenstich) grundsätzlich eine Tetanusimpfung verabreicht werden?

Mir ist bisher nicht bekannt geworden, dass durch einen Bienen- oder Wespenstich Tetanus übertragen wurde. Theoretisch jedoch ist diese Möglichkeit auch in Betracht zu ziehen.

Eine Tetanus-Auffrischimpfung ist in jedem Falle dann indiziert, wenn die letzte Tetanusimpfung länger als 10 Jahre zurückliegt. Ein Insektenstich wäre dann Anlass, die ohnehin fällige Tetanus-Auffrischimpfung durchzuführen.

Gleiches gilt für Personen, die bisher noch keine Tetanusimpfung erhalten haben: hier wäre die Grundimmunisierung gegen Tetanus indiziert. Wurde eine Tetanusimpfung durchgeführt und diese alle 10 Jahre erneuert, so bedarf es keiner eigenen Auffrischimpfung nach Bienen- oder Wespenstichen.

H. Stickl †

Tetanusübertragung durch Insekten?

Frage: Sind Insektenstiche (Mücken, Wespen) oder Zeckenbisse (evtl. bei unvollständiger Entfernung der Beißwerkzeuge) eine Indikation zur Tetanusauffrischung oder Simultanimpfung bei bisher Ungeimpften (z. B. jungen Säuglingen)?

Durch Mücken, Wespen sowie Zecken wurde bisher noch kein Tetanus übertragen. Unbeschadet davon sollte ein Kind gegen Wundstarrkrampf, Diphtherie und, in bestimmten Lebenssituationen mit erhöhter Ansteckungsgefahr an Pertussis, auch gegen Keuchhusten geimpft werden. Die Tetanusimpfung (kombiniert mit der Impfung gegen Diphtherie) kann bereits ab der 9. Lebenswoche erfolgen.

Sind allerdings nach Zeckenbiss oder Mückenstich infolge Kratzens Sekundärinfektionen (z. B. eitrig-offene Ulzera) entstanden, kann es bei Verschmutzung notwendig werden, Tetanusimmunglobuline (= passive Immunisierung) zu verabreichen, falls der Tetanusschutz durch aktive Immunisierung (= Impfung) noch ausstehen sollte (= aktiv-passive Simultanimpfung).

H. STICKL †

Stiche von Kriebelmücken: Tetanusimpfung?

Frage: Jedes Jahr treten hier im Mai/Juni sogenannte Kriebelmücken auf, deren Stiche nicht selten zu starken Schwellungen und Lymphangitis führen. Wie sieht zur Zeit die Behandlung aus? Ist es immer erforderlich, gegen Tetanus zu impfen und Antibiotika zu verabfolgen?

Kriebelmücken (Kribbelmücke, Gnitze) gehören zur Familie der kleinen Mücken und sind in der Gruppe der Simuliidae eingeordnet. Bevorzugte Brutorte (Larven) sind schnell fließende Gewässer. Die Stiche der blutsaugenden Weibchen sind ausnehmend schmerzhaft, für den Menschen jedoch nicht gefährlich. Jedoch kann es bei massenhaftem Auftreten zu Todesfällen bei Weidevieh kommen. Es wurden dann ödembedingte Stenosen der Atemwege festgestellt.

Die Behandlung der Stiche ist symptomatisch. Eine Tetanusimpfung oder Gabe von Antibiotika sind nicht angebracht.

R. GÄDEKE, Staufen im Breisgau

Pertussis-schutzimpfung

Impfschutz nach Pertussis-grundimmunisierung der Jahrgänge 1988/89

Frage: In der letzten Zeit beobachtete ich wiederholt Pertussiserkrankungen bei Kindern des Jahrgangs 1988/89 trotz vollständiger Impfung (4-mal DPT, SSW). Die Verläufe sind gekennzeichnet durch langanhaltenden therapieresistenten Husten. Die Kinder sind zumeist fieberfrei. Hustenattacken besonders nachts. Nachweis der Pertussis serologisch.

Lässt der Impfschutz nach oder war die Impfung nicht ausreichend wirksam? Sollte generell eine Auffrischimpfung im 6. Lebensjahr empfohlen werden?

Der Kern der Frage richtet sich auf den Impfschutz der Geburtenjahrgänge 1988/89, die mit dem SSW-Impfstoff »DPT« immunisiert wurden.

Der beschriebene »lang anhaltende therapieresistente Husten mit vornehmlich nächtlichen Hustenattacken«, zumeist fieberfrei, gestattet lediglich den Verdacht auf Keuchhusten. Eine serologische Diagnose ist nicht absolut sicher zu stellen, weil sich Antikörper aus der Impfanamnese und aus einer eventuellen Pertussisinfektion überlagern dürften. Über das Vorliegen von Antipertussis-IgA, die für eine Wildinfektion sprechen würden, wird nichts ausgesagt.

Der Impfschutz nach einer Pertussisgrundimmunisierung lässt erfahrungsgemäß allmählich nach. Studien aus den USA lassen die Schlussfolgerung zu, dass nach etwa 10 Jahren nur noch bei etwa 30% der Impflinge ein wirksamer Impfschutz vorhanden ist.

Ob der Impfstoff des Sächsischen Serumwerkes aus den Jahren 1989/90 »nicht ausreichend wirksam« war, ist nach aktuellen Recherchen unwahrscheinlich. Laut Prüfprotokoll (Kennziffer 15/06/242) vor der staatlichen Zulassung des

Impfstoffs wurde er aus folgenden Bordetella-pertussis-Stämmen hergestellt: B. pertussis 305, 60623, 41405 Cohen XIII, 2894 Scn Cohen XII, 2896 Scn Cohen XII, 2897 Scn Cohen XII. Eine Änderung gegenüber vorangegangenen Chargen war nicht erfolgt.

Die Entscheidung über eine Wiederholungsimpfung im 6. Lebensjahr lässt sich aus den spärlichen Angaben der vorliegenden Frage nicht ableiten. Unter Berücksichtigung der derzeit noch hohen Pertussismorbidität, besonders in den alten, zunehmend aber auch in den neuen Bundesländern, muss jedoch eine Wiederimpfung zur Einschulung als empfehlenswert bezeichnet werden, dies um so mehr, als jetzt azellulärer Pertussisimpfstoff zur Verfügung steht.

B. SCHNEEWEISS, Berlin

Nachtrag

Die vorstehende Antwort stammt aus dem Jahr 1997. Die Schutzdauer nach einer Pertussisgrundimmunisierung beträgt etwa 10 Jahre (1) und nach einer Erkrankung etwa 20 Jahre (2). Nach der jetzt wieder guten Akzeptanz der Pertussisimpfung im Säuglingsalter treten Erkrankungen heute zunehmend im Erwachsenenalter auf (2). Die für den Schutz verantwortlichen Antikörper sind bisher nicht bekannt. Da aber im 6. Lebensjahr noch Impfantikörper nachweisbar sind, hat die Ständige Impfkommission seit Januar 2000 eine Auffrischimpfung zwischen dem 11. und 18. Lebensjahr empfohlen (3).

Literatur

1. Schneeweiß B. Pertussis. In: Schmitt Hj, Hülße C, Raue W, Hrsg. Schutzimpfungen 2000. 1. Aufl. Berlin: Infomed; 1999. S. 72–82.

2. Wirsing von König CH, et al. Pertussis in adults: frequency of transmission after household exposure. Lancet 1995; 346: 1326–1329.

3. Ständige Impfkommission am Robert Koch-Institut (STIKO). Impfempfehlungen (Stand: Januar 2000). Epidemiol Bull 2000; 2: 9–20.

MARCUS-GUNN-Syndrom – keine Kontraindikation gegen Pertussisimpfung

Frage: Ich betreue seit kurzem einen 2½-jährigen Jungen mit MARCUS-GUNN-Syndrom. Der Junge wurde von dem vorher betreuenden Kinderarzt nicht gegen Pertussis geimpft. Sehen Sie beim MARCUS-GUNN-Syndrom auch eine Kontraindikation gegen die Pertussisimpfung?

Beim MARCUS-GUNN-Syndrom kommt es zur Lidverengung und -öffnung synchron mit der Kontraktion des M. pterygoideus beim Mundschluss bzw. bei der Mundöffnung, was beim Saugen oder Kauen als »Augenwinken« imponiert. Die Innervationsverbindung zwischen dem N. oculomotorius und N. trigeminus wird innerhalb der ersten Lebensjahre geringer, eine Behandlung ist nicht nötig. Es handelt sich bei diesem Syndrom um eine angeborene, nicht progrediente Myopathie.

Die ursprünglich sehr weit gestellten Kontraindikationen gegen eine Pertussisimpfung wurden in den letzten Jahren sehr eingeschränkt und auf progrediente zerebrale Störungen, die vielfach stoffwechselbedingt sind, beschränkt. Das MARCUS-GUNN-Syndrom zählt keineswegs zu dieser Gruppe von Leiden. Es besteht daher bei diesem Kind keine Kontraindikation gegen die Pertussisimpfung.

E. G. HUBER, Salzburg

Ganzkeimimpfstoffe

Frage: Warum wird durch die STIKO noch der Pertussisganzkeimimpfstoff (in allen Kombinationen) empfohlen? Ich finde es völlig unverständlich. Warum werden stärkere Nebenwirkungen akzeptiert (und sie sind wesentlich stärker – ich habe schon immer viel geimpft; ich kann gut vergleichen)?

Es ist richtig, dass die Impfung mit Ganzkeimimpfstoffen im Vergleich zu azellulären Impfstoffen häufiger mit lokalen und systemischen Reaktionen verbunden ist (1). Jedoch treten bleibende Schäden nicht häufiger auf (2). Ein weiterer Nachteil ist das Fehlen eines im Impfstoff enthaltenen Parameters, der mit der Protektion korreliert. Ein Vergleich einzelner Chargen ist so nicht möglich (1).

Ganzkeimimpfstoffe werden in vielen Ländern der Welt, aber auch in Europa, weiterhin verwendet. In England steht man auf dem Standpunkt, dass Ganzkeimimpfstoffe zwar »reaktogener, aber nicht gefährlicher« als azelluläre Pertussisimpfstoffe sind (3). Hier wird als Nachteil der azellulären Pertussisimpfstoffe vor allem der hohe Preis angegeben. Schließlich können azelluläre Pertussiskomponenten, im Gegensatz zu den Ganzkeimkomponenten, in Kombinationsimpfstoffen gelegentlich die Immunogenität anderer Impfantigenzusätze negativ beeinflussen.

So werden einige europäische Länder, wie z. B. England, weiterhin Ganzkeimimpfstoffe bei ihren nationalen Impfprogrammen bevorzugen (3). Grundsätzlich können Impfungen mit jedem in Deutschland zugelassenen Impfstoff verabreicht werden. Die Entscheidung liegt beim Arzt.

Über die bessere Verträglichkeit der azellulären Pertussisimpfstoffe ist in der deutschen Literatur mehrfach berichtet worden (1). So auch über die Bedeutung einer rechtzeitigen Impfung gegen Haemophilus influenzae Typ-b-Infektionen (4).

Die STIKO empfiehlt ausdrücklich die Anwendung von Kombinationsimpfstoffen, d. h. einschließlich einer Hib-Komponente. Ich vermute daher, dass in Kürze Kombinationsimpfstoffe mit einer Ganzkeimkomponente wegen mangelnder Nachfrage in Deutschland nicht mehr angeboten werden. Ein Verbot der Ganzkeimimpfstoffe ist nicht gerechtfertigt und würde wahrscheinlich auch eine Reihe von unberechtigten Impfschadensanträgen nach sich ziehen.

Literatur

1. Schneeweiß B, et al. Neues über Pertussis und Pertussis-Impfstoffe. Dtsch Ärztebl 1996; 93: A 3270–3276.
2. Stehr K, et al. Rehabilitation der Pertussisimpfung. pädiat prax 1994; 47: 175–183.
3. Salisbury D. Pertussis immunisation in the UK – the present position. Vortrag. Caring for Tomorrow, Today. Barcelona/Spanien: 25. 10. 1996.
4. von Kries R, et al. Kann die Rate systemischer Haemophilus influenzae-Erkrankungen in Deutschland weiter reduziert werden? Kinderarzt 1996; 27: 632–636.
5. Ständige Impfkommission am Robert Koch-Institut (STIKO). Impfempfehlungen (Stand: März 1997). Dtsch Ärztebl 1997; 94: (Suppl. 27. Juni).

B. Stück, Berlin

Pertussisschutzimpfung: Ganzkeimimpfstoffe obsolet?

Frage: Warum werden die zellulären Pertussisimpfstoffe nicht verboten oder aus dem Handel genommen, seit es die nebenwirkungsärmeren azellulären Pertussisimpfstoffe gibt?

Ganzkeimimpfstoffe werden in vielen Ländern der Welt, auch in Europa, weiterhin verwendet. In England steht man auf dem Standpunkt, dass Ganzkeimimpfstoffe zwar »reaktogener, aber nicht gefährlicher« als azelluläre Pertussisimpfstoffe sind (1).

Die Impfung mit Ganzkeimimpfstoffen ist häufig mit Fieber und lokalen Reaktionen verbunden. Ein weiterer Nachteil ist das Fehlen eines im Impfstoff enthaltenen Parameters, der mit der Protektion korreliert. Ein Vergleich einzelner Chargen ist so nicht möglich (2).

Erst seit der Zulassung azellulärer Impfstoffe zur Grundimmunisierung stiegen in Deutschland die Durchimpfungsraten auf über 80% (3).

Der Nachteil der azellulären Impfstoffe ist ihr hoher Preis. Auch zeigten bei in Deutschland durchgeführten Studien Ganzkeimimpfstoffe der *Behringwerke* regelmäßig eine sehr hohe Schutzwirkung (2). Schließlich führen die Pertussiskomponenten der azellulären Impfstoffe, im Gegensatz zu den Ganzkeimimpfstoffen, in Kombinationsimpfstoffen gelegentlich zu einer negativen Beeinflussung der Immunogenität anderer Impfantigenzusätze (4). So werden einige europäische Länder, wie z. B. England, weiterhin Ganzkeimimpfstoffe bei ihren nationalen Impfprogrammen bevorzugen (1).

In Deutschland werden in Kürze wegen der mangelnden Nachfrage Ganzkeimimpfstoffe nicht mehr angeboten werden. Ein Verbot der Ganzkeimimpfstoffe in Deutschland ist aber nach unseren heutigen Kenntnissen nicht gerechtfertigt und würde wahrscheinlich auch eine Reihe von unberechtigten Impfschadensanträgen nach sich ziehen.

Literatur

1. Salisbury D. Pertussis Immunisation in the UK – The Present Position. Vortrag. Caring for Tomorrow, Today. Barcelona: 25. 10. 1996.
2. Schneeweiß B, et al. Neues über Pertussis und Pertussis-Impfstoffe. Dtsch Ärztebl 1996; 93: A3270–3276.
3. Wirsing von König CH. DTPa in Reality – Postmarketing Experience in Germany. Vortrag. Caring for Tomorrow, Today. Barcelona: 25. 10. 1996.
4. Decker MD, Edwards KM. Report of the nationwide multicenter acellular pertussis trial. Pediatrics 1995; (Suppl): S96.

B. Stück, Berlin

Nachtrag

Die Ständige Impfkommission führt im Impfkalender für Säuglinge, Kinder und Jugendliche nur noch die Impfung mit azellulären Pertussisimpfstoffen auf. Auch wird zur Pertussisimpfung ein »Impfstoff, der Pertussis-Antigene enthält« empfohlen (Impfempfehlungen der Ständigen Impfkommission/Stand: Januar 2000).

Pertussisimpfung – Impfschutzdauer

1. Frage: Wie lange währt der Impfschutz nach 3 regulären Impfungen bzw. nach der 4. (Auffrisch)-Impfung sicher?

Bei der Diskussion der Effektivität einer Pertussisschutzimpfung ist daran zu denken, dass auch eine Pertussiserkrankung keinen lebenslangen Schutz hinterlässt, sodass kein »Nestschutz« besteht und Erwachsene nicht selten an einer oft leichter verlaufenden Pertussis erkranken (anhaltender Husten). Kinder, die mindestens 3 Impfungen erhalten haben, zeigen bei Kontakt im Haushalt mit an Pertussis Erkrankten zu 80% einen Schutz. Dieser hält mindestens 3 Jahre nach der letzten Impfung an. Durch eine Boosterung im 2. Lebensjahr reicht der Schutz über das 5. Lebensjahr hinaus (1, 2). Danach lässt der Schutz deutlich nach. Erkranken geimpfte Kinder, zeigen sie kürzere und leichtere Krankheitsverläufe.

2. Frage: Kann ein geimpftes Kind nach 3 bzw. 4 Impfungen Keimüberträger sein?

Es gibt bisher keine Hinweise auf symptomfreie Keimträger (3).

3. Frage: Sollte ein z. B. vor 3 und mehr Jahren geimpftes Kind nach sicherem Kontakt prophylaktisch Erythromycin erhalten?

Da die Pertussisschutzimpfung nicht zu einem absoluten und wenn, nur zu einem begrenzten Schutz führt, sollten alle Kinder, unabhängig von Alter und Impfstatus, bei Kontakt mit an Pertussis Erkrankten in einer Wohngemeinschaft oder in einer Kindergemeinschaftseinrichtung eine Chemoprophylaxe (z. B. Erythromycin) erhalten. Das gilt besonders für Kinder mit chronischen Erkrankungen, die durch eine Pertussis besonders gefährdet sind.

Literatur

1. Mortimer EA. Pertussis vaccine. In: Plotkin SA, Mortimer EA, editors. Vaccines. Philadelphia: Saunders; 1988.
2. Centers for Disease Control: Pertussis surveillance, 1979–1981. Mor Mortal Wkly Rep 1989; 31: 333–336.
3. Bass JW. Is there a carrier state in Pertussis? Lancet 1987; 329: 96.

B. Stück, Berlin

Pertussisinfektion einer Schwangeren

Frage: Ist eine hochschwangere Frau, die nie Pertussis hatte, durch eine Erkrankung ihres älteren Kindes, das sich im Kindergarten mit Pertussis infizierte, insofern gefährdet, dass das ungeborene Kind im Mutterleib an Pertussis erkrankt? KBR bei der Mutter auf Pertussis negativ.

Pertussisbakterien haben keine invasiven Tendenzen und führen nicht zur Bakteriämie. Insofern erreichen sie nicht das ungeborene Kind im Mutterleib und können es nicht infizieren, wenn die Mutter Keuchhusten bekommt.

Natürlich kann eine schwangere Frau durch das Konvulsivstadium des Keuchhustens in ihrem Befinden stark beeinträchtigt werden, und es ist zu bedenken, dass beim konvulsiven Husten mit Hustenstößen, Atemnot und pCO_2-Anstieg im Blut auch der Embryo gefährdet werden kann. Liegt ein Abortus imminens vor, so ist kaum vorstellbar, dass unter diesen Bedingungen kein Fruchtabgang eintritt.

Ebenso könnte m. E. im letzten Drittel der Schwangerschaft durch den Keuchhusten der Mutter eine vorzeitige Geburt ausgelöst werden. Berichte und Daten hierzu liegen mir allerdings nicht vor.

Auch wenn das ungeborene Kind durch die Pertussisbakterien nicht direkt infiziert werden kann, sollte nach Möglichkeit noch während der Inkubationszeit versucht werden, den Keuchhusten der Mutter zu mitigieren. Das ist durch gewichtsentsprechende Dosierung von Erythromycin möglich.

H. STICKL †

Embryopathie durch Keuchhusten?

Frage: Sind nach mütterlicher Keuchhustenerkrankung Embryonal- oder Fetalschäden bekannt? Wie verhält es sich mit der Anfälligkeit des Neugeborenen für Keuchhusten, wenn die Mutter in der Schwangerschaft Pertussis hatte?

Im Schrifttum konnten wir trotz sorgfältiger Prüfung keine Hinweise für eine Schädigung der kindlichen Frucht durch Keuchhusten vorfinden.

Auf der anderen Seite ist bekannt, dass auch eine mütterliche Keuchhustenerkrankung in der Schwangerschaft später den Neugeborenen vor einer Keuchhusteninfektion nicht schützen kann.

W. EHRENGUT, Hamburg

Soll ein bereits DT-geimpfter Säugling mit Osteogenesis imperfecta gegen Pertussis geimpft werden?

Frage: 7 Monate alter weiblicher Säugling mit Osteogenesis imperfecta Typ II wurde zweimal DT-geimpft. Ist eine Pertussisimpfung bei der schweren Grunderkrankung indiziert? Wie soll weiter geimpft werden?

Die Grundkrankheit Osteogenesis imperfecta ist sicherlich keine Kontraindikation zur Keuchhustenimpfung. Eine Keuchhustenerkrankung ist für solche Kinder auch jenseits des Säuglingsalters eher eine stärkere Belästigung als für ein gesundes Kind. Nachdem in Deutschland ein separater azellulärer Pertussisimpfstoff im Handel ist, kann bei dem Kind die Pertussisimpfung nachgeholt werden, ohne dass eine Überimpfung mit Diphtherie- oder Tetanus-Antigen befürchtet werden muss. Bei 3-maliger Applikation im Abstand von jeweils 4–6 Wochen lässt sich mühelos eine Zeit finden, in der andere Impftermine nicht berührt werden.

TH. LUTHARDT, St. Peter/Schwarzwald

Pertussisimpfung und Apnoe-Anfälle

Beobachtung 1

Weiblicher Säugling, Schwangerschaft und Geburt ohne Besonderheiten. VSU nach Vorsorgeheft ohne pathologischen Befund. 1. DPT-, Polio- und Hib-Impfung *(Pedvax)* im 5. Lebensmonat. Die Impfung wurde vormittags durchgeführt. Es bestanden zum Zeitpunkt der Impfung keine klinisch erkennbaren Infektzeichen.

Am Nachmittag des Impftages beobachtete die Betreuungsperson einen kurzen Atemstillstand. Zu Krampfäquivalenten in Form von Zuckungen oder Augenverdrehen kam es nicht. Bei stationärer Aufnahme des Kindes fanden sich in den folgenden Tagen weder labormäßig noch klinisch Auffälligkeiten.

EEG und Sonographie des Schädels ohne pathologischen Befund. In der Polysomnographie 4 Tage später fanden sich vereinzelt obstruktive Apnoen bis 8 Sekunden.

Das Kind wird mit einem Herz-Atem-Monitor versorgt.

Beobachtung 2

Weiblicher Säugling, Schwangerschaft und Geburt ohne Besonderheiten. 1. DPT-, Polio- und Hib-Impfung vormittags während der unauffälligen VSU 4 zu Beginn des 4. Lebensmonats.

Am Nachmittag des Impftages wurden 2 Apnoe-Anfälle mit Zyanose beobachtet. Das Kind reagierte prompt auf taktile Reize und zeigte keine Krampfäquivalente. Bei dem folgenden Klinikaufenthalt fanden sich labormäßig keine Auffälligkeiten. Sonographie des Schädels und EEG ohne pathologischen Befund. In der Polysomnographie 8 Wochen später fanden sich vorwiegend zentrale Apnoen bis max. 9,5 Sek. ohne Bradykardien, jedoch mit SO_2-Abfällen bis auf 83% sowie einzelne kurze obstruktive Apnoen.

Das Kind wurde mit einem Herz-Atem-Monitor versorgt.

Es handelt sich also um 2 primär gesunde, infektfreie weibliche Säuglinge, die beide nach der 1. DPT-, Polio- und Hib-Impfung ungefähr 6–8 Stunden später Apnoe-Anfälle zeigten. Beide Kinder waren während dieser Attacke unter Beobachtung einer Bezugsperson. Sie schienen wach, zeigten keinen Hinweis auf ein Krampfgeschehen und reagierten prompt auf taktile Reize. In der Polysomnographie fanden sich bei beiden Kindern obstruktive Apnoen. Die übrigen neuropädiatrischen Untersuchungen waren ohne pathologischen Befund.

1. Frage: Gibt es weitere Beobachtungen über das erstmalige Auftreten von Apnoe nach DPT-Impfungen bei vorher klinisch unauffälligen Kindern?

Die Erstmanifestation von Apnoen ist keine bekannte Nebenwirkung der DPT- oder einer anderen Impfung. Auch die bisher umfassendste Metaanalyse zu Nebenwirkungen der Pertussisimpfung des »Institute of Medicine« der USA erwähnt in diesem Zusammenhang nicht das Auftreten von Apnoen (1). Allerdings können Atemunregelmäßigkeiten, vor allem flache Atmung, im Rahmen eines schockartigen Kollapszustandes (»hypoton-hyporesponsive Episode«) in einer Häufigkeit von etwa 1 auf 1000–2000 DPT-Impfungen beobachtet werden (2). Solch ein Zustand lag aber offenbar nicht vor, da beide Säuglinge als wach erschienen und prompt auf taktile Reize reagierten.

Ebenfalls sehr gegen einen ursächlichen Zusammenhang zu den Impfungen spricht, dass die eingehende Untersuchung der Säuglinge Hinweise auf obstruktive Apnoen ergab.

Von Interesse wären Angaben über Nebenwirkungen lokaler (Rötung, Schwellung, Schmerzen an der Impfstelle) oder systemischer (Fieber, Unleidlichkeit) Art bei den beiden Patienten zum Zeitpunkt der Apnoen, die diese möglicherweise getriggert haben.

Schließlich darf nicht übersehen werden, dass Eltern nach Impfungen ihre Kinder wesentlich aufmerksamer als sonst beobachten. Dies erhöht die Chance, eine sonst meist nur unter Monitorkontrolle erkennbare kurzzeitige Apnoe zu erkennen.

2. Frage: Wie soll bei diesen Kindern der Impfstatus fortgesetzt werden bzw. soll weiter DPT geimpft werden?

Bei Kindern mit rezidivierenden Apnoen sind in einer Studie deutliche Verbesserungen der Atemmuster nach DPT-Impfung beobachtet worden (3). Eine Verschlimmerung ist bisher meines Wissens dagegen nicht mitgeteilt worden.

Da bei den geschilderten Patienten zudem eine Monitorüberwachung veranlasst wurde, spricht nichts gegen eine Fortführung der Impfserie, wie von der STIKO empfohlen.

Literatur

1. Howson CP, Howe CJ, Fineberg HV. Adverse Effects of Pertussis and Rubella Vaccines. A Report of the Committee to Review the Adverse Consequences of Pertussis and Rubella Vaccines, Division of Health Promotion and Disease Prevention, Institute of Medicine. Washington D.C.: 1991.

2. Cherry JD, et al. Report of the task force on pertussis and pertussis immunization. Pediatrics 1988; 81: 939–984.

3. Keens TG, et al. Ventilatory pattern following diphtheria-tetanus-pertussis immunization in infants at risk for sudden infant death syndrome. Am J Dis Child 1985; 139: 991–994.

U. Heininger, Basel

Pertussisimpfung – Impfschutz

1. Frage: Inwieweit beeinflusst die Pertussisimpfung die spezifische Antikörperbildung (Pertussis IgA, IgM, IgG)? Wie kann man anhand des serologischen Ergebnisses die Impfung von einer Erkrankung unterscheiden?

Nach einer i.m. verabfolgten Pertussisimpfung mit Ganzkeimvakzine wird eine immunogene Wirkung mit Produktion antibakterieller Antikörper vornehmlich der IgM- und IgG-Klassen erzeugt. Bei einer natürlichen Infektion mit Bordetella pertussis werden etwa ab dem Beginn des Hustenstadiums Antikörper im Patientenserum nachweisbar, die außer der IgM- und IgG-, auch der IgA- und vereinzelt auch der IgE-Klasse zuzurechnen sind. Die IgM verschwinden nach spätestens 12 Wochen, die IgG können Jahre persistieren, IgA in der Regel Monate bis maximal 2 Jahre.

Die IgM- und IgG-Spiegel können bei geimpften Personen im Rahmen einer natürlichen, möglicherweise abortiv verlaufenden Pertussiserkrankung deutlich erhöht sein. Einigen Autoren gelang es, bei Pertussiserkrankten Sekret-IgA-Antikörper in den Atemwegen nachzuweisen. Sie sind meistens nicht länger als 6 Monate vorhanden.

2. Frage: Hat außer einem möglichst raschen Aufbau der Immunität die 3. Pertussisimpfung nach 4 Wochen einen Einfluss auf Dauer oder Qualität langfristiger Immunität?

Mit dem Beginn eines wirksamen Impfschutzes wird bei etwa 90% der Impflinge frühestens nach der 3. Pertussisimpfung gerechnet. Über die Dauer des Impfschutzes gibt es wenig Daten, da der Antikörperspiegel nicht als verlässliches Kriterium anerkannt ist. Die heutige Lehrmeinung besagt, dass nach einer kompletten Pertussisgrundimmunisierung mit 3 Impfungen nach 10 Jahren bei 20–25% der Impflinge noch mit einem Impfschutz zu rechnen ist.

B. SCHNEEWEISS, Berlin

Pertussis – Chemoprophylaxe bei Geimpften

Frage: Warum sollen gegen Pertussis geimpfte Kinder bei Kontakt mit Keuchhusten eine Chemoprophylaxe erhalten? Ich sehe in dieser Begegnung eher eine willkommene Gelegenheit zur Boosterung und fordere meine Patienten sogar direkt dazu auf (bei Masern und Mumps!).

Seit 30 Jahren impfe ich alle gesunden Kinder gegen Keuchhusten, und nur ganz wenige erkranken später, und wenn, dann nur leicht.

Der Empfehlung, bei gegen Pertussis geimpften Kindern im Falle einer Pertussisexposition eine Chemoprophylaxe vorzusehen, liegen folgende Überlegungen zugrunde:

1. Auch bei vollständig geimpften Kindern ist der Impfschutz nicht gesichert. Er beträgt etwa 80–90%; das heißt, 10–20% aller vollständig gegen Pertussis geimpften Kinder erkranken bei Kontakt mit dem Wilderreger und sind damit auch ansteckungsfähig für weitere empfängliche Personen. Es ist zwar richtig, dass die Erkrankung bei vorausgegangenen Impfungen meist leichter verläuft; allerdings werden gelegentlich auch schwere Verlaufsformen beobachtet. Mit zunehmendem Abstand zur letzten Impfung steigt die Erkrankungswahrscheinlichkeit an. Ungefähr 12 Jahre nach der letzten Impfung entspricht sie praktisch der eines Ungeimpften.

2. Eine frühzeitige Antibiotikagabe, besonders Erythromycin, kann nach stattgehabtem Kontakt mit einem an Pertussis Erkrankten den Ausbruch der Erkrankung verhindern oder zumindestens mit hoher Wahrscheinlichkeit den Verlauf günstig beeinflussen.

Diese Überlegungen sprechen für eine antibiotische Prophylaxe auch bei Geimpften. Die »American Academy of Pediatrics« empfiehlt daher dieses Vorgehen. Die »Deutsche Gesellschaft für Pädiatrische Infektiologie« empfiehlt es für »empfängliche« Personen. Ob jemand trotz durchgeführter Impfungen empfänglich ist, lässt sich jedoch schwer feststellen. Zudem ist es in der Praxis nicht leicht, den Patienten bzw. Eltern den Sachverhalt zu vermitteln (»Wozu habe ich denn mein Kind impfen lassen?«).

Es ist daher im Gespräch mit den Eltern individuell abzuwägen, ob eine Prophylaxe nach Kontakt mit einem Erkrankten sinnvoll erscheint oder nicht.

U. Heininger, Basel

Kontraindikation der Pertussisimpfung bei Hirnschaden

Frage: Bisher wurden Kinder, die an ZNS-Erkrankungen, wie z. B. Meningitis, Enzephalitis und Krampfanfällen litten bzw. leiden, von der Pertussisimpfung lebenslang zurückgestellt.

Die Arbeit von K. Stehr und U. Heininger über die Keuchhustenschutzimpfung (1) lässt demgegenüber vielmehr den Schluss zu, dass eine generelle Rückstellung von der Impfung nicht mehr sinnvoll ist; vielmehr scheint sie gerade bei ZNS-Erkrankten sinnvoll, um eine Keuchhustenerkrankung abzuwenden. Ist diese Schlussfolgerung richtig? Gibt es analoge Aussagen hinsichtlich der Masern-Mumps-Röteln-Impfung?

Es ist richtig, dass sich nun auch in Deutschland die Erkenntnis durchgesetzt hat, dass die Keuchhustenimpfung keinen Hirnschaden verursacht. Es gibt weder ein anatomisch-pathologisches Korrelat für eine solche »Impfkrankheit«, noch ein definiertes klinisches Krankheitsbild. Die Neubewertung verschiedener Studien hat gezeigt, dass ältere Studien vor allem aufgrund ihres Designs die Frage nach einem ursächlichen Zusammenhang zwischen Pertussisimpfung und Hirnschäden gar nicht beantworten können.

Einzig und allein die britische »National Childhood Encephalopathy Study« (NCES) ist – methodenkritisch betrachtet – eine zuverlässige Informationsquelle. Deren Neubewertung hat gezeigt, dass akute neurologische Ereignisse (Fieberkrämpfe) tatsächlich mit der alten Pertussisimpfung assoziiert sein können, ein »Hirnschaden« aber, wenn überhaupt, seltener als 1 : 1000000. Wer dieses (statistisch bedingte) »Restrisiko« nicht akzeptieren möchte, sollte dann konsequenterweise auch nicht mehr am Straßenverkehr teilnehmen.

Eine Erkrankung des ZNS ist auch keine Kontraindikation zur Masern-Mumps-Röteln-Impfung.

Literatur

1. Stehr K, Heininger U. Aktueller Stand der Keuchhustenschutzimpfung. pädiat prax 1991; 42: 391–402.

H.-J. Schmitt, Mainz

DPT-Impfung bei Frühgeborenen

Frage: Nachdem zur Zeit die Pertussisimpfung eine Renaissance erlebt, stelle ich mir die Frage: wird die Indikation für diese Impfung auch auf Frühgeborene, evtl. mit einem Geburtsgewicht von unter 2000 g, ausgeweitet? Gibt es eine (spontan festgelegte) Gewichtsgrenze? Meines Wissens wird die DPT-Impfung von Frühgeborenen nach US-Studien sogar besser vertragen als von reifgeborenen Kindern.

Die »alte« (zelluläre) Ganzkeimvakzine gegen Pertussis verursacht keine Hirnschäden. Bis heute hat man – trotz intensivster Forschung – keinen pathologisch-anatomischen Befund und kein klinisches Korrelat für einen Pertussisimpfschaden im ZNS (oder anderswo) gefunden. Damit gibt es keinen Grund, Frühgeborene nicht gegen Pertussis zu impfen. Nach den neuen Empfehlungen der Ständigen Impfkommission sind nur Kinder mit progressiven neurologischen Erkrankungen, solche mit Krampfleiden oder Krankheiten, die besonders häufig mit Krampfanfällen einhergehen, von der Pertussisimpfung ausgenommen – aber nicht etwa, weil diese Krankheiten grundsätzlich eine Kontraindikation zur Impfung darstellten.

Ein ehemaliges Frühgeborenes kann also durchaus gegen Pertussis geimpft werden – möglicherweise wird gerade diese Patientengruppe von der Impfung profitieren. Frühgeborene werden entsprechend ihrem chronologischen Alter geimpft, also nach der vollendeten 8. Lebenswoche. Vorteilhaft ist, bei sehr unreifen Neugeborenen die Impfung erst ab einem Gewicht von 2000 g bei sonst gesundem Kind zu beginnen.

H.-J. Schmitt, Mainz

Hib-Schutzimpfung

Hib-Impfung – Dauer des Impfschutzes

Frage: Trifft es zu, dass die durch eine Hib-Impfung induzierten Antikörper etwa nach 4–5 Jahren verschwunden sind? Wie gefährdet sind die Kinder dann?

Gegenüber der Hämophilusinfektion sind in erster Linie Säuglinge und Kleinkinder anfällig. Nach dem 5. Lebensjahr führt die Hämophilusinfektion in der Regel nur dann zu schweren, das Leben gefährdenden Erkrankungen, wenn eine Immundefizienz vorliegt. Aus diesem Grunde wird empfohlen, nach Milzexstirpation, zytostatischer Chemotherapie, längerer systemischer Verabreichung von Cortisonpräparaten u. a. auch nach dem 5. Lebensjahr die Hib-Impfung durchzuführen.

Üblicherweise genügt der im Säuglings- und Kleinkindalter durch Impfung aufgebaute Immunschutz. Die anfällige Lebensphase der ersten 3–5 Lebensjahre wird durch die Impfung vor den Folgen einer Hib-Infektion geschützt.

H. Stickl †

Hib-Impfung bei unvollständiger Grundimmunisierung

Frage: Ein jetzt 7 Monate altes Mädchen wurde nach folgendem Schema geimpft:

Mit 2 Monaten Einzelimpfstoff (PedvaxHIB) kontralateral zur DTPa-Impfung, mit 4 Monaten Kombinationsimpfstoff DTPa-Hib (Infanrix-Hib), dazwischen lediglich DTPa. Die Immunogenität des Kombinationsimpfstoffs DTPa-Hib ist nur bei 3-maliger Impfung zur Grundimmunisierung im 1. Lebensjahr bekannt.

Die Immunogenität für Hib ist im Vierfachkombiimpfstoff bekanntermaßen schlechter als bei Einzelimpfung mit z. B. Pedvax. Es ist zwar wahrscheinlich, dass die gemessenen niedrigeren Antikörpertiter nach Kombinationsimpfung im Vergleich zu den mit Einzelimpfung erzielten Titern klinisch nicht mit einer reduzierten Wirksamkeit einhergehen, da für diese die induzierte T-Zellimmunität verantwortlich ist. Bei den dazu vorliegenden Untersuchungen injizierte man den Kombinationsimpfstoff zur Grundimmunisierung im 1. Lebensjahr jedoch meines Wissens dreimalig.

Muss das Kind eine 3. Hib-Impfung im 1. Lebensjahr erhalten, und wenn ja, womit? Sind Nebenwirkungen zu erwarten?

Der Impfschutz ist bei dem hier geschilderten Vorgehen zweifelhaft. Nur bei einer zweimaligen Impfung mit einem Hib-OMP-Konjugatimpfstoff *(PedvaxHIB)* ist ein ausreichender Schutz bereits im 1. Lebensjahr zu erwarten, der im 2. Lebensjahr aufgefrischt werden muss.

Die »Ständige Impfkommission« empfiehlt bei allen anderen monovalenten Impfstoffen und bei Kombinationsimpfstoffen grundsätzlich 3 Impfungen im 1. und eine 4. Impfung zu Beginn des 2. Lebensjahres (1). In Deutschland treten wegen der noch relativ geringen Durchimpfungsraten systemische Hib-Infektionen häufig noch im 2. Lebenshalbjahr auf (2).

Zu empfehlen ist bei dem in der Frage erwähnten Mädchen, den Impfschutz durch die Gabe einer monovalenten Hib-Vakzine zu sichern.

Literatur

1. Ständige Impfkommission am Robert Koch-Institut (STIKO). Impfempfehlungen (Stand: März 1997). Epidemiol Bull 1997; 15: 97–108.
2. von Kries R, et al. Kann die Rate systemischer Haemophilus influenzae-Erkrankungen in Deutschland weiter reduziert werden? Kinderarzt 1996; 27: 632–636.

B. Stück, Berlin

Hib-Impfung – Infektionen durch Hämophilusbakterien

1. Frage: Wie lange dauert der Impfschutz?

Die Dauer des Impfschutzes lässt sich zur Zeit nicht genau festlegen, da über die Persistenz der Antikörper nach Impfung mit dem konjugiertem Impfstoff noch keine endgültigen Aussagen vorliegen. Nach STICKL hält der Impfschutz aufgrund der Antikörperbewegungen länger an als bisher vermutet, mindestens jedoch 3 Jahre; er schützt somit die am meisten gefährdeten Kinder.

2. Frage: Wenn der Impfschutz nach 10/15/20 Jahren abklingt, muss man dann mit schweren Meningitiden rechnen?

Die Meningitis durch Haemophilus influenzae Typ B ist typischerweise eine Erkrankung des Säuglings und des Kleinkindes; 60–80% der Kinder, die an einer solchen Meningitis erkranken, sind jünger als 2 Jahre. Die Anfälligkeit für Haemophilus-influenzae-Infektionen generell ist in den ersten 4–5 Lebensjahren besonders groß. Der Aufbau eines Impfschutzes ist daher für diesen Zeitraum besonders indiziert. Es erscheint unwahrscheinlich, dass es im Erwachsenenalter vermehrt Hib-Meningitiden geben wird.

3. Frage: Sollten Auffrischungen nach 10 oder 15 Jahren notwendig werden: wie will man diese Personen »erfassen« und zur Impfung motivieren?

Auffrischimpfungen nach 10 oder mehr Jahren sind nach heutigem Wissensstand nicht erforderlich. Impfungen nach dem 5. Lebensjahr sind nur bei Immundefekten berechtigt.

4. Frage: Werden die vorgeimpften Personen (Kinder) weiterhin die Möglichkeit haben, sich mit »natürlichen« Hämophilusbakterien zu infizieren (wie bisher im Kleinkindalter)?

Eine Infektion mit Hib trotz Impfung ist möglich, da der Impfschutz – bedingt durch Impfversager – nicht bei 100% liegt. Die Eliminierung des Erregers ist nicht möglich, da auch Immune den Erreger symptomlos in der Schleimhaut beherbergen können. Der Aufbau eines Antikörperspiegels durch die vorausgegangene Impfung verhindert jedoch eine invasive Ausbreitung, da aufgrund des immunologischen »Gedächtnisses« der Organismus mit einen Antikörperanstieg reagieren kann und die gefürchteten Erkrankungen durch Hib nicht auftreten.

5. Frage: Wie hoch ist der Prozentsatz eitriger Hämophilusmeningitiden im Vergleich zur Zahl der üblichen banalen Hämophilusinfektionen?

50–60% aller Meningitiden im frühen Kindesalter sind durch Hib verursacht. Fast alle Epiglottitiden sind durch Hib bedingt, wobei diese an allen Hib-Erkrankungen etwa 25% ausmachen. Die verbleibenden Infektionen verteilen sich auf die Sepsis, Osteomyelitis, Pleuropneumonie, bakterielle Karditis, Mastoiditis, Zellulitis und Otitis media. Die genannten Erkrankungen werden nur durch bekapselte Hämophilusbakterien des Typs B hervorgerufen. Nicht bekapselte Keime sind laut Literatur sehr häufig in den Tröpfchen bei hustenden Kindern nachweisbar. Ein Schutz durch den heute verfügbaren Impfstoff besteht nur gegen die bekapselten Bakterien des Typs B.

BARBARA LÜTTICKE, Freiburg im Breisgau

Hämophilus-Impfung

Frage: Wie sollte nach derzeitigem Erfahrungsstand die neue Hämophilus-Impfung angewendet werden (vor allem im Hinblick auf Impfalter und Titerkontrolle)?

Die größte Gefährdung der Kinder durch Infektionen mit Haemophilus influenzae Typ b besteht gegen Ende des Säuglingsalters (Meningitis mit Maximum zwischen 9. und 24. Lebensmonat) sowie anderen septischen Manifestationen mit Gipfel im 2. und 3. Lebensjahr. Nach dem 5. Lebensjahr kommen schwere Hämophilus-Infektionen zwar auch noch vor, doch werden sie seltener, sind besser zu beherrschen und haben als Grundlage zumeist eine Immundefizienz anderer Genese. Der Beginn der Hämophilus-Impfung sollte daher so früh wie möglich, d. h. ab dem 3. Lebensmonat (= 9. Lebenswoche) einsetzen. Nach dem 5. Lebensjahr ist die Impfung nur noch für Kinder in Sondersituationen interessant.

Titerkontrollen sind nur bei Impfung von Patienten mit Immundefiziens angebracht.

H. Stickl †

Impfung nach Haemophilus-influenzae-Meningitis

Frage: Ist nach einer Haemophilus-influenzae-Meningitis im Säuglingsalter eine aktive Impfung (Boostereffekt) indiziert? Wie lautet die Empfehlung nach Hämophilus-Epiglottitis, z. B. beim Vorschulkind?

Das Committee on Infectious Diseases hat zu dieser Frage eine klare Stellungnahme abgegeben:

Nicht immunisierte Kinder, die vor dem 24. Lebensmonat eine invasive H. influenzae Typ B-Infektion durchmachten, sollen während der Rekonvaleszenz nach dem ihrem Alter entsprechenden Impfschema geimpft werden. Kinder, die nach dem 24. Lebensmonat erkranken, benötigen keine Impfung, da angenommen werden kann, dass die Infektion höchstwahrscheinlich zur Antikörperbildung geführt hat. Die Begründung ist einleuchtend: Polysaccharidantigene können bei unter 2 Jahre alten Kindern wenig immunogen sein. Dies gilt nicht nur bei einer Impfung, sondern auch bei einer Infektion.

In dieser Empfehlung wird nicht zwischen Meningitis und Epiglottitis unterschieden.

R. Roos, München

Schutz gegen Hib-Infektionen nach Impfung mit DTaP-Hib-IPV-Kombinationsimpfstoffen

Frage: Von einigen Pharmavertretern der Firma Chiron Behring und auch im Sonderheft »Impfen« der Zeitschrift »Kinderärztliche Praxis« aus dem Kirchheim-Verlag (übrigens auch gesponsert durch Chiron Behring, was erst bei genauerem Lesen auffällt) wird behauptet, dass bei Kombinationsimpfstoffen, die DTaP-IPV und Hib enthalten (also z. B. Pentavac der Konkurrenzfirma Pasteur Mérieux), die Immunogenität der Hib-Komponente beeinträchtigt wäre.

Liegen dazu wirklich valide Studien vor? Da der ganze Artikel anscheinend von einer Mitarbeiterin der Firma Chiron Behring verfasst ist, kommen uns da erhebliche Zweifel.

Wir nehmen an, dass durch die Zulassung von Pentavac durch das Paul-Ehrlich-Institut eine auch ausreichende Immunogenität aller Impfkomponenten gegeben ist. Unsere Erfahrungen, zumindest mit der Verträglichkeit und Akzeptanz dieses Impfstoffes, waren bisher gut.

Impfstoffe werden in Deutschland vom Paul-Ehrlich-Institut nur zugelassen, wenn sie eine hohe Immunogenität und eine geringe Reaktogenität aufweisen. Das gilt auch für Kombinationsimpfstoffe.

Es ist richtig, dass die in der Anfrage genannten tetanuskonjugierten Hib-Impfstoffe in Kombinationsimpfstoffen mit DTaP-IPV zu einer geringeren Antikörperantwort führen als bei separater Anwendung (1). Entscheidend ist jedoch, dass nach einer Grundimmunisierung Antikörpertiter gegen Haemophilus influenzae Typ b (anti-PRP) von mindestens 0,15 µg/ml erreicht werden. Kurzfristig besteht ein Schutz bei Hib-Antikörperkonzentrationen von ≥0,15 µg/ml, langfristig bei Antikörperspiegeln von ≥1,0 µg/ml (2).

Unter Beachtung, dass bei Anwendung eines Kombinationsimpfstoffes, welcher eine Pertussiskomponente enthält, immer 3 Impfungen bei der Grundimmunisierung notwendig sind (3), werden nach Angaben der Hersteller diese Werte bei mindestens 92% bzw. 95% der Säuglinge erreicht. Nach einer Boosterimpfung zu Beginn des 2. Lebensjahres führen beide Kombinationsimpfstoffe bei über 99% der Kinder zu Antikörperkonzentrationen von mehr als 1,0 µg/ml (1, 4, 5).

Wichtiger für den klinischen Schutz ist aber nach den bisherigen Erfahrungen die Ausbildung eines immunologischen Gedächtnisses. So führt eine erneute Exposition mit dem Antigen, aber auch mit dem Erreger, zu einer raschen und starken Immunantwort, unabhängig von der Höhe des bestehenden Antikörperspiegels (6).

Durch die »Erhebungseinheit für seltene pädiatrische Erkrankungen in Deutschland« (ESPED) wurde im Januar 1998 die prospektive Surveillance von invasiven Hib-Erkrankungen wieder aufgenommen. Von 27 erfassten Kindern mit invasiven Hib-Erkrankungen waren 13 nicht geimpft, die übrigen 14 Kinder hatten nicht die altersentsprechenden Dosen erhalten. Kein einziges erkranktes Kind war entsprechend den STIKO-Empfehlungen (3) geimpft worden. 2 verstorbene Kinder hatten überhaupt keine Impfung erhalten (7).

Auch bei der jetzt ganz überwiegenden Verwendung von Kombinationsimpfstoffen ist die Zahl der an die ESPED gemeldeten invasiven Haemophilus-influenzae-Infektionen zurückgegangen: 1993 waren es 123, 1994 65 und 1995 54 (7).

Literatur

1. Halperin SA, et al. Safety and immunogenicity of Haemophilus influenzae-tetanus toxoid conjugate vac-

cine given separatly or in combination with a three component acellular pertussis vaccine combined with diphtheria and tetanus toxoids and inactivated poliovirus vaccine for the first four dosis. Clin Infect Dis 1999; 28: 995–1001.
2. Käyhty H. Difficulties in establishing a serological correlate of protection after immunization with Haemophilus influenzae conjugate vaccines. Biologicals 1994; 22: 397–402.
3. Ständige Impfkommission am Robert Koch-Institut: Impfempfehlungen. Stand: März 1998. Epidemiol Bull 1998; 15: 101–112.
4. Dagan R, et al. Safety and immunogenicity of a combined pentavalent diphtheria, tetanus, acellular pertussis, inactivated poliovirus and Haemophilus influenzae type b-tetanus conjugate vaccine in infants, compared with a whole cell pertussis pentavalent vaccine. Pediatr Infect Dis J 1997; 16: 1113–1121.
5. Lagos R, et al. Clinical acceptability and immunogenicity of a pentavalent parenteral combination vaccine containing diphtheria, tetanus, acellular pertussis, inactivated poliomyelitis and Haemophilus influenzae type b conjugate antigens in two-, four- and six-month-old Chilean infants. Pediatr Infect Dis J 1998; 17: 294–308.
6. Zepp F, et al. Evidence for induction of polysaccharide specific B-cell-memory in the 1st year of life: plain Haemophilus Influenzae type b – PRP (Hib) boosters children primed with a tetanus-conjugate Hib-DTPa-HBV combined vaccine. Eur J Pediatr 1997; 156: 18–24.
7. Epidemiologie von Infektionskrankheiten in Deutschland: Invasive Haemophilus influenzae-Infektionen in Deutschland – ESPED-Jahresbericht 1998. pädinform-intranet. 20. August 1999. http://www.uminfo.de

B. STÜCK, Berlin

Schutzimpfung gegen Haemophilus influenzae B

Frage: Ist eine Hib-Impfung bei Neugeborenen möglich? Ist eine frühere Prophylaxe, z. B. durch Impfung von Schwangeren oder von Frauen vor einer geplanten Schwangerschaft, möglich und indiziert?

Die Ständige Impfkommission des Bundesgesundheitsamtes empfiehlt Schutzimpfungen gegen Haemophilus influenzae Typ b (Hib) ab dem 3. Lebensmonat, d. h. ab dem Alter von 2 Monaten, aus 2 Gründen:

1.

Bisher fehlen Studien über effektive Schutzraten, bei denen mit der Immunisierung bereits vor dem 3. Lebensmonat begonnen wurde. Solche sind bei der Anwendung von Hib-Impfstoffen aber besonders wichtig, da Bildung und Persistenz der Antikörper u. a. vom Alter des Impflings stark beeinflusst werden können (Reifung des Immunsystems) (1).

2.

Invasive Hib-Infektionen treten in Europa selten vor dem 5. Lebensmonat auf. Meningitiden, die mit 40–60% den höchsten Anteil an Hib-Erkrankungen ausmachen, haben ihren Altersgipfel am Ende des 1. Lebensjahres (1, 2). Da bereits nach 2 Impfungen mit einer Schutzrate von 90% zu rechnen ist (3), führt der frühere Beginn der Immunisierung zu keiner erhöhten Schutzrate. Wichtiger ist eine hohe Durchimmunisierungsrate, da dadurch auch eine Verminderung der asymptomatischen Träger erreicht wird.

Eine Impfung von Frauen vor einer geplanten Schwangerschaft oder von Schwangeren ist nicht erforderlich, da Erwachsene durch stille Feiung und durch eine »Kreuzimmunität« mit Antigenen der E.-coli-Gruppe eine natürliche Immunität entwickeln. Eine Ausnahme bilden risikogefährdete Frauen (Asplenie, Sichelzellanämie, selektiver IgG_2-Mangel u. a.), die auch nach dem 5. Lebensjahr regelmäßig geimpft werden sollten, besonders vor einer geplanten Schwangerschaft, um für das Neugeborene möglichst einen »Nestschutz« zu haben.

Literatur

1. Stück B. Haemophilus influenzae: Schutzimpfung im Kindesalter. Die Gelben Hefte 1992; 32: 21–28.
2. Gervaix A, Suter S. Epidemiology of invasive Haemophilus influenzae type b infections in Geneva, Switzerland, 1976 to 1989. Pediatr Infect Dis 1991; 10: 370–374.
3. Eskola J, et al. Experience in Finland with Haemophilus influenzae type b vaccines. Vaccine 1991; 9 (Suppl): 14–16.
4. Isenberg H. Die HIB-Impfung. pädiat prax 1991/92; 43: 415–424.

B. Stück, Berlin

Hepatitis-schutzimpfung

Kombinationsimpfung gegen Hepatitis A und B – Dauer des Impfschutzes

Frage: Seit einiger Zeit wird der Kombinationsimpfstoff Twinrix propagiert. Für die Hepatitis-A-Komponente gehe ich von einem Impfschutz von 10 Jahren aus, wie auch bei der Einzelimpfung. Wie lange ist aber der Impfschutz der Hepatitis-B-Komponente? Bei der Einzelimpfung gegen Hepatitis B ist ja auch nicht klar, wie lange der Impfschutz anhält. Deshalb wird ja bei medizinischem Personal regelmäßig eine Titerbestimmung durchgeführt.

Wie soll ich nun bei Patienten verfahren, welche die Kombinationsimpfung Twinrix haben möchten? Muss ich nach etwa 3 Jahren eine Titerbestimmung für Hepatitis B durchführen und bei Abfall mit einem Hepatitis-B-Impfstoff nachimpfen? Wer trägt die Kosten eines solchen Verfahrens? Für welchen Zeitraum ist der Impfstoff sicher?

Die Impfung gegen die Hepatitis A (HA) ist vorwiegend gegen Infektionen bei Auslandsreisen (Orient, Indien, Afrika etc.) gerichtet. Sie wird bei ggf. bestehender Gefährdung auch bei Krankenhauspersonal, Personal in Kindertagesstätten, Küchenpersonal, Arbeiten im Abwasserbereich (1) etc. empfohlen. Die Impfung gegen Hepatitis B (HB) ist bei Inlands- und Auslandsinfektionen sowie bei berufsbedingter Expositionsmöglichkeit empfohlen. Außerdem sind Risikogruppen die Zielgruppe der Impfung: Drogenabhängige, Homosexuelle, Familienangehörige von HBsAg-positiven Personen, Dialysepatienten, Patienten mit Gerinnungsfaktormangel oder Personen mit erhöhtem Risiko durch Blutkontakte (Polizisten u. a.).

Generell wird angestrebt bzw. empfohlen, bereits im Säuglings- und Kleinkindesalter eine Basisimmunisierung (DTPa, IPV, HBV, Hib) vorzunehmen. Es hat sich erge-

Anti-HBs-Titer (U/l)	Auffrischimpfung
Kein Titer bzw. <10	Sofortige Auffrischung
10–100	Erneute Impfung (eine Dosis) innerhalb eines Jahres
>100	Auffrischimpfung (eine Dosis) nach 3–5–10 Jahren (Titerkontrollen erforderlich bei beruflicher Gefährdung)
>1000	Kontrolle nach 3–5 Jahren oder Impfung

Tab. 5
Auffrischimpfung nach Grundimmunisierung (2) (s. auch 4)

ben, dass die kombinierte Impfung gegen die HA und HB einen besseren Impfschutz gegen die HB ergibt als die alleinige Impfung gegen die HB. Dies mag auf bestimmten Adjuvanzwirkungen beruhen. So kann eine Impfung gegen die HB mit *Twinrix* bei Nonrespondern einen Impferfolg bringen, wenn die alleinige HB-Impfung versagt; dies sollte auch bei Lowrespondern zutreffen.

Die Grundimmunisierung bei Erwachsenen mit *Twinrix* besteht in 2-mal 1 ml im Abstand von 4 Wochen, gefolgt von einer Boosterimpfung (1 ml) nach 6 Monaten; Kinder erhalten niedrigere Dosen. Nach etwa 1 Monat bis 1 Jahr sollten generell die HB-Antikörperwerte kontrolliert werden.

Die Dauer des Immunschutzes gegen die HA wird mit 10 Jahren angegeben, danach erfolgt eine Auffrischimpfung. Zweifellos besteht bei den Auffrischimpfungen gegen die HB in der zeitlichen Abfolge ein relativ großer Ermessensspielraum, wie aus Tab. 5 von Kollaritsch (1) hervorgeht. Allerdings machen die Antikörperpegel nicht den gesamten »Immunschutz« aus, vielmehr tragen hierzu auch die Gedächtniszellen der Zellularimmunität bei. Auch die bei der ggf. auftretenden Infektion eingebrachte Dosis an infektionstüchtigem Virus relativiert das Ausmaß einer »Immunität«, d. h. ein Schutz gegen hohe Infektionsdosen ist nur bei einer starken Gesamtimmunität vorhanden. Deswegen sollte bei Personen mit einem hohen Risiko ganz besonders auf Titerkontrollen geachtet werden.

Bei der Überprüfung von Antikörperwerten bei berufsbedingter Impfung werden die Kosten von der Kasse übernommen, im übrigen sind die Kosten privat zu tragen. Angaben über Expositionshäufigkeit und Inzidenz der HA und HB sowie das Vorgehen bei erforderlichen Neugeborenenimpfungen sowie Hygienemaßnahmen bei Exposition oder Infektion sind bei Falke (2) nachzulesen.

Mehrfache Impfungen bei Nonrespondern haben keine unerwünschten Impfreaktionen ergeben, dies gilt auch für Impfungen nach durchgemachten HA- oder HB-Infektionen (3).

Literatur

1. Schnütgen M, Gerken G. Aktuelle Aspekte der Impfprophylaxe der Virushepatitiden. pädiat prax 1998; 54: 455–467.
2. Falke D. Virologie am Krankenbett. Berlin-Heidelberg-New York: Springer; 1998.
3. Jilg W. Bestimmung des Immunstatus vor Hepatitis B-Impfung. internist prax 1997; 37: 537.
4. Sitzmann FC, Hrsg. Impfungen. Aktuelle Empfehlungen. München: Marseille; 1998.
5. Huber EG. Auffrischimpfung nach Hepatitis-B-Schutzimpfung. In: Palitzsch D, Hrsg. 140 neue, noch unveröffentlichte Fragen und Antworten aus der pädiatrischen Praxis, Band 6. München: Marseille; 1999. S. 1.

D. Falke, Mainz

Nachtrag

Die Ständige Impfkommission hat in ihren Impfempfehlungen vom Januar 2000 folgende Empfehlungen zur Hepatitis-B-Impfung gegeben:

Zur Antikörperkontrolle nach Hepatitis-B-Impfung: Serologische Vor- bzw. Nachtestungen zur Kontrolle des Impferfolges sind bei der Regelimpfung im Kindesalter nicht erforderlich. Dagegen sind eine Vor- und Nachtestung erforderlich bei durch Hepatitis B gefährdetem Personal, bei bestimmten Patienten mit Blutkontakt, bei HBsAg-negativen Patienten mit chronischen Lebererkrankungen und bei Personen, die durch Kontakt mit chronischen Virusträgern in der Familie oder in Gemeinschaften gefährdet sind. Eine Vortestung, jedoch keine Nachtestung ist erforderlich bei Patienten psychiatrischer Einrichtungen sowie Angehörigen von Risikogruppen, wie z. B. homosexuell aktive Männer, Drogenabhängige, Prostituierte, länger einsitzende Strafgefangene.

Zur Auffrischimpfung nach Grundimmunisierung gefährdeter Personen: »Auffrischimpfung entsprechend dem nach Abschluss der Grundimmunisierung erreichten Antikörperantwort (Kontrolle 1–2 Monate nach der 3. Dosis):

1. bei anti-HBs-Werten $<$100 IE/l umgehend erneute Impfung (1 Dosis) und erneute Kontrolle;
2. bei anti-HBs-Werten $\geq$100 IE/l Auffrischimpfung (1 Dosis) nach 10 Jahren;
3. (bei Immundefizienz regelmäßige Kontrollen etwa alle 3–6 Monate).

Zur Kostenübernahme der Impfung und der Antikörperantworten: Kosten »allgemein empfohlener Impfungen« sind nach dem derzeit gültigen Sozialgesetzbuch freiwillige Leistungen der Krankenkassen, werden von ihnen aber in der Regel übernommen. Für Indikationsimpfungen zahlen entweder die Krankenkassen (Indikation: Grundkrankheit; Zugehörigkeit zu einer speziellen Gruppe mit erhöhtem Risiko), der Arbeitgeber (Indikation: Beruf) oder aber der einzelne selbst (Indikation: Reise).

Literatur

1. Schmitt HJ. Grundlagen des Impfens. In: Schmitt HJ, Hülße C, Raue W, Hrsg. Schutzimpfungen 2000. 1. Aufl. Berlin: Infomed; 1999. S. 14.
2. Ständige Impfkommission am Robert Koch-Institut (STIKO). Impfempfehlungen (Stand: Januar 2000). Epidemiol Bull 2000; 2: 9–20.
3. Kasper W. Leserbrief. pädiat prax 2000; 57: 297–298.
4. Wirtz P. Leserbrief. pädiat prax 2000; 57: 298.

Neuer Impfstoff gegen Hepatitis A und B

Frage: Die Firma SmithKline Beecham hat einen Impfstoff gegen Hepatitis A plus Hepatitis B (Twinrix Erwachsene) herausgebracht.

Wie ist vorzugehen, wenn Patienten vor einigen Monaten mit 1 Dosis einer Hepatitis-A- bzw. Hepatitis-B-Impfung behandelt wurden? Reicht bei diesen Patienten 1-mal Twinrix Erwachsene aus?

Der Impfstoff *Twinrix* der Firma *Smith Kline Beecham* ist eine Kombination einer Hepatitis-A- und einer Hepatitis-B-Vakzine und kann so eingesetzt werden wie die monovalenten Impfstoffe. Hat jemand bereits eine HA-Impfung, aber noch keine HB-Impfung, erhält er durch *Twinrix* seine 2. HA-, aber erst die 1. HB-Impfung. Diese fehlende Teilimpfung muss termingerecht nachgeholt werden. Natürlich gilt das auch umgekehrt, wenn schon einmal HB, aber noch nicht HA geimpft wurde.

E. G. HUBER, Salzburg

Auffrischimpfungen bei Verwendung des Kombinationsimpfstoffes *Twinrix*

Frage: Wie sind die Erfahrungen in Bezug auf die Notwendigkeit von Auffrischimpfungen bei Verwendung des Kombinationsimpfstoffes Twinrix? Auch bei den Herstellerangaben gibt es keine klaren Aussagen. Auf der einen Seite heißt es, die Empfehlungen der Ständigen Impfkommission zur Hepatitis-B-Auffrischimpfung seien 10 Jahre, dann werden wieder 5 Jahre empfohlen. Titerkontrollen werden bei der Routineimpfung ja nicht empfohlen.

Die Anwendung eines Kombinationsimpfstoffes ist dann zu empfehlen, wenn sich die Indikationen für die Hepatitis-A- und die Hepatitis-B-Impfung überschneiden. Einer generellen Empfehlung steht entgegen, dass der gegenwärtig zur Verfügung stehende Kombinationsimpfstoff erst ab dem 2. Lebensjahr zur Anwendung zugelassen ist. Damit wird ein Impfschutz gegen die vor allem im Säuglingsalter mit einer hohen Chronizität belastete Hepatitis B zu spät aufgebaut. Auch gibt es bei der Anwendung des Kombinationsimpfstoffes bisher weder für die Hepatitis-B- noch für die Hepatitis-A-Komponente Langzeitdaten über die Persistenz der Antikörper bzw. des Impfschutzes (1).

Nach den bisherigen Erfahrungen ist jedoch die Schutzdauer vergleichbar mit der von Einzelimpfstoffen (2, 3). In der Fachinformation heißt es deshalb: »*Auffrischimpfungen mit dem Kombinationsimpfstoff können 5 Jahre nach Beginn der Grundimmunisierung empfohlen werden. Wenn zur Auffrischimpfung die monovalenten Impfstoffe verwendet werden, können sie für Hepatitis B 5 Jahre, für Hepatitis A 10 Jahre nach Beginn der Grundimmunisierung verabreicht werden.*« Diese Differenzierung basiert allein aufgrund der fehlenden Datenlage.

Bisher ist nicht geklärt, ob Immunkompetente, die auf eine Grundimmunisierung mit einer Antikörperbildung reagiert haben, überhaupt eine Auffrischimpfung benötigen, da auch nach Absinken der Antikörper unter die Nachweisgrenze bei erneutem Kontakt aufgrund des immunologischen Gedächtnisses sehr schnell eine Immunantwort wieder auftritt. Bei einer routinemäßigen Hepatitis-B-Impfung im Kindes- oder Jugendalter wird deshalb eine Antikörperkontrolle auch nur bei gefährdeten Personen (z. B. HBsAg-positiven Familienangehörigen) empfohlen (4).

Nach jetzigem Kenntnisstand müssen Personen, die im Kleinkindesalter eine Grundimmunisierung mit einem Hepatitis-A-Hepatitis-B-Kombinationsimpfstoff erhalten haben, erst als Jugendliche oder Erwachsene eine Auffrischimpfung erhalten, wenn sie in Länder mit einer hohen Hepatitis-A-Prävalenz reisen oder Kontakt mit Hepatitis-A-Erkrankten haben (1).

Literatur

1. Ständige Impfkommission am Robert Koch-Institut (STIKO). Zur Kombinationsimpfung gegen Hepatitis A und Hepatitis B im Kindesalter. Epidemiol Bull 1999; 2: 10–11.
2. Ambrosch F, et al. Clinical and immunological investigation of a new combined hepatitis A and hepatitis B vaccine. J Med Virol 1994; 44: 452–456.
3. Van Damme P, et al. Inactivated hepatitis A vaccine: reactogenicity, immunogenicity, and long-term antibody persistence. J Med Virol 1994; 44: 446–451.
4. Ständige Impfkommission am Robert Koch-Institut (STIKO). Impfempfehlungen (Stand: März 1998). Epidemiol Bull 1998; 15: 101–112.

B. Stück, Berlin

Antikörperbestimmung vor Hepatitis-A-Impfung

Frage: Ist vor der aktiven Hepatitis-A-Impfung die Bestimmung des Antikörpertiters erforderlich?

Für die aktive Impfung gegen Hepatitis A steht in Deutschland und den meisten europäischen Staaten seit 1992 ein Totimpfstoff zur Verfügung. Zu seiner Herstellung wird Hepatitis-A-Virus auf menschlichen Zellinien gezüchtet, gereinigt und mittels Formalin inaktiviert. Dieser Impfstoff hat sich in zahlreichen Untersuchungen, darunter mehreren groß angelegten Doppelblindstudien, als hochimmunogen, wirksam und ausgezeichnet verträglich erwiesen (1).

Die Impfung kann ohne vorherige Testung auf bereits vorbestehende Antikörper (Anti-HAV-Test) durchgeführt werden. Sie wird auch von Menschen gut vertragen, die bereits eine Hepatitis-A-Infektion durchgemacht haben; da eine solche Infektion eine lebenslange Immunität hinterlässt, ist eine Impfung in diesem Fall allerdings überflüssig.

Nachdem der Hepatitis-A-Impfstoff verhältnismäßig teuer ist, kann aus Kostengründen eine Vortestung auf Anti-HAV durchaus sinnvoll sein. Eine derartige Testung ist indiziert bei allen Menschen mit einer Hepatitis in der Anamnese: nachdem eine Hepatitis A aber im Kindesalter sehr häufig klinisch inapparent verläuft – bei etwa 30% aller Patienten auch im Erwachsenenalter – sollten darüber hinaus alle untersucht werden, bei denen ein erhöhtes Hepatitis-A-Risiko bestand oder noch besteht: Menschen, die aus Hepatitis-A-Endemiegebieten (südöstliches Mittelmeergebiet, Russland und Staaten der ehemaligen UdSSR, Tropen, Subtropen, alle Entwicklungsländer) stammen oder sich häufig in solchen Ländern aufhalten sowie alle Menschen, die vor 1950 geboren wurden.

Die D u r c h s e u c h u n g der 40–50-Jährigen mit Hepatitis-A-Virus beträgt derzeit in Deutschland etwa 40%, der 50–60-Jährigen bereits 70% und der über 60-Jährigen 70–90% (2, 3).

Literatur

1. Jilg W. Hepatitis-A-Impfung. internist prax 1994; 34: 450–451.
2. Hofmann F, et al. Die Hepatitis A – Arbeitsmedizinische Risiken bei Beschäftigten im Gesundheitsdienst? Arbeitsmed Sozialmed Prev Med 1990; 25: 76–79.
3. Jilg W, et al. Unveröffentlicht.

W. Jilg, Regensburg

Varizellen- und Hepatitis-A-Impfung auf Wochenbettstationen

Frage: Sollte das Personal (Ärzte, Schwestern, Hebammen) einer Wochenstation zum Schutz der Neugeborenen gegen Varizellen und Hepatitis A geimpft werden?

Die Ständige Impfkommission (STIKO) empfiehlt die Impfung für alle medizinischen Mitarbeiter, vor allem der Bereiche Pädiatrie, pädiatrische Onkologie, Schwangerenfürsorge und den Betreuenden von Immundefizienten (1). Das Personal einer Wochenstation wird nicht ausdrücklich erwähnt, sollte aber entweder aufgrund einer durchgemachten Infektion oder einer aktiven Impfung gegen Varizellen geschützt sein. Sinnvoll ist eine serologische Testung bei der Einstellungsuntersuchung, auch wenn die Erfahrung zeigt, daß eine positive Selbstanamnese recht zuverlässig ist. Aufgrund der veränderten Lebensbedingungen (Einzelkinder, Wohnen im Grüngürtel) steigt der Anteil der Personen an, die bis zum Erwachsenenalter noch keine Varizellen hatten: Schätzungsweise jeder 10. der über 20jährigen ist ohne Schutz.

Beim reifen Neugeborenen sind Varizellen nach postnataler Exposition vergleichsweise harmlos (2). Dagegen können Frühgeborene ohne Nestschutz sowie unabhängig vom Immunstatus der Mutter Frühgeborene vor der 28. SSW bzw. bei einem Geburtsgewicht von weniger als 1000 g schwer erkranken. Hier wird bei Kontakt in den ersten 6 Lebenswochen die Gabe von Varicella-Zoster-Immunglobulin empfohlen (3).

Dagegen spielt eine Hepatitis-A-Virusinfektion von Neugeborenen durch das betreuende Personal eine geringe Rolle. Sie werden in der Regel auf fäkal-oralem Weg durch ihre Mütter angesteckt. Jedoch können sie bei einer Infektion das Virus über

Monate mit dem Stuhl ausscheiden, was wiederholt zu Hepatitis-A-Ausbrüchen beim Personal auf neonatologischen Stationen geführt hat (4, 5). Begünstigt wird dabei die Ausbreitung durch die außerordentliche Stabilität des Virus und das Fehlen der charakteristischen Symptome in diesem Alter. Aus diesem Grund sollte man die STIKO-Empfehlungen hier großzügig auslegen, die die Hepatitis-A-Impfung für »gefährdetes Personal (einschließlich Fach- und Pflegepersonal sowie Küchen- und Reinigungskräfte) medizinischer Einrichtungen, z. B. Pädiatrie und Infektionsmedizin« empfiehlt (1).

Literatur

1. Ständige Impfkommission am Robert Koch-Institut (STIKO). Impfempfehlungen (Stand: Januar 2000). Epidemiol Bull 2000; 2: 9–20.

2. Kachel W. Präventive Maßnahmen gegen Virusinfektionen. In: Friese K, Kachel W, Hrsg. Infektionserkrankungen der Schwangeren und des Neugeborenen. Berlin: Springer; 1998. S. 377.

3. Deutsche Gesellschaft für pädiatrische Infektiologie: Varizellen-Zoster. In: Scholz H, et al., Hrsg. Handbuch 1997. Infektionen bei Kindern und Jugendlichen. München: Futuramed; 1997. S. 592–597.

4. Deutsche Gesellschaft für pädiatrische Infektiologie: Hepatitis. In: Scholz H, et al., Hrsg. Handbuch 1997. Infektionen bei Kindern und Jugendlichen. München: Futuramed; 1997. S. 311–314.

5. Klein B, et al. Nosocomial hepatitis A: A multinursery outbreak in Wisconsin. JAMA 1984; 252: 2716–2721.

B. Stück, Berlin

Impfversagen

Frage: Wie erklärt sich ein »Impfversagen« bei passiver Immunisierung mit 500 IE Hepatitis-A-Immunglobulin für 4 Monate Reisedauer (Indien, Nepal, China) bei einem 30-jährigen, 87 kg schweren Patienten? Spielt das regelmäßige Auftreten einer karabolen Stoffwechselsituation (2000 km Trackingtour mit dem Mountainbike) eine Rolle?

Die passive Immunisierung verleiht keinen absoluten Schutz (76–80%). Besonders gegen Ende des 3. Monats nach passiver Immunisierung gegen Hepatitis A kann es bei sehr starker exogener Infektionsbelastung zu einem Durchbruch durch die bereits erniedrigte Schutzschwelle kommen.

Gastrointestinale Störungen, besonders Durchfälle, führen zum Eiweißverlust und damit auch zu einem rascheren Absinken der passiv verliehenen Immunität (Hepatitis-A-Antikörper).

Bei sehr starker körperlicher Anstrengung, besonders im Hochgebirge, kommt es zu einem intensiveren Eiweißumsatz. Auch hierdurch kann die Antikörper-Schutzschwelle gegen Hepatitis A rascher gesenkt werden als üblicherweise in unseren europäischen Verhältnissen zu erwarten wäre.

Wie kann man einen Durchbruch durch die Antikörper-Schutzschwelle vermeiden?

1. An der Spitze steht das Meiden der Exposition bis auf unvermeidbare Zufälle. Wird die Antigenbelastung geringer gehalten, so kommt es auch weniger zu einem Aufbrauch der Immunität durch Bildung von Immunkomplexen, die aus dem Organismus eliminiert werden.

2. Anstrengung und gastrointestinale Infekte müssen bei solchen Trackingtouren immer mitberücksichtigt werden. Aus diesem Grund entweder höhere Dosierung der Antikörper oder Angabe des verliehenen Schutzes von nur 10 bis maximal 12 Wochen (nicht 16 Wochen oder sogar mehr).

3. Der Schutz gegen Hepatitis A durch konventionelle Immunglobuline hängt nicht zuletzt auch davon ab, welchen Titer diese Immunglobuline speziell gegen das Hepatitis-A-Virus enthalten. Es gibt Immunglobulinpräparate, die sehr reich an diesen Antikörpern (z. B. auch ein spezielles hochtitriges Immunglobulin im Apothekenhandel) sind, wie auch solche, die weniger enthalten. Die Angaben auf dem Begleitzettel über die Schutzdauer informieren hierüber, ebenso wie teilweise vorhandene Angaben über die im Präparat enthaltenen speziellen Antikörper. Da in manchen Teilen Europas (z. B. in den skandinavischen Ländern) die Hepatitis A kaum noch vorkommt, enthalten die dort gewonnenen Antikörperpräparate auch nur geringe Anti-Hepatitis-A-IgG.

Wird bei Immunglobulinpräparaten bestimmter Firmen die Verhütung der Hepatitis-A-Infektion nicht als Indikation besonders angegeben, so sollten diese Immunglobuline nicht für diese Indikation eingesetzt werden.

H. Stickl †

Nachtrag

Sicherer ist eine aktive Immunisierung. Mit den zur Verfügung stehenden Impfstoffen wird bereits 2 Wochen nach der Impfung ein Schutz für mindestens 12 Monate erreicht.

Hepatitis-B-Prophylaxe bei Neugeborenen von Müttern mit unbekanntem HBsAg-Status

Frage: Die American Academy of Pediatrics empfiehlt in ihrer Impfempfehlung für das Jahr 1999 bei unklarem HBsAg-Status der Mutter die aktive HBV-Impfung innert 12 Stunden postpartal. Mit der passiven Impfung könne hingegen bis zu 7 Tage zugewartet werden. Dies widerspricht sowohl dem in unserer Klinik praktizierten Vorgehen (Simultanimmunisierung möglichst bald postpartal) als auch meinem Verständnis der Gabe von spezifischen Immunglobulinen möglichst nahe am Infektionszeitpunkt. Welches Vorgehen ist nun zu empfehlen?

Die Ständige Impfkommission am Robert Koch-Institut (STIKO) empfiehlt für alle Neugeborenen von HBsAg-positiven Müttern unmittelbar nach der Geburt, d. h. innerhalb von 12 Stunden, eine aktiv-passive Immunisierung. Die aktive HBV-Immunisierung muss 1 Monat nach der 1. durch eine 2. und 6 Monate nach der 1. Impfung durch eine 3. Impfung vervollständigt werden (1). Ist der HBsAg-Status nicht bekannt und kann er nicht noch vor oder sofort nach der Geburt bestimmt werden, wird ebenfalls unmittelbar post partum die aktive Grundimmunisierung begonnen. Nach den neuen Empfehlungen der STIKO sollte bei nachträglicher Feststellung einer HBsAg-Positivität der Mutter die passive Immunisierung bei ihrem Neugeborenen innerhalb von 7 Tagen postnatal nachgeholt werden (2).

Auch nach den Empfehlungen der »American Academy of Pediatrics« wird bei Neugeborenen HBsAg-positiver Mütter innerhalb von 12 Stunden die Simultanimpfung durchgeführt. Frühgeborene, die bei der Geburt weniger als 2000 g wiegen, erhalten zur Grundimmunisierung insgesamt 4 Impfungen (3). Ist der HBsAg-Status unbekannt, wird eine Testung der Mutter so bald wie möglich empfohlen. Noch vor Vorliegen des Testergebnisses wird jedoch mit der aktiven Immunisierung begonnen.

Die Schutzwirkung einer sofort begonnenen Grundimmunisierung ist nach Meinung der »American Academy of Pediatrics« so hoch, dass die zusätzliche Gabe eines Hepatitis-B-Immunglobulins bei unbekanntem HBsAg-Status der Mutter nicht gerechtfertigt ist: *»Because HBV vaccine when given at birth is highly effectiv in preventing perinatal infections in term infants, the possible added value and the cost of HBIG do not warrant its use when the mother's HBsAg status is not known.«*

Ergibt die nachgeholte serologische Untersuchung einen positiven Befund, wird die sofortige Gabe von Hepatitis-B-Immunglobulin empfohlen, aber nicht später als 7 Tage nach der Geburt.

Frühgeborene erhalten grundsätzlich in den ersten 12 Lebensstunden Hepatitis-B-Immunglobulin, wenn bis dahin kein Ergebnis der Hepatitisserologie vorliegt.

Die Empfehlungen der »American Academy of Pediatrics« stützen sich auf folgende Beobachtungen:

1. Bei der Verwendung von gentechnisch hergestellten Hepatitis-B-Impfstoffen in ausreichender Dosierung wird bei frühzeitigem Beginn auch ohne zusätzliche Gabe von Hepatitis-B-Immunglobulin eine Schutzrate von 90% und mehr erreicht (4, 5).

2. Treten Impfversager auf, sind es überwiegend Neugeborene von Müttern mit einer starken Virämie (Nachweis von HBeAg bzw. HBV-DNS) (6).

3. Durch die frühzeitige Gabe von Hepatitis-B-Immunglobulin nach Viruskontakt können Hepatitis-B-Infektionen verhütet werden. Die Schutzrate wird mit etwa 75% angegeben, wenn die Injektion innerhalb von 7 Tagen erfolgt (6, 7).

Seit 1994 ist in Deutschland nach den Mutterschaftsrichtlinien jede Schwangere nach der 32. Schwangerschaftswoche auf das Vorliegen einer HBs-Antigenämie zu untersuchen (8). Nach unseren Erfahrungen geschieht das leider nicht immer. Bei einer retrospektiven Untersuchung der in den Jahren 1996–1998 in einem großen Berliner Klinikum zur Entbindung gekommenen 4174 Frauen war bei jeder 4. Frau der HBsAg-Status nicht bekannt (9). Ursachen waren vor allem fehlende Vorsorgeuntersuchungen, fehlende serologische Untersuchungen oder fehlende Mitteilungen der Befunde. Das daraufhin nachgeholte HBsAg-Screening ergab bei 1% der untersuchten Mütter einen positiven HBsAg-Befund und entsprach damit den 0,8% positiven in der Schwangerschaft getesteten Frauen. Ähnlich schlechte Ergebnisse zeigte eine Befragung in Süddeutschland (persönliche Mitteilung Prof. Dr. W. Jilg, Regensburg).

Nach unseren heutigen Kenntnissen bietet die unmittelbar nach der Geburt verabreichte Simultanimpfung den höchsten Schutz vor einer perinatalen HBV-Infektion. Ein solches Vorgehen ist finanziell nur dann zu vertreten, wenn bei der Mutter eine HBs-Antigenämie nachgewiesen worden ist. Zu fordern ist daher ein möglichst lückenloses Hepatitis-B-Screening in der Schwangerschaft. Ist der HBsAg-Status bei der Geburt nicht bekannt, muss mit der aktiven Immunisierung innerhalb der ersten 12 Lebensstunden begonnen und dafür Sorge getragen werden, dass die Grundimmunisierung zeitgerecht fortgeführt wird.

Nachtrag

Im Januar 2000 hat die STIKO ihre Empfehlungen der postexpositionellen Hepatitis-B-Prophylaxe bei Neugeborenen von Müttern mit unbekanntem HBsAg-Status erweitert durch den Zusatz: »Bei nachträglicher Feststellung einer HBsAg-Positivität der Mutter kann beim Neugeborenen innerhalb von 7 Tagen postnatal die passive Immunisierung nachgeholt werden« (2).

Literatur

1. Ständige Impfkommission am Robert Koch-Institut (STIKO). Impfempfehlungen (Stand: März 1998). Epidemiol Bull 1998; 15: 102–112.
2. Ständige Impfkommission am Robert Koch-Institut (STIKO). Impfempfehlungen (Stand: Januar 2000). Epidemiol Bull 2000; 2: 9–20.
3. American Academy of Pediatrics. Hepatitis B. In: Peter G, editor. Red Book. Report of the Committee on Infectious Diseases. 24th ed. Illinois: Elk Grove Village; 1997. p. 257.
4. Poovorawan Y, et al. Protective efficacy of a recombinant DNA hepatitis B vaccine in neonates of HBe antigen-positive mothers. JAMA 1989; 261: 3278–3281.
5. Stevans CE, et al. Prospects for control of hepatitis B virus infection: Implication of childhood vaccination and long term protection. Pediatrics 1992; 90 (Suppl): 170–173.
6. Mahony FJ, Kane M. Hepatitis B vaccine. In: Plotkin SA, Orenstein WA, editors. Vaccine. 3rd ed. Philadelphia: Saunders; 1999. p. 158–182.
7. Redeker AG, et al. Hepatitis B immune globulin as a prophylactic measure for spouses exposed to acute type B hepatitis. N Engl J Med 1997; 293: 1055–1059.
8. Bundesausschuss der Ärzte und Krankenkassen. Generelles Screening auf Hepatitis B in der Schwangerschaft. Dtsch Ärztebl 1994; 91: 2778–2779.
9. Parasher K, et al. Generelles Hepatitis-B-Screening in der Schwangerschaft – noch immer ein Novum in der Geburtshilfe? Dtsch Ärztebl. In Druck.

B. STÜCK, Berlin

Hepatitis-B-Impfung – keine oder nur geringe Antikörperbildung

Frage: Trotz mehrfacher Impfung gegen Hepatitis B kam es bei einem Patienten zu keinem anhaltenden Titeranstieg und damit nicht zur Ausbildung eines Impfschutzes. Der Impfling ist klinisch gesund und ohne Anhalt für eine Immunstörung. Muss man annehmen, dass auch nach anderen Impfungen bzw. nach Infektion die Immunität schwächer ist bzw. fehlt (Diphtherie, Tetanus, Polio, Mumps, Masern, Röteln)? Sind auch nach diesen Impfungen Titerkontrollen indiziert?

In rezenten, gut kontrollierten Impfstudien mit Hepatitis-B-Vakzine zeigte sich, dass etwa 4–5% gesunder Probanden keine oder nur minimale Mengen Anti-HBs-Antikörper bilden. Diese fehlende Reaktivität ist u. a. genetisch bedingt; auch falscher Impfort, Rauchen etc. führen zu schlechter Immunantwort. ALPER et al. (1) beschreiben, dass Personen, die HLA B8 SCO1, DR3 homozygot sind, auf die Hepatitisimpfung keine oder nur geringe Antikörperbildung aufweisen. Diese Personen reagieren auf andere Antigene (auf Impfungen oder nach Infektionen) völlig normal. Es erscheint wahrscheinlich, dass der völlig gesunde Impfling, der keinen Titeranstieg gegen HBs-Antigen entwickelt hat, dieser genetisch auf HBs-Antigen nicht reaktiven Gruppe angehört und auf andere Antigene normal reagiert.

Literatur

1. Alper CA, et al. Genetic prediction of nonresponse to Hepatitis B vaccine. N Engl J Med 1989; 321: 708-712.

MARTHA M. EIBL, Wien

Impfung gegen Hepatitis B bei Patientin mit Thalassaemia minor

Frage: Bei mir ist eine Helferin mit Thalassaemia minor und entsprechender Blutbildveränderung beschäftigt. Ist bei dieser Helferin eine Immunisierung gegen Hepatitis B – wie bei ärztlichem Hilfspersonal empfohlen – ein Risiko?

Die Impfung gegen Hepatitis B stellt kein Risiko dar. Der Impferfolg sollte jedoch auch bei der prognostisch günstigen β-Thalassämie serologisch gesichert werden.

H. STICKL †

Impfstrategie gegen Hepatitis B

Frage: Wieso werden Säuglinge gegen Geschlechtskrankheiten geimpft, gegen die die Immunität bis zum 1. Sexualkontakt schon wieder verloren ist? Warum keine Hepatitis-B-Erstimpfung im 12./13. Lebensjahr?

Hauptübertragungswege des Hepatitis-B-Virus sind unzweifelhaft der Sexualkontakt und der intravenöse Drogenmissbrauch. Für eine schnelle und effektive Bekämpfung der Hepatitis-B-Infektion wäre daher die generelle Impfung aller Jugendlichen ab dem 13. Lebensjahr am besten geeignet (1). Voraussetzung dafür ist jedoch ein gut funktionierendes Schularztsystem, wie es in Deutschland nur noch in wenigen Bundesländern besteht.

Bei einer Impfung ausschließlich durch niedergelassene Ärzte sind hohe Durchimpfungsraten bei Jugendlichen nicht zu erwarten (1, 2). Diese lassen sich jedoch im Säuglingsalter durch Integration in den Impfkalender erreichen. Auch werden in Kürze Kombinationsimpfstoffe zugelassen, die neben dem HBs-Antigen die Impfkomponenten enthalten, für die in der Bevölkerung bereits eine hohe Akzeptanz besteht. In den USA waren 1997 84% der 19–35 Monate alten Kinder dreimal geimpft (3).

Die Zahl der durch die Impfung vermiedenen Hepatitis-B-Infektionen im Säuglingsalter wird gering sein. Entscheidend ist die Vermeidung chronischer Verläufe, die für das frühe Kindesalter typisch sind. Während im Erwachsenenalter 5–10% aller Infektionen chronisch verlaufen, sind es in der Neugeborenenperiode 90%, im Säuglingsalter 60–80% und im Kleinkindalter noch etwa 30–40% (4). Die Gesamtzahl der chronischen HB-Virusträger beträgt in Deutschland gegenwärtig etwa 500 000, was etwa 0,7% der Gesamtbevölkerung entspricht. Nach amerikanischen Erfahrungen sind fast ⅓ aller chronischen Virusträger Kinder oder haben ihre Infektion im Kindesalter erworben (2).

Dass »die Immunität bis zum 1. Sexualkontakt schon wieder verloren ist«, stimmt nicht. Die Hepatitis-B-Schutzimpfung führt nicht nur zur Bildung von humoralen Antikörpern, sondern auch zur Entwicklung eines »immunologischen Gedächtnisses« in Form von Memoryzellen. Dadurch werden bei einem Hepatitis-B-Viruskontakt die schützenden Antikörper (anti-HBs) auch nach Absinken auf nicht mehr nachweisbare Werte sehr schnell wieder induziert.

Bei diesem Prozess wirkt sich die lange Inkubationszeit der Hepatitis B von etwa 6 Monaten günstig aus, sodass von vielen Experten die Notwendigkeit einer Auffrischimpfung nach einer Grundimmunisierung im Kindesalter nicht für notwendig gehalten wird. Es kann zwar zu einer Infektion, nicht aber zu einer Erkrankung oder zu einem chronischen Virusträgerstatus kommen (4). Dafür spricht auch die Beobachtung, dass klinisch manifeste Erkrankungen bei Geimpften bisher nicht dokumentiert werden konnten. Weder das amerikanische »Advisory Committee for Immunization Practices« noch das italienische »Instituto Superiore di Santa« sehen eine Auffrischimpfung nach der Impfung im Säuglingsalter vor (4).

Besteht jedoch ein enger Kontakt zu Hepatitis-B-Virusträgern oder -infizierten, muss nach der Impfung eine Antikörperkontrolle erfolgen. Auch werden Auffrischimpfungen im Abstand von jeweils 10 Jahren empfohlen, da durch eine massive Virusübertragung die Möglichkeit eines Impfdurchbruchs besteht (5).

Unabhängig davon erfordert eine wirksame Bekämpfung der Hepatitis B eine gebündelte Impfstrategie:

1. Schwangerenscreening und Simultanprophylaxe aller Neugeborenen von HBsAg-positiven Müttern.
2. Impfung aller Säuglinge vor dem 18. Lebensmonat.
3. Impfung aller bisher ungeschützten Jugendlichen.
4. Impfung aller Angehörigen von Risikogruppen.

Literatur

1. Jilg W. Gründe für eine generelle Impfung gegen Hepatitis B. Dtsch Ärztebl 1996; 93: A3122–3126.
2. Stück B, Jilg W. Allgemeine Hepatitis B-Impfung im Kindesalter. Die gelben Hefte 1996; 36: 106–113.
3. Centers for Disease Control. Notice to Readers Update: Recommendations to Prevent Hepatitis B Virus Transmission – United States. Morb Mortal Wkly Rep 1999; 48: 33–34.
4. American Academy of Pediatrics. Hepatitis B. In: Peter G, editor. Red Book 1997. Report of the Committee on Infectious Diseases, 24th ed. Illinois: Elk Grove Village; 1997. p. 257–260.
5. Sitzmann FC, Hrsg. Impfempfehlungen der Ständigen Impfkommission (STIKO). Stand: März 1998. München: Marseille; 1998.

B. STÜCK, Berlin

Hepatitisrisiko in der Familie und Immunisierung gegen Hepatitis B

Frage: Es erkrankt ein Familienangehöriger an Hepatitis B. Ist eine Gabe von spezifischem Hyperimmunglobulin bei einem anderen Familienmitglied überhaupt indiziert? Wenn ja, bis zu welchem Zeitpunkt? Wann ist eine Impfung angeraten? Was ist zur Simultanimpfung zu sagen? (Die Frage bezieht sich nicht auf ein Neugeborenes, dessen Mutter an Hepatitis B erkrankt ist.) Wie ist das praktische Vorgehen bei einem HBe-Antigenträger in der Familie? Welche Desinfektionsmaßnahmen sind (mit welchem Desinfiziens und wie lange) erforderlich?

Erkrankt ein Familienangehöriger oder ein sonstiges Mitglied einer Wohngemeinschaft an Hepatitis B, so sind unverzüglich die üblichen Hepatitis-B-Marker bei den Familienangehörigen bzw. den Mitgliedern der Wohngemeinschaft zu bestimmen. Bei den bisher nicht mit Hepatitis-B-Virus infizierten, nicht-immunen (Fehlen von anti-HBc und anti-HBs) Personen ist dann eine passiv-aktive Simultanprophylaxe vorzunehmen. Hierzu wird Hepatitis-B-Hyperimmunglobulin in der vom Hersteller angegebenen Dosis und gleichzeitig (an anderer Injektionsstelle) die erste Dosis eines Hepatitis-B-Impfstoffes injiziert. Die zur vollständigen Immunisierung erforderlichen weiteren Impfstoffdosen werden dann, in den vom Hersteller angegebenen Zeiträumen, verabreicht.

Diese Empfehlung, bei allen nicht-infizierten und nicht-immunen Familienangehörigen usw. ohne Rücksicht auf die – meist nicht festzustellende – Dauer der bisherigen Exposition eine derartige Prophylaxe vorzu nehmen, ist sinnvoll, da der Erkrankte weiterhin – auch bei noch nicht abgeschlossenem Infektionsablauf bei Rückkehr in die häusliche Pflege nach stationärer Behandlung – ein Infektionsrisiko für seine Umgebung ist. Diese Immunisierungsmaßnahmen sind unabhängig von dem gleichzeitigen Nachweis von HBeAg angezeigt. Das Risiko einer Infektionsübertragung ist zwar bei HBeAg-positiven Personen höher als bei Personen mit Antikörpern gegen dieses Antigen, doch können auch letztere ihre Infektion auf Kontakte übertragen.

Stets ist eine simultane passiv-aktive Prophylaxe vorzunehmen, da die passiv verabreichten Antikörper nur einen passageren Schutz gewähren. Es gibt derzeit keine Indikation zu einer ausschließlich passiven Immunisierung gegen Hepatitis B.

Sind die Familienangehörigen usw. erfolgreich gegen Hepatitis B immunisiert, sind keine weiteren Hygienemaßnahmen innerhalb der Familie erforderlich. Die infizierten Personen sind hinsichtlich ihres Verhaltens gegenüber Dritten (Arzt, Zahnarzt, Blutspende usw.) durch den behandelnden Arzt zu belehren.

G. Maass, Münster

Hepatitis-B-Impfung des Praxispersonals: Zwang oder Verpflichtung?

Frage: Inwieweit ist die Durchführung dieser Impfung Zwang? Wann übernimmt die Berufsgenossenschaft keine Kosten im Krankheitsfall? Wie verhält es sich mit der Impfung von Lehrlingen, die auch im Labor ausgebildet werden, und wer übernimmt die Kosten ?

Zur Durchführung der aktiven Immunisierung gegen Hepatitis B besteht kein Zwang. Die Unfallverhütungsvorschrift »Gesundheitsdienst« (VBG 103), die für alle ärztlichen Praxen in der Bundesrepublik Deutschland bindendes Recht ist, fordert vom »Unternehmer« (Praxisinhaber), dass er seine gefährdeten Beschäftigten über die Maßnahmen zur Immunisierung unterrichtet und ihnen die Immunisierung kostenlos ermöglicht. Die Vorschrift verlangt nicht, dass die Beschäftigten von diesem Angebot Gebrauch machen, sie fordert daher auch nicht, dass der Inhaber die Impfung durchführen lässt. Aber er darf mit besonders hepatitisgefährdeten Arbeiten niemanden beschäftigen, der nicht immun ist.

Zunächst muss der Praxisinhaber also feststellen, wer von seinen Beschäftigten Hepatitis-B-gefährdet ist. In größeren Praxen ist es durchaus denkbar, dass nicht alle Mitarbeiter die Immunisierung brauchen. Wer bei seiner Arbeit Kontakt mit Blut, Serum usw. hat, ist gefährdet, solange er nicht immun ist. 1. Schritt: Wer hat Kontakt? 2. Schritt: Wer hat keinen ausreichenden Immunschutz? Diejenigen, für die beides zutrifft, müssen unterrichtet werden, und ihnen muss die Impfung angeboten werden.

Wird die Immunisierung durchgeführt, ist 1–2 Monate nach der 3. Dosis der Erfolg zu prüfen; bei anti-HBs-Werten $<$100 IE/l umgehend erneute Impfung und Kontrolle. Diejenigen, die keinen Immunschutz haben, sollten nachgeimpft bzw. sie dürfen mit besonders Hepatitis-B-gefährdeten Arbeiten nicht beschäftigt werden. In Praxen mit nur wenigen Mitarbeitern kann dies zu arbeitsrechtlichen Schwierigkeiten führen.

Die Berufsgenossenschaft erbringt ihre Leistungen im Falle einer beruflich erworbenen Erkrankung an Hepatitis B auch bei abgelehnter oder aus anderen Gründen unterbliebener Schutzimpfung, wenn die sonst auch erforderlichen versicherungsrechtlichen Voraussetzungen vorliegen. Sie könnte die Leistungen nur versagen, wenn der Erkrankte die Berufskrankheit absichtlich herbeigeführt hätte.

Für Auszubildende gibt es keine Sonderregelung. Besonders wenn sie auch im Labor ausgebildet werden, sind sie gefährdet, auch wenn bei der übrigen Tätigkeit der gefährliche Kontakt vermieden werden könnte. Bei ihnen ist genauso zu verfahren wie bei allen Mitarbeitern: Gefährdung ermitteln, unterrichten, Impfung anbieten, gegebenenfalls durchführen, Erfolg feststellen.

Die Kosten der gebotenen Immunisierung hat der Praxisinhaber zu tragen, wenn nicht die Krankenkasse des Beschäftigten dies übernimmt.

Die Berufsgenossenschaft zahlt nur, wenn ein Schaden bereits eingetreten ist. Kosten für auf die Zukunft gerichtete Maßnahmen vor dem Schadensereignis, wie die aktive Immunisierung, übernimmt sie nicht.

Weitere Einzelheiten enthält das Merkblatt M 613 »Aktive Immunisierung gegen Hepatitis B«, das die Berufsgenossenschaft ihren Mitgliedern auf Anforderung kostenlos zur Verfügung stellt. Es ist auch zur Unterrichtung der Mitarbeiter geeignet.

D. Beyer, Hamburg

Ausbleiben einer anti-HBs-Bildung nach 4. Impfung beim Praxispersonal

Frage: Meine 1. Helferin (20 Jahre alt) und ich (50 Jahre), beide gesund, bilden trotz 4. Impfung mit H-B-Vax keine Antikörper. Wie groß bleibt für uns das Risiko einer Berufserkrankung? Die 2. Helferin hatte nach 3 Impfungen mit der gleichen Charge Antikörper.

Über 95% aller mit den derzeit zugelassenen Hepatitis-B-Impfstoffen vakzinierten Personen entwickeln nach regelrechter Impfung Antikörper gegen das Oberflächenantigen des Hepatitis-B-Virus (anti-HBs). Die Immunreaktion der über 50-jährigen und der männlichen Personen ist quantitativ und qualitativ etwas schlechter als die von jüngeren Personen und von Personen weiblichen Geschlechts.

Bei Ausbleiben einer anti-HBs-Bildung nach Impfung (Non-Responder) besteht bei Exposition das gleiche Infektionsrisiko wie bei nicht geimpften Personen. Auch die Erkrankungsschwere sowie die Häufigkeit der Entwicklung eines chronischen HBsAg-Trägertums scheinen bei Non-Respondern gleich zu sein.

Die Ursachen für das Fehlen einer Antikörperbildung nach der Impfung sind bisher nicht bekannt.

G. Frösner, München

Auffrischungsimpfung nach Hepatitis-B-Schutzimpfung

Frage: Zur Indikation der Auffrischungsimpfung bzw. Kontrolle nach Hepatitis-B-Schutzimpfung gibt es unterschiedliche Angaben. Abhängig von der Höhe des Anti-HBs-Titers stellt sich daher die Frage, in welchem Zeitraum Titerkontrollen bzw. Auffrischungsimpfungen erfolgen sollten.

Die Schutzimpfung gegen Hepatitis B wird im allgemeinen sehr gut vertragen und bietet, wenn angegangen, praktisch 100%igen Schutz. Allerdings gibt es sog. Low-Responder und Non-Responder, die auf die Impfung nur gering oder gar nicht Antikörper bilden. Für das schlechte Ansprechen gibt es verschiedene, zum Teil bekannte, zum Teil noch unbekannte Gründe. Mit Sicherheit besteht eine beträchtliche Altersabhängigkeit, d. h. nicht nur Senioren, sondern schon Patienten über 40 Jahre bilden in der Regel schlechter Antikörper als Kinder oder Jugendliche.

Verständlicherweise ist die Schutzdauer vom erzielten Antikörperspiegel abhängig. Sie variiert nach abgeschlossener Impfung sehr stark und kann nach Kollaritsch (1) zwischen wenigen Monaten und 20 Jahren liegen. Im Normalfall beträgt sie 5 Jahre.

Es ist daher vor allem bei Erwachsenen, die unter hohem Risiko leben, unbedingt notwendig, die Schutzdauer mit einer Blutuntersuchung festzulegen. Bei Kleinkindern, für die sowohl in Deutschland als auch in Österreich die generelle Hepatitis-B-Impfung empfohlen wird, ist die Immunantwort besser, der Schutz länger, und Versager sind seltener. Daher verzichtet man bei dieser Altersgruppe im allgemeinen auf den Bluttest. Bei Erwachsenen kann man aus der Antikörpermenge im Serum die Dauer der Schutzrate be-

Antikörpermenge im Serum	Wiederimpfung empfohlen
<10	sofort
11– 100	nach 3–6 Monaten
101– 1000	nach 2 Jahren
1001–10000	nach 5 Jahren
>10000	nach 7 Jahren

Tab. 6
Erfahrungswerte für Wiederimpfungen von H. Kollaritsch (1)

rechnen und damit den Zeitpunkt der Wiederimpfung festlegen.

Diese Erfahrungswerte sind in Tab. 6 festgehalten. Die Empfehlungen für die Wiederimpfungen sind vorsichtig erstellt, sodass der Schutz für alle garantiert wird, auch wenn er bei vielen vielleicht noch länger anhält.

Auf alle Fälle aber gilt, dass eine einzige Wiederimpfung nach ursprünglicher Grundimmunisierung sofort wieder den vollen Schutz herstellt, auch wenn in der Zwischenzeit der Impfschutz bereits verloren war.

Literatur

1. Kollaritsch H. Ratgeber Impfen. Wien: Peter Müller; 1997.

E. G. Huber, Salzburg

Fragliche Impfschäden nach Hepatitis-B-Impfung

Frage: Wie beurteilen Sie die immer häufiger auftauchenden Berichte über Nebenwirkungen nach Hepatitis-B-Impfungen (vor allem vor dem Hintergrund der Aussetzung der Schulimpfung in Frankreich zum 1. 10. 1998) aufgrund des Auftretens von über 200 demyelinisierenden Erkrankungen des ZNS sowie von Augenschäden?

Ich selbst habe bei 5000 Hepatitis-B-Impfungen 1 Patienten mit Iridozyklitis erlebt, wobei selbstverständlich bei dieser geringen Zahl von Impfungen keine repräsentative Aussage abgeleitet werden kann.

Wäre es vielleicht sinnvoller, den Impfzeitpunkt in jenes Alter zu verschieben, in dem die Impfung ihren größten Effekt entwickelt, nämlich in die präpubertäre Phase, gerade jetzt (nach Einführung der J1 im 14. Lebensjahr, wenn wir vermehrt Zugang zu dieser Altersgruppe haben), damit das Nutzen/Nebenwirkungsverhältnis positiver wird?

1. Antwort

Zu der in einer allgemeinen Diskussion in Frankreich 1996 geäußerten Vermutung, die Impfung könne eine multiple Sklerose auslösen, hat die WHO sehr klar Stellung bezogen und festgestellt, dass sich aus der Erfahrung mit mehreren hundert Millionen Impfdosen kein Anhalt hierfür ergäbe. Berichte über multiple Sklerose im Zusammenhang mit der Hepatitis-B-Impfung werden äußerst kritisch bewertet (1).

Die FDA hat 1996 anhand von Berichten des National Vaccine Adverse Event Reporting Systems (VAERS) festgestellt, dass keine unerwarteten Nebenwirkungen der Hepatitis-B-Impfung bei Neugeborenen und Kleinkindern bei 12 Millionen Impfdosen aufgetreten sind (2).

Literatur

1. Plotkin SA, Orestine W, Hrsg. Vaccines, Philadelphia: Saunders; 1999. p. 173.
2. Niu MT, Davis DM, Ellenberg S. Recombinant hepatitis B vaccination of neonates and infants: emerging safety data from the Vaccine Adverse Event Reporting System. Pediatr Infect Dis J 1996; 15: 771–776.

D. Friedburg, Krefeld

2. Antwort

Es stehen 2 Hepatitis-B-Impfstoffe zur Verfügung: ein aus dem Plasma von HBsAg-Trägern gewonnener und ein gentechnologisch in Hefezellen hergestellter Impfstoff. In Deutschland wird seit 1986 nur noch der gentechnisch hergestellte rekombinante Hepatitis-B-Impfstoff verwendet, bei dem das gereinigte Hepatitis-B-Oberflächenantigen (HBsAg) an Aluminiumhydroxid adsorbiert ist.

Impfreaktionen, deren Häufigkeit bei 5–15% liegen, treten überwiegend als Lokalreaktionen, selten auch als Allgemeinreaktionen auf. Impfkomplikationen werden sehr selten beobachtet, am häufigsten noch als Gelenkschmerzen und Gelenkschwellungen, ähnlich wie bei einer Hepatitis B (1).

In den letzten Jahren hat sich die Diskussion aufgrund kasuistischer Beiträge über zeitgleich mit der Impfung aufgetretene ophthalmologische und zentralnervöse Erkrankungen zunehmend auf demyelinisierende Impfkomplikationen gerichtet. Im Vordergrund stehen dabei die Optikusneuritis und die multiple Sklerose.

Optikusneuritiden, seltener auch akute posteriore Pigmentepitheliopathien (APMPPE) und Vaskulitiden der Retinagefäße sind sowohl nach der Anwendung von aus Plasma gewonnenen wie auch nach gentechnologisch in Hefezellen hergestellten Hepatitis-B-Impfstoffen beschrieben worden (1–10).

Sie sind so selten, dass sie in den einer Zulassung vorausgehenden klassischen Studien nicht erfasst werden können.

In den USA wurden bei »post-marketing-Untersuchungen« in den 3 Jahren nach der Zulassung des aus Plasma gewonnenen Impfstoffs (etwa 850000 Impfungen) u. a. 5 Optikusneuritiden bei Erwachsenen bekannt (2). Nach Einführung des gentechnisch hergestellten Impfstoffes sind dem »Vaccine Adverse Event Reporting System« von November 1990 bis Juli 1992 14 weitere Fälle gemeldet worden (4).

In zeitlichem Zusammenhang mit einer Hepatitis-B-Impfung hat das Paul-Ehrlich-Institut vom 1. Januar 1995 bis zum 31. Dezember 1997 über 8 Optikusneuritiden oder Retrobulbärneuritiden sowie je 1 inzwischen ausgeheilte Iritis bei einem 11-jährigen Jungen und 1 Uveitis bei einem Erwachsenen berichtet. Mit Ausnahme des 11-jährigen Jungen und eines 1997 gemeldeten 2-jährigen Mädchens, bei dem knapp 2 Wochen nach der 2. Hepatitis-B-Impfung eine Optikusatrophie festgestellt werden musste (10), handelte es sich ausschließlich um Erwachsene.

1998 wurde über ein 10-jähriges Mädchen berichtet, das im November 1997 eine Woche nach einer 1. Hepatitis-B-Impfung eine vorübergehende Sehverschlechterung bemerkte, die nach einer 2. Hepatitis-B-Impfung 4 Wochen später noch einmal auftrat. Der Befund entsprach einer beidseitigen Neuritis nervi optici. Bemerkenswert ist dabei das erneute Auftreten der Optikusneuritis nach der 2. Impfung (»positive rechallenge«). Je 1 weiterer Verdacht auf eine Optikusneuritis bei Jugendlichen wurde 1998 und 1999 bekannt.

Optikusneuritiden können Teilsymptome einer multiplen Sklerose sein. Fast jeder 4. Patient, der an einer multiplen Sklerose erkrankt, gibt als Erstsymptom retrobulbäre Schmerzen oder eine Optikusneuritis an. So wird bei den Verdachtsmeldungen auf eine Impfkomplikation außer einer Optikusneuritis häufig auch der Verdacht auf eine oder das Bestehen einer multiplen Sklerose gemeldet.

Bei jungen Erwachsenen scheint eine Optikusneuritis einer multiplen Sklerose nicht selten um Jahre vorauszugehen. So wird von 10 Kindern, bei denen im Alter von 5–14 Jahren in zeitlichem Zusammenhang mit einer Impfung oder einer Infektion eine Optikusneuritis aufgetreten war, berichtet, dass sie im Laufe der nächsten Jahre Symptome einer multiplen Sklerose entwickelten. 6 dieser Kinder waren 3 Tage bis 4 Wochen vorher mit unterschiedlichen Vakzinen geimpft worden (3).

In Deutschland hat das Paul-Ehrlich-Institut im Jahr 1997 6 Verdachtsmeldungen über das Auftreten einer multiplen Sklerose bekommen, bei 3 von ihnen bestand gleichzeitig eine Optikusneuritis.

Nach der Veröffentlichung von Einzelberichten über das Auftreten einer multiplen Sklerose in zeitlichem Zusammenhang mit einer Hepatitis-B-Impfung (1, 3, 4, 9, 11, 12) kam es in den USA und in Kanada zu größeren »post-marketing-Untersuchungen« (2). Danach bestand kein kausaler Zusammenhang zwischen Hepatitis-B-Impfung und demyelinisierenden Erkrankungen, er konnte aber auch nicht mit Sicherheit ausgeschlossen werden.

Bei einer Untersuchung in Frankreich zwischen Dezember 1994 und Dezember 1996 betrug die Rate demyelinisierender Erkrankungen des Nervensystems, welche in zeitlichem Zusammenhang mit einer Hepatitis-B-Impfung auftraten, 0,6 pro 100 000 Geimpfte. Sie war damit niedriger als der Erwartungswert an multipler Sklerose mit 1–3 Erkrankungen pro 100 000 Einwohner (1, 13).

Aufgrund einer in den letzten Wochen sehr emotional geführten Diskussion in der Öffentlichkeit entschloss man sich in Frankreich aber zu einer einstweiligen Aussetzung der Hepatitis-B-Impfung in den Schulen. Es besteht jedoch weiterhin eine allgemeine Impfempfehlung, für Schüler jetzt durch die Hausärzte (14). Auch ist in Frankreich inzwischen mit einer prospektiven Untersuchung begonnen worden.

Die multiple Sklerose ist die häufigste entzündliche Erkrankung des Zentralnervensystems und manifestiert sich überwiegend zwischen dem 20. und 40. Lebensjahr. Viele Autoren vermuten, dass es sich bei der multiplen Sklerose um eine Autoimmunerkrankung handelt. Dabei scheint eine genetische Disposition zu bestehen, da bestimmte Histokompatibilitätsantigene bei Patienten häufiger als bei Gesunden gefunden werden. Inwieweit bestimmte Triggerfaktoren eine Rolle spielen, ist unbekannt.

Vieles spricht heute mehr für ein koinzidentales als für ein kausales Geschehen. Nach den bisherigen Kenntnissen treten im Erwachsenenalter multiple Sklerosen, Optikusneuritiden, transverse Myelitiden und andere Entmarkungskrankheiten nicht häufiger in einer gegen Hepatitis B geimpften als in einer ungeimpften Population auf (1, 13). Auch ist in den Ländern, in denen die Impfung bereits im Säuglings- und Schulalter empfohlen wird, keine Altersverschiebung beobachtet worden.

In Italien, wo seit 1991 die Hepatitis-B-Impfung im Säuglings- und Schulalter obligatorisch ist, wurden in der Zeit von 1991–1994 bei 113 230 geimpften Kindern einmal ein Guillan-Barré-Syndrom und einmal ein Fisher-Syndrom beobachtet (Prof. Dr. S. Sqarcione, italienisches Gesundheitsministerium). Auch in Frankreich konnte keine Altersverschiebung bei den im zeitlichen Zusammenhang mit einer Impfung aufgetretenen Erkrankungen beobachtet werden.

Schließlich spricht auch das unterschiedliche Auftreten von Hepatitis B und multipler Sklerose in der Weltbevölkerung gegen einen kausalen Zusammenhang; zumindest gilt das für das im Impfstoff enthaltene HBs-Antigen. In den nordeuropäischen Ländern tritt die multiple Sklerose am stärksten auf, gleichzeitig bestehen hier die niedrigsten Hepatitis-B-Prävalenzraten. Dagegen tritt die multiple Sklerose in Asien und Afrika sehr selten, die Hepatitis B hingegen sehr häufig auf (1).

Auf einem Expertentreffen der WHO im September 1998 wurden die bisher vorliegenden Daten überprüft und analysiert. Danach bestehen keine Hinweise auf einen ursächlichen Zusammenhang zwischen der Hepatitis-B-Impfung und demyelinisierenden Erkrankungen. Die WHO empfahl daher allen Ländern mit Nachdruck, die Immunisierungsprogramme fortzusetzen (13, 14).

Auch in Deutschland besteht ein reales Risiko für eine Hepatitis-B-Infektion. Gemeldet werden jährlich zwischen 5000 und 6000 Erkrankungen. Die Meldungen sind jedoch unvollständig. Sorgfältige Schätzungen gehen von etwa 25000 manifesten Erkrankungen im Jahr aus. Die Zahl der Hepatitis-B-Infektionen ist aber etwa doppelt so hoch, da jede 2. Infektion anikterisch oder inapparent verläuft. Diese Annahme wird unterstützt durch eine Studie des Robert Koch-Instituts (ANOMO-Studie: Anonymes Monitoring bei niedergelassenen Ärzten), bei der anhand von Diagnosen aus einer ausgewählten Zahl von Arztpraxen Daten zur Epidemiologie von sexuell übertragbaren Erkrankungen, einschließlich der Hepatitis B, gesammelt und hochgerechnet wurden (15). Fast identische Zahlen erhält man, wenn die Anti-HBc-Prävalenzen, die bei routinemäßigen Laboruntersuchungen erkannt wurden, hochgerechnet werden (16).

Knapp 10% der gemeldeten Erkrankungen betreffen Kinder und Jugendliche bis zum vollendeten 15. Lebensjahr. Die Dunkelziffer ist hier jedoch besonders groß, da in den ersten Lebensjahren die Infektion in über 90% asymptomatisch verläuft. Die Hauptgefahr der Hepatitis-B-Infektion im Kindesalter liegt in der Häufigkeit chronischer Verläufe (17, 18). Während im Erwachsenenalter 5–10% aller Infektionen chronisch verlaufen, sind es in der Neugeborenenperiode 90%, im Säuglingsalter 60–80% und im Kleinkindesalter noch etwa 30–40%. Die Gesamtzahl der chronischen Hepatitis-B-Virusträger beträgt in Deutschland gegenwärtig etwa 500000, etwa 0,7% der Gesamtbevölkerung (16). Nach amerikanischen Erfahrungen sind fast ⅓ aller chronischen Virusträger Kinder oder haben ihre Infektion im Kindesalter erworben (17).

Ein wichtiger Faktor bei der Ausbreitung der Hepatitis B ist die hohe Infektiosität des Virus. Schon die Übertragung von 10^{-6} ml infektiösen Blutes kann eine Infektion auslösen. Der häufigste Übertragungsweg einer Hepatitis B im Kindesalter ist der vertikale Weg bei der Geburt. Eine hohe Gefährdung besteht weiterhin bei Kontakt mit chronischen Virusträgern in der Familie, seltener in Kindergemeinschaftseinrichtungen und Spielgruppen.

Über eine Ansteckung von Kindern durch Kinder ist mehrfach berichtet worden (19). Größere Untersuchungen fehlen jedoch, da Kinder meist lange Zeit ohne Symptome unerkannt als infektiöse Hepatitis-B-Virusträger leben. Mit hoher Wahrscheinlichkeit kann man aber von einem solchen Infektionsweg ausgehen, wenn Kinder chronische HBsAg-Träger sind, ohne dass ein serologischer Hinweis auf eine abgelaufene oder bestehende Hepatitis-B-Virusinfektion bei einem ihrer Familienmitglieder besteht.

In unserer Klinik hatten wir in den letzten Jahren unter 28 Kindern mit einer horizontalen, nicht-parenteralen Hepatitis-B-Virusübertragung 13 solcher Kinder. 7 von ihnen stammten aus türkischen, 6 aus deutschen Familien (18).

Eine Gefährdung besteht bei Kindern vor allem wegen der hohen Ansteckungsmöglichkeit bereits bei kleinsten Verletzungen. Das Übertragungsrisiko in Kindergemeinschaftseinrichtungen scheint zwar relativ gering zu sein; beachtenswert ist es jedoch in Behinderteneinrichtungen oder in »integrierten Kindergärten« aufgrund erhöhter Verletzungsgefahren und

Verhaltensstörungen. So wurden in einer Schule für geistig behinderte Kinder bei der Umgebungsuntersuchung eines Kindes mit einer akuten Hepatitis B insgesamt 4 chronische HBsAg-Träger bei Mitschülern und Betreuungspersonal entdeckt. Die Bestimmung des Subtyps und der Nukleinsäuresequenz war ein Hinweis für die Ausbreitung innerhalb der Schule (20).

Höher einzuschätzen ist die Gefahr für Kinder, die Gemeinschaftseinrichtungen zusammen mit Migranten oder Kindern, deren Eltern aus Ländern mit einer höheren HBsAg-Prävalenz stammen, besuchen. So wurden bei 31 von 244 unausgewählten Kindern von Asylbewerbern im Alter bis zum 18. Lebensjahr Hepatitis-B-Virusmarker nachgewiesen, 27 waren chronische HBsAg-Träger (21).

Die Gefahr, die von infizierten Kindern ausgehen kann, zeigen schwedische Untersuchungen bei Familien, welche Kinder zur Adoption aus Südostasien aufgenommen hatten. 36 als chronische Virusträger bekannt gewordene Adoptivkinder verursachten mindestens 54 weitere Hepatitis-B-Virusinfektionen. Das höchste Infektionsrisiko bestand für die Adoptiveltern (41-mal), seltener infizierten sich Adoptivgeschwister (5-mal), Großeltern (4-mal) und andere Verwandte (4-mal). Bei den Adoptivgeschwistern trat die Infektion meist nur subklinisch auf (22).

Die Impfung im Säuglings- und Kleinkindesalter soll vor allem das in diesem Alter so häufige Auftreten der chronischen Hepatitis und damit das Auftreten einer chronischen Hepatitis-B-Virämie verhüten. Eine Senkung der Hepatitis-B-Morbidität wird sich bei einer alleinigen Impfung im Säuglingsalter erst relativ spät bemerkbar machen. Durch die Integration in den Impfkalender lassen sich im Säuglingsalter aber hohe Durchimpfungsraten erreichen. Gleichzeitig wird damit auch das Problem der sozialen Ausgrenzung von Kindern mit einer chronischen Hepatitis-B-Virusinfektion in Kindergemeinschaftseinrichtungen gelöst.

Nach einer Grundimmunisierung im Kindesalter wird heute von vielen Experten eine Auffrischimpfung nicht für notwendig gehalten. Die Hepatitis-B-Schutzimpfung führt nicht nur zur Bildung von humoralen Antikörpern, sondern auch zur Entwicklung eines »immunologischen Gedächtnisses« in Form von Memoryzellen. Dadurch werden bei einem Kontakt mit dem Hepatitis-B-Virus die schützenden Antikörper auch nach Absinken auf nicht mehr nachweisbare Werte sehr schnell wieder induziert. Bei diesem Prozess wirkt sich die lange Inkubationszeit der Hepatitis B von etwa 6 Monaten günstig aus. Es kann zwar zu einer Infektion, nicht aber zu einer Erkrankung oder zu einem chronischen Virusträgerstatus kommen (23). Deshalb sehen weder die »Ständige Impfkommission« (24), das amerikanische »Advisory Committee for Immunization Practices« (23) noch das italienische »Instituto Superiore di Santa« eine Auffrischimpfung nach der Impfung im Säuglingsalter vor. Nur bei engem Kontakt zu Hepatitis-B-Virusträgern werden nach der Impfung eine Antikörperkontrolle sowie Auffrischimpfungen im Abstand von jeweils 10 Jahren empfohlen.

Da der Hauptübertragungsweg des Hepatitis-B-Virus der Sexualkontakt und der i.v. Drogengebrauch ist, würde eine Impfung zu Beginn des 2. Lebensjahrzehnts innerhalb von weniger als 30 Jahren zu einer eindeutigen Senkung der Morbiditätsraten führen. Es bedarf jedoch großer Anstrengungen, eine hohe Akzeptanz in dieser Altersgruppe zu erreichen.

Bei den vor Einführung der Impfung im Neugeborenen- und Säuglingsalter durchgeführten Untersuchungen bei Kindern mit gentechnologisch hergestellten Impfstoffen zeigten diese deutlich seltener Impfreaktionen als Erwachsene (4).

Auch würde eine Verschiebung des Impftermins in das 2. Lebensjahrzehnt u. U. zu einem vermehrten Auftreten von koinzidentalen Erkrankungen führen und damit, ähnlich wie in Frankreich, die Akzeptanz beeinträchtigen.

Diskutiert wird, ob durch Hepatitis-B-Impfungen induzierte Immunkomplexe, die HBs-Antigene und anti-HBs-Antikörper enthalten, Ursache für Immunkomplexerkrankungen sowie die sehr viel seltener beschriebenen Vaskulitiden der Retina oder APMPPE sein können (9). So wurden in Serum und Gewebe von Patienten mit einer akuten oder chronischen Hepatitis B sowie von chronischen Virusträgern Immunkomplexe, die HBs-Antigene enthalten, nachgewiesen (25). In der Regel führen sie nur zu kurzfristigen Nebenwirkungen. Sehr selten können sie aber bei einer entsprechenden Disposition wahrscheinlich eine Autoimmunerkrankung auslösen.

Schließlich ist auch denkbar, dass – bei einer immunologisch geprägten Disposition – Impfungen ähnlich wie Infektionserkrankungen eine Triggerfunktion übernehmen, auch wenn dies bisher für demyelinisierende Erkrankungen nicht bewiesen ist.

In Abwägung der Seltenheit der hier diskutierten fraglichen Impfschäden im Kindesalter einerseits und dem unbestreitbaren Nutzen der Impfung andererseits sollte auf die Hepatitis-B-Impfung nicht verzichtet werden. Bei Vorliegen einer Autoimmunerkrankung, die im Kindesalter eine ausgesprochene Rarität ist, sollte aber eine Risikoabwägung besonders sorgfältig vorgenommen werden. Das gilt selbst für Patienten mit multipler Sklerose, obwohl von Experten eine solche Erkrankung nicht als Kontraindikation angesehen wird (26). **Dabei darf jedoch nicht vergessen werden, daß Hepatitis-B-Infektionen ein auslösender Faktor sein können** (27, 28). **Treten nach einer Hepatitis-B-Impfung Optikusneuritiden, Vaskulitiden der Retina oder eine APMPPE auf, sollten keine weiteren Impfungen durchgeführt werden.**

Literatur

1. Dittmann S. Hepatitis-B-Impfung und im zeitlichen Zusammenhang auftretende zentralnervöse und ophthalmologische Erkrankungen. In: Sitzmann FC, Hrsg. Impfungen. München: Marseille; 1998. S. 55–58.

2. Shaw FE jr., et al. Postmarketing surveillance for neurologic adverse events reported after hepatitis B vaccination. Experience of the first three years. Am J Epidemiol 1988; 127: 337–352.

3. Riikonen R. The role of infection and vaccination in the genesis of optic neuritis and multiple sclerosis in children. Acta Neurol Scand 1989; 80: 425–431.

4. Institute of Medicine. Hepatitis B Vaccines. In: Stratton KR, Howe CJ, Johnston RB jr. editors. Adverse Events of Childhood Vaccines. Washington D.C.: National Academy Press; 1994. S. 211–235.

5. Van de Geijn EJ, et al. Bilateral optic neuritis with branch retinal artery occlusion associated with vaccination. Doc ophthalmol 1994; 86: 403–408.

6. Baglivo E, et al. Multiple evanescent white dot syndrome after hepatitis B vaccine. Am J Ophthalmol 1996; 122: 431–432.

7. Devin F, et al. Occlusion of central retina vein after hepatitis B vaccination. Lancet 1996; 347: 1626.

8. Albitar S, et al. Bilateral retrobulbar optic neuritis with hepatitis B vaccination. Nephrol Dial Transplant 1997; 12: 2169–2170.

9. Grotto I, et al. Major adverse reactions to yeast-derived hepatitis B vaccine – a review. Vaccine 1998; 16: 329–334.

10. Stück B. Sehstörungen in zeitlichem Zusammenhang mit Hepatitis-B-Impfungen. pädiat prax 1999/2000; 57: 714–717.

11. Herroelen L, et al. Central-nervous-system demyelination after immunisation with recombinant hepatitis B vaccine. Lancet 1991; 338: 1174–1175.

12. Nadler JP. Multiplesclerosis and hepatitis B vaccination. Clin Infect Dis 1993; 17: 928–929.

13. WHO. Lack of evidence that hepatitis B vaccine causes multiple sclerosis. Wkly Epidemiol Rec 1997; 72: 149–152.

14. Robert Koch-Institut: Hepatitis B: WHO-Expertenberatung zur Sicherheit der Schutzimpfung. Epidemiol Bull 1989; 40: 285.

15. Kirschner W, et al. Sentinel-Surveillance von HIV und anderen sexuell übertragbaren Krankheiten. Ergebnisse der ANOMO-Studie 1988–1994. Schriftenreihe des BGM. Bd. 63. Baden-Baden: Nomos; 1996.

16. Thefeld W, et al. Hepatitis B-Durchseuchung in der deutschen Bevölkerung. Bundesgesundheitsbl 1994; 37: 374–377.

17. Shapiro CN. Epidemiology of hepatitis B Pediatr Infect Dis J 1993; 12: 433–437.

18. Stück B. Hepatitis B-Impfung. Fragen aus der Praxis. Kinder- und Jugendarzt 1999; 30: 141–144.

19. Schneider T, Stück B. Zur Übertragung des Hepatitis B-Virus (HBV) in Kindergemeinschaftseinrichtun-

gen. In: Stehr K, Harms D, Hrsg. Aktuelle Beiträge aus der pädiatrischen Infektiologie. München: Futuramed; 1993. S. 399–406.
20. Nitschko H, et al. Bestimmung der Nukleinsäuresequenz des HBsAg-Gens zum Nachweis epidemiologisch zusammenhängender HBV-Infektionen. In: Maass G, Stück B, Hrsg. Virushepatitis A bis E. Marburg: Kilian; 1994.
21. Schuster B. Gesundheitsscreening bei Asylbewerbern und epidemiologische Konsequenzen bei ihrer sozialen Integration (Abstract) Gesundhwes 1994; 56: 302.
22. Christenson B. Epidemiological aspects of the transmission of hepatitis B by HBsAg-positive adopted children. Scand J Infect Dis 1986; 18: 105–109.
23. American Academy of Pediatrics: Hepatitis B. In: Peter G, editor. Red Book: Report of the Committee on Infectious Diseases, 24th ed. Illinois: Elk Grove Village; 1997. p. 247–260.
24. Robert Koch-Institut: Impfempfehlungen der Ständigen Impfkommission (STIKO) am Robert Koch-Institut – Stand: März 1998. Epidemiol Bull 1998; 15: 101–112.
25. Nowoslowski A, et al. Immunpathological aspects of hepatitis type B Am J Med Sci 1975; 270: 229–239.
26. Flachecker P, et al. Aktive Schutzimpfungen bei multipler Sklerose. Dtsch Med Wochenschr 1995; 120: 1513–1516.
27. Galli M, et al. Retrobulbar optic neuritis in a patient with acute type B hepatitis. J Neurol Sci 1986; 72: 195–200.
28. Achiron LR. Postinfectious hepatitis B optic neuritis. Optom Vis Sci 1994; 71: 53–56.

B. Stück, Berlin

Hepatitis-B-Impfung aller Säuglinge und Besuch von Regelkindergärten durch HIV-infizierte Kinder – ein Widerspruch?

Frage: Die Ständige Impfkommission (STIKO) hat die Hepatitis-B-Impfung in den Impfplan aufgenommen. Wieso sind Säuglinge und Kleinkinder aus Nichtrisikogruppen Hepatitis-B-gefährdet, andererseits der Besuch von HIV-infizierten Kindern im Regelkindergarten angeblich unbedenklich? Für mich bedeutet pro Hepatitis-B-Impfung – gegen Ausgrenzung HIV-infizierter Kinder einen gedanklichen Widerspruch.

Die Empfehlung, alle Kinder gegen Hepatitis B zu impfen, steht aus folgenden Gründen nicht im Widerspruch zum unbedenklichen Besuch von Kindergärten durch HIV-infizierte Kinder:

1. Ein wichtiger Faktor bei der Ausbreitung der Hepatitis B ist die hohe Infektiosität des Virus. Schon die Übertragung von 10^{-6} ml infektiösen Blutes kann eine Infektion verursachen (1). Das Hepatitis-B-Virus ist damit etwa 50–100-mal ansteckender als das HI-Virus.

2. Im Gegensatz zur HIV-Infektion steht uns zur Verhütung einer Hepatitis B ein gut verträglicher und sehr effektiver Impfstoff zur Verfügung. Eine Grundimmunisierung im Kindesalter führt bei mehr als 98% der Geimpften zu schützenden Antikörpern.

3. Da der Mensch der einzige epidemiologisch bedeutsame Wirt des Hepatitis-B-Virus ist, kann durch eine konsequente Durchimpfung in absehbarer Zeit die Erkrankung eliminiert werden (2).

4. Die 1982 in Deutschland eingeführte Impfstrategie, nur gefährdete Berufs-, Patienten- und Bevölkerungsgruppen zu impfen, führte nicht zu einer Senkung der Gesamtmorbidität der Hepatitis B. Das ist verständlich, da noch nicht einmal 30%

aller Hepatitis-B-Infektionen Angehörige von »Risikogruppen« betreffen (3).

5. Die Hauptgefahr der Hepatitis-B-Infektion im Kindesalter liegt in der Häufigkeit chronischer Verläufe. Während im Erwachsenenalter 5–10% aller Infektionen chronisch verlaufen, sind es in der Neugeborenenperiode 90%, im Säuglingsalter 80% und im Kleinkindesalter noch 30–40% (4). Die Gesamtzahl der chronischen Virusträger beträgt in Deutschland etwa 500 000 (5). Fast ⅓ aller chronischen Virusträger sind Kinder oder haben ihre Infektion im Kindesalter erworben (4).

6. Chronische Hepatitis-B-Virusträger, besonders Kinder, werden oft nur durch Zufall als solche erkannt. Sie sind daher besonders häufig unerkannte Infektionsquellen.

7. Für betroffene Eltern besteht oft ein Widerspruch darin, dass im Gegensatz zu HIV-infizierten Kindern ihre Kleinkinder als hochinfektiöse chronische Hepatitis-B-Virusträger Kindergemeinschaftseinrichtungen nicht besuchen dürfen. In der Regel bestehen jedoch keine Bedenken, wenn Kontaktkinder durch eine Hepatitis-B-Impfung geschützt sind. Hohe Durchimpfungsraten im Säuglings- und Kleinkindesalter werden das Problem der sozialen Ausgrenzung dieser Kinder lösen helfen (2).

Literatur

1. Gerlich WH, Repp R. Abschätzung der Infektiosität von Hepatitis-B-Virusträgern durch serologische und molekularbiologische Methoden. In: Maas G, Stück B, Hrsg. Virushepatitis A bis E. Diagnose, Therapie, Prophylaxe. Marburg: Kilian; 1994.

2. Stück B, Jilg W. Allgemeine Hepatitis B-Impfung im Kindesalter. Gelbe Hefte 1996; 36: 106–113.

3. Jilg W. Warum brauchen wir eine generelle Impfung gegen Hepatitis B? Dtsch Ärztebl (im Druck).

4. Shapiro CN. Epidemiology of hepatitis B. Pediatr Infect Dis J 1993; 12: 433–437.

5. Thefeld W, Seher Ch, Dortschy R. Hepatitis-B-Durchseuchung in der deutschen Bevölkerung. Bundesgesundheitsbl 1994; 37: 374–377.

B. Stück, Berlin

Optimales Impfschema bei der Hepatitis-B-Impfung im Kleinkindesalter

Frage: Seit Oktober 1995 ist die Hepatitis-B-Impfung für Säuglinge empfohlen (Impfung im 3., 5., 13. Monat). Auch Jugendliche sollten geimpft werden (nach dem Erwachsenenschema). Wie ist es im Kleinkindesalter? Gibt es eine Empfehlung für optimale Impfabstände?

Der Abstand zwischen den einzelnen Hepatitis-B-Impfungen sollte im Kleinkindesalter zwischen der 1. und 2. Impfung 4–8 Wochen und zwischen der 2. und 3. Impfung 6 Monate betragen. Längere Abstände sind möglich. Bei Kontakt mit chronischen Virusträgern kann der Abstand der beiden letzten Impfungen auf 4 Wochen verkürzt werden. Eine Kontrolle des Impferfolges ist bei Kontakt 1–2 Monate nach der 3. Impfung erforderlich.

B. Stück, Berlin

Hepatitis-B-Impfung im Kindergartenalter

In der jüngeren Vergangenheit haben mich mehrere Eltern unabhängig voneinander aufgefordert, ihr Kind im Kindergartenalter gegen Hepatitis B zu impfen, da ihnen zu Ohren gekommen sei bzw. sie aus den Medien erfahren hätten, dass eine Übertragung der Hepatitis B von Kind zu Kind im Kindergarten möglich sei.

1. Frage: Ist ein solcher Infektionsweg wissenschaftlich dokumentiert?

Der häufigste Übertragungsweg einer Hepatitis B im Kindesalter ist der vertikale Weg bei der Geburt. Eine hohe Gefährdung besteht weiterhin bei Kontakt mit chronischen Virusträgern in der Familie, seltener in Kindergemeinschaftseinrichtungen (1).

Über Ansteckungen im Kindergarten ist mehrfach berichtet worden (2–6). Größere Untersuchungen fehlen jedoch, da Kinder meist über lange Zeit, da ohne Symptome unerkannt, als infektiöse HBsAg-Träger leben.

Mit hoher Wahrscheinlichkeit kann man aber dann von einem solchen Infektionsweg ausgehen, wenn Kindergartenkinder HBsAg-Träger sind, ohne dass ein serologischer Hinweis auf eine abgelaufene oder bestehende Hepatitis-B-Virus (HBV)-Infektion bei ihren Familienmitgliedern besteht.

Wir haben in den letzten Jahren in unserer Klinik unter 28 Kindern mit einer horizontalen, nicht parenteralen HBV-Übertragung 13 dieser Kinder gehabt (7). 7 von ihnen stammten aus türkischen, 6 aus deutschen Familien. Aus datenschutzrechtlichen Gründen konnte nur gelegentlich der Nachweis eines Kontaktes mit einem chronischen Virusträger in einer Kindergemeinschaftseinrichtung oder Schule erbracht werden.

Eine Gefährdung besteht bei Kindern vor allem wegen der hohen Ansteckungsmöglichkeit bereits bei kleinsten Verletzungen. Das Übertragungsrisiko in Kindergemeinschaftseinrichtungen scheint zwar relativ gering zu sein (2, 4); es ist jedoch beachtenswert in Behinderteneinrichtungen oder in »integrierten Kindergärten« aufgrund erhöhter Verletzungsgefahren und Verhaltensstörungen (8).

So haben Kinder mit einem DOWN-Syndrom ein hohes Risiko, bei einer Infektion zu einem chronischen Virusträger zu werden.

Höher einzuschätzen ist die Gefahr auch für Kinder, die Gemeinschaftseinrichtungen zusammen mit Migranten oder Kindern, deren Eltern aus Ländern mit einer höheren HBsAg-Prävalenz stammen, besuchen (2, 3, 9).

Die Gefahr, die von infizierten Kindern ausgehen kann, zeigen schwedische Untersuchungen bei Familien, die Kinder zur Adoption aus Südostasien aufgenommen hatten (10). 96 als chronische HBsAg-Träger bekannt gewordene Adoptivkinder wurden dort über 2–6 Jahre beobachtet, um das Risiko einer HBV-Übertragung auf die Adoptivfamilien und auf außerhalb der Familie lebende Kontaktpersonen zu bestimmen: 36 Adoptivkinder verursachten mindestens 54 weitere HBV-Infektionen.

Das höchste Infektionsrisiko bestand für die Adoptiveltern (41-mal), seltener infizierten sich Adoptivgeschwister (5-mal), Großeltern (4-mal) und andere Verwandte (4-mal). Bei den Adoptivgeschwistern trat die Infektion meist nur subklinisch auf. Die Wahrscheinlichkeit, einen chronischen Virusträgerstatus zu entwickeln, war bei ihnen jedoch bedeutend größer.

2. Frage: Wie hoch ist ein solcher Infektionsmodus epidemiologisch einzuschätzen? Empfiehlt es sich, alle Kinder einer

Kindergartengruppe zu impfen, wenn ein Inzidenzfall aufgetreten ist?

Mit dem Rückgang der vertikalen Infektion durch die Einführung der Untersuchung aller Schwangeren auf eine HBs-Antigenämie bei der Schwangerschaftsvorsorge gewinnt die Verhütung der horizontalen Infektion epidemiologisch an Bedeutung. Im Vordergrund der Impfung im Säuglings- und Kleinkindesalter steht aber die Verhütung der chronischen Hepatitis B. Die Gesamtzahl der chronischen HBV-Träger beträgt in Deutschland gegenwärtig etwa 500 000 (11).

Fast ⅓ aller chronischen Virusträger sind Kinder oder haben ihre Infektion im Kindesalter erworben. Wird in einem Kindergarten ein chronischer HBV-Träger bekannt, empfiehlt es sich, alle Kinder der Gruppe zu impfen.

Ein erhöhtes Übertragungsrisiko besteht besonders bei Kindern bis zum Alter von 3 Jahren, da in diesem Alter ein besonders intensiver oraler und kutaner Umweltkontakt besteht, bei älteren Kindern auch bei Blutungsneigung oder entzündlichen Hauterkrankungen sowie aggressiven Verhaltensweisen (6).

3. Frage: Wenn dokumentiert, würde ein solcher Infektionsmodus nicht – abweichend von der Empfehlung der Ständigen Impfkommission – die Impfung aller Kinder unabhängig vom Alter nahelegen?

Die Ständige Impfkommission (STIKO) empfiehlt die Hepatitis-B-Impfung aller Kinder. Im Impfkalender werden keine »Impftermine« vorgeschrieben, sondern nur das Impfalter für den Beginn der Impfungen (12).

Die Nennung zweier Altersgruppen dient allein dazu, die Effektivität der Hepatitis-B-Schutzimpfung zu steigern. Um möglichst bald einen Schutz aller unserer Kinder und Jugendlichen zu erreichen, wurden diese beiden Altersgruppen als Schwerpunkte im Impfkalender aufgenommen. Dadurch soll u. a. die öffentliche Propagierung der Impfung erleichtert werden.

Leider ist von einigen Kostenträgern die Empfehlung so interpretiert worden, dass die Hepatitis-B-Impfung außerhalb der im Impfkalender angegebenen Zeiten nicht empfohlen wird.

»Diese Auslegung der STIKO-Empfehlung ist falsch, sie entspricht nicht dem erklärten Ziel, durch Impfungen vor der Hepatitis-B-Infektion möglichst früh einen möglichst umfassenden Schutz zu erreichen« (13).

Unabhängig davon wird von der STIKO empfohlen:

»Durch Kontakt mit HBsAg-Trägern in Familie und Gemeinschaft (Kindergärten, Kinderheime, Pflegestätten, Schulklassen, Spielgemeinschaften) expositionell gefährdete Personen« gegen Hepatitis B präexpositionell zu impfen (12).

Literatur

1. Stück B, Jilg W. Allgemeine Hepatitis B-Impfung im Kindesalter. Gelbe Hefte 1996; 36: 106–113.

2. Hadler St, McFarland L. Hepatitis in day-care centers: epidemiology and prevention. Rev Infect Dis 1986; 8: 591–598.

3. Hayashi J, et al. Hepatitis B virus transmission in nursery schools. Am J Epidemiol 1987; 125: 492–498.

4. Shapiro CN, et al. Hepatitis B virus transmission between children in day care. Pediatr Infect Dis J 1987; 8: 870–875.

5. Nigro G, Taliani G. Nursery aquired asymptomatic B hepatitis. Lancet 1989; 333: 1451–1452.

6. Schneider T, Stück B. Zur Übertragung von Hepatitis B-Virus (HBV) in Kindergemeinschaftseinrichtungen. In: Stehr K, Harms D, Hrsg. Aktuelle Beiträge aus der pädiatrischen Infektiologie. FAC 12-2. Fortschr. antimikr. antineoplast. Chemother. München: Futuramed; 1993. S. 535–540.

7. Al-Rhadi A, Wartner R, Stück B. Unveröffentlichte Daten.

8. Cancio-Bello TP, et al. An institutional outbreak of hepatitis B related to a human biting carrier. J Infect Dis 1982; 14: 652–656.
9. Kimmig P. zitiert nach Nassauer A. In: Hofmann F, Hrsg. Infektionsschutz in der Arbeitswelt. Landsberg: ecomed; 1995.
10. Christenson B. Epidemiological aspects of the transmission of hepatitis B by HBsAg-positive adopted children. Scand J Infect Dis 1986; 18: 105–109.
11. Jilg W. Gründe für eine generelle Impfung gegen Hepatitis B. Dtsch Ärztebl 1996; 93: A 3122–3126.
12. Ständige Impfkommission am Robert Koch-Institut (STIKO). Impfempfehlungen (Stand: Oktober 1995). Bundesgesundheitsbl 1996; 39: 32–41.
13. Koch MA. Hepatitis-B-Impfung für Kinder erstatten. Empfehlung der STIKO. Dtsch Ärztebl 1997; 94: C 716.

B. Stück, Berlin

Impfschutz und immunologisches Gedächtnis

Frage: Es gibt Ergebnisse aus Langzeituntersuchungen an Hepatitis-B-Geimpften, dass auch über messbare Antikörpertiter hinaus durch ein bestehendes »immunologisches Gedächtnis« weiterhin ein Schutz vor einer klinisch manifesten Hepatitis-B-Erkrankung besteht. Ist dies sicher belegbar, so wäre die Empfehlung der STIKO zur regelmäßigen Titerkontrolle und ggf. Nachimpfung unsinnig geworden. Allein in der Bundesrepublik Deutschland könnten Hunderttausende DM gespart werden mit nur einer einzigen Anti-HBs-Bestimmung, um eventuelle Nonresponder zu identifizieren, auch könnten selbstverständlich sämtliche Nachimpfungen anschließend entfallen.

Inwieweit ist den geschilderten Langzeitergebnissen zu trauen? Trifft dieser lebenslange Impfschutz durch ein »immunologisches Gedächtnis« auch auf andere oder sogar alle Impfungen zu?

Grundsätzlich ist zwischen Impfschutz und immunologischem Gedächtnis zu unterscheiden. Auch wenn der Impfschutz bereits erloschen ist, besteht noch lange Zeit ein immunologisches Gedächtnis, das heißt, eine einzige Boosterimpfung bringt wieder den vollen Impfschutz zurück, und es bedarf keiner neuen Grundimmunisierung, die ja 3 Teilimpfungen erfordern würde.

Bei der Hepatitis A nahmen Hillman und Krugman an, dass bei bestehendem immunologischem Gedächtnis eine Infektion die Rolle der Boosterimpfung übernehmen könnte, das heißt, bei einer oralen Infektion wird die Antikörperbildung so schnell stimuliert, dass wieder ein Schutz gegeben ist, bevor die Viren die Leber erreichen können. Verständlicherweise könnte das nur für Hepatitis A gelten, die ja fäko-oral übertragen wird, nicht aber für Hepatitis B, bei der die Viren, auf welche Weise auch immer, direkt ins Blut kommen.

Aber auch bei Hepatitis A haben etliche Erkrankungen gezeigt, dass die Theorie von HILLMAN und KRUGMAN theoretisch zwar sehr interessant, praktisch aber nicht verlässlich ist. Daher könnte man niemandem, der keinen durch Serumantikörper nachweisbaren Impfschutz besitzt, empfehlen, sich nicht wieder impfen zu lassen, sondern zu spekulieren und auf sein Glück zu vertrauen.

Es gilt daher auch bei Hepatitis A und Hepatitis B dieselbe Regel der regelmäßigen Wiederimpfung wie bei allen Totimpfungen.

E. G. HUBER, Salzburg

Hepatitis-B-Impfung und Nebenwirkungen – großer Nutzen bei geringer Gefahr

Die Hepatitis-B-Impfung mit Engerix-B wird von manchen Ärzten entschieden abgelehnt. Dabei werden verschiedene Nebenwirkungen ins Treffen geführt.

1. Frage: Stimmt es, dass das dem Hepatitis-B-Impfstoff Engerix-B beigefügte amorphe Aluminiumhydroxid-Gel (Al[OH]$_3$) bei intramuskulärer Verabreichung besonders bei Patienten mit geschädigtem Lymphsystem »die Lymphbahnen verstopft und Granulome bildet«?

Alle A d s o r b a t i m p f s t o f f e (z. B. auch Diphtherie- und Tetanusimpfstoffe) enthalten Aluminiumhydroxid. Es wird diesen Impfstoffen beigefügt, um eine langsame Resorption und damit eine bessere Immunantwort (Antikörperbildung) zu erreichen.

Adsorbatimpfstoffe verursachen nicht selten kleinere Knoten, die längere Zeit bestehen bleiben. Sterile Abszesse oder Impfzysten dagegen treten wesentlich seltener auf. Derartige Lokalreaktionen sind in der Regel die Folge einer (unbeabsichtigten) subkutanen Impfstoffgabe.

Um solche Komplikationen zu vermeiden, sollte die Vakzine mit einer äußerlich trockenen Injektionskanüle streng intramuskulär appliziert werden. Bei diesem regelrechten Vorgehen werden, selbst bei einem geschädigten Lymphsystem, die Lymphbahnen nicht »verstopft« und können somit nicht pathologisch reagieren.

Möglicherweise kann es auch vereinzelt bei einer »individuellen« Komponente des Impflings zu sogenannten (sterilen)

Abszessen oder Fremdkörpergranulomen kommen. Obwohl sich derartige Faktoren derzeit wissenschaftlich nicht exakt definieren lassen, würde man im Einzelfall mit allen Adsorbatimpfstoffen zurückhaltend sein; das betrifft dann jedoch nicht ausschließlich die Hepatitis-B-Impfung (1, 2).

2. Frage: Ebenfalls beigefügt ist Thiomersal, ein Quecksilber-Thiosalicylat, das auch im Diphtherie-Tetanus-Impfstoff enthalten ist. Ist es richtig, dass es durch seinen hohen Quecksilberanteil zu einer Erhöhung des Quecksilberdepots im Körper und zu den bekannten Quecksilbernebenwirkungen führen kann?

Es ist richtig, dass Thiomersal 2-(Ethylmercuri-thio-benzoe-säure, Natriumsalz) in einer Konzentration von 0,05 mg/ml dem Impfstoff zugesetzt ist. Alle Adsorbatimpfstoffe enthalten in ähnlicher Dosierung Thiomersal, nicht nur die Hepatitis-B-Impfstoffe.

Die enthaltene Menge kann eine wesentliche Erhöhung des Quecksilberdepots im Körper nicht verursachen; damit entfallen die wissenschaftlichen Grundlagen für die Diskussion der Quecksilbernebenwirkungen.

3. Frage: Stimmt es, dass Thiomersal auch eine gentoxische Wirkung hat, die sich in Chromosomenaberrationen auswirken kann?

Es stimmt, dass Thiomersal (wie alle Quecksilberverbindungen) eine gentoxische Wirkung haben kann. Jedoch reichen, selbst wenn man alle möglichen Impfungen im Leben mit thiomerisalhaltigen Impfstoffen addiert, diese Konzentrationen nicht aus, um beim Menschen Veränderungen der Erbsubstanz zu bewirken.

4. Frage: Trifft es zu, dass Thiosalicylat ein potentieller Allergie- und Asthmaauslöser ist?

Im genannten Hepatitis-B-Impfstoff *(Engerix-B)* ist Thiomersal enthalten, welches einen Benzoesäureanteil besitzt. Von der Benzoesäure ist bekannt, dass sie bei disponierten Personen eine pseudoallergische Reaktion auch mit Asthmasymptomen auslösen kann (sogenanntes Analgetikaasthma).

Die Wirkung liegt nicht im Bereich der immunologischen Ebene, sondern wird verursacht über eine direkte Wirkung auf den Arachidonsäuremetabolismus (3).

Aber auch hier handelt es sich um eine Dosis-Wirkungsbeziehung, das heißt, bei dieser geringen Dosis ist die Auslösung pseudoallergischer Symptome nur eine theoretische Spekulation.

Zusammenfassung

Alle modernen gentechnologisch hergestellten Hepatitis-B-Impfstoffe (auch *Engerix-B)* sind hochwirksam, fast ohne Nebenwirkungen, und auch die wenigen bekannten atypischen Impfreaktionen sind eher subjektiv belastend als gefährlich.

Man sollte immer den großen Nutzen dieser Impfung in Relation zu der extrem geringen Gefahr von Nebenwirkungen setzen.

Literatur

1. Slater DN, et al. Aluminium hydroxide granuloms: Light and electron microscopic studies and X-ray mikroanalysis. Br J Dermatol 1982; 107: 103.
2. Wiersbitzky S, Scholz H. Impfprobleme. Kinderärztl Prax 1988; 56: 557–558.
3. Nolte D. Asthma. 5. Aufl. München-Wien-Baltimore: Urban & Schwarzenberg; 1991.

Roswitha Bruns und S. Wiersbitzky, Greifswald/Vorpommern

Hepatitis-B-Impfung und Vortestung

Frage: Ist vor der Hepatitis-B-Impfung bei Jugendlichen oder Erwachsenen (z. B. Lehrern in Sonderschulen) eine Testung der Hepatitis-B-Serologie aus medizinischer bzw. juristischer, forensischer Sicht notwendig? Wenn ja, was sollte bestimmt werden?

Eine Vortestung bei der generellen Impfung von Jugendlichen ist nicht erforderlich. Auch nicht von Lehrkräften, die zwar Hepatitis-B-Virusträger betreuen, jedoch keinen engen körperlichen Kontakt zu ihnen haben.

Von der Ständigen Impfkommission wird die Hepatitis-B-Impfung als Indikationsimpfung »im allgemeinen nach serologischer Vortestung« empfohlen (1), eine solche ist jedoch nicht grundsätzlich notwendig (2). Sie ist (auch wegen der hohen Kosten der Hepatitis-B-Vakzine) bei Personen zu empfehlen, die einer gefährdeten Gruppe mit einer hohen Infektionsrate angehören, z. B. bei engem körperlichem Kontakt zu chronischen Virusträgern (Haushaltskontakte), i.v. Drogenabhängigen, Patienten in psychiatrischen Anstalten u. a. (1), und bei den potentiellen Impflingen, bei denen wegen einer bestehenden Grunderkrankung der Ausschluss einer Hepatitis B besonders wichtig ist, z. B. Patienten mit chronischen Lebererkrankungen (1).

Dagegen ist eine Vortestung grundsätzlich bei medizinischem und zahnmedizinischem Personal notwendig.

Aus medizinischer Sicht ist eine Vortestung nicht erforderlich. Auch Menschen mit einer akuten, abgelaufenen oder chronischen Hepatitis B können gefahrlos geimpft werden. In den Fachinformationen der Hersteller werden auch Hepatitis-B-Infektionen nicht als Kontraindikationen angegeben. Allerdings ist die Impfung in diesem Fall nutzlos.

Als Vortestung ist ein stufenweises Vorgehen zu empfehlen (3). Zunächst wird anti-HBc bestimmt. Bei negativem Ergebnis sollte bei bestehender Indikation immer geimpft werden. Beim Nachweis von anti-HBc ist zusätzlich anti-HBs zu bestimmen. Ist anti-HBs positiv, besteht nach einer HB-Infektion eine Immunität, eine Impfung ist nicht notwendig. Ist anti-HBs negativ, sollte zusätzlich noch HBsAg bestimmt werden. Ist HBsAg nicht nachweisbar, und es war nur anti-HBc nachzuweisen, sollte man impfen, da es sich um ein unspezifisches Testergebnis handeln kann. Ist jedoch der HBsAg-Befund positiv, handelt es sich um einen Virusträger. Besteht der Verdacht auf eine frische Hepatitis-B-Infektion, muss daran gedacht werden, dass HBsAg etwa 1–3 Wochen vor dem anti-HBc auftritt.

Literatur

1. Ständige Impfkommission am Robert Koch-Institut (STIKO). Impfempfehlungen (Stand: März 1998). Epidemiol Bull 1998; 15: 101–112.
2. Jilg W. Schutzimpfung gegen Hepatitis A und Hepatitis B. In: Spiess H, Hrsg. Impfkompendium, Stuttgart: Thieme; 1994. S. 250–266.
3. Zachoval R, et al. Hepatitis-B-Diagnostik. In: Frösner G, Hrsg. Moderne Hepatitisdiagnostik. Marburg; Kilian, 1996.

B. Stück, Berlin

Hepatitis-B-Impfung ohne Antikörperbildung

Frage: Bei einem sonst gesunden Patienten hat die dreimalige Hepatitis-B-Impfung keine Bildung von Hepatitis-Antikörpern bewirkt. Ist dieser Patient bei Hepatitis-B-Viruskontakt aufgrund dieser fehlenden Antikörperbildungsbereitschaft besonders gefährdet?

Untersuchungen haben belegt, dass den Antikörpern gegen das Hepatitis-B-surface-Antigen (HBsAg) eine entscheidende Funktion für die Immunität im Falle einer Hepatitis-B-Virus-Infektion zukommt (1, 2). Beobachtungen nach aktiver Immunisierung mit den kommerziell verfügbaren HBsAg-haltigen Impfstoffen haben ferner ergeben, dass eine bestimmte Mindestkonzentration an anti-HBs-Antikörpern im Serum vorhanden sein muss, damit in der Regel ein Immunschutz angenommen werden kann. Diese untere anti-HBs-Antikörper-Konzentration wird in der Fachliteratur überwiegend mit etwa 10 mIE/ml angegeben (3); »keine anti-HBs-Antikörper« bedeutet demnach auch »kein Immunschutz bei Hepatitis-B-Virus-Infektion«.

Dies gilt auch für Personen, die nach korrekter Grundimmunisierung negativ für anti-HBs-Antikörper geblieben sind (sog. Non-Responder). In einem geringen Prozentsatz können bei diesen Personen jedoch nach weiteren Impfungen (evtl. mit doppelter Dosis) niedrige, aber nachweisbare anti-HBs-Antikörperkonzentrationen erzielt werden.

Ob die fehlende bzw. nicht nachweisbare Immunantwort ein besonderes, d. h. über dem Durchschnitt der Nichtgeimpften liegendes Risiko bedeutet, kann nach den Untersuchungen von Szmuness et al. (2) wahrscheinlich verneint werden.

Literatur

1. Crosnier J, et al. Lancet 1981; 317: 455.

2. Szmuness W, et al. Hepatology 1981; 5: 377.

3. Jilg W, et al. Dtsch Med Wochenschr 1985; 110: 205.

R. H. Dennin, Lübeck

Anwendung von Hepatitis-B-Impfstoffen verschiedener Hersteller beim gleichen Patienten

Frage: Ist es von Nachteil, Hepatitis-B-Impfstoffe von verschiedenen Herstellern (z. B. Engerix-B Kinder und Gen H-B-Vax K pro infantibus) bei einem Patienten nacheinander zu verwenden?

Ein Wechsel ist möglich, da die Antigenkomponenten identisch sind. Die Immunantwort wird dadurch nicht beeinträchtigt.

Literatur

1. American Academy of Pediatrics. Hepatitis B. In: Peter G, Hrsg. Red Book. Report of the Committee on Infectious Diseases. 24th ed. Illinois: Elk Grove Village; 1997.

2. Kroegel C, Hess G, Meyer zum Büschenfelde KH. Hepatitis B-Impfung: Sind gentechnologisch hergestellte Impfstoffe austauschbar? Therapiewoche 1989; 39: 494–496.

B. Stück, Berlin

Können Impfungen (speziell Hepatitis B) Tumormarker erhöhen?

Frage: Können Impfungen (speziell Hepatitis B) Tumormarker erhöhen oder verändern (speziell CA 19-9)? Eine von mir Hepatitis-B-geimpfte Mutter hat einen erhöhten CA-19-9-Wert (66?). Tumorsuche negativ. Sie fühlt sich gesund, aber verunsichert. Könnte es sein, dass der Wert »falsch positiv« ist durch die Impfung?

Falsch positive oder erhöhte Werte für Tumormarker durch Impfungen, speziell Hepatitis-B-Impfung, sind mir nicht bekannt. Eine Literatursuche bis zurück ins Jahr 1982 (Zulassung des Hepatitis-B-Impfstoffs) erbrachte ebenfalls keinen Hinweis auf eine derartige Impfreaktion; die bei der beschriebenen Patientin beobachtete Erhöhung des CA-19-9-Wertes ist daher mit großer Wahrscheinlichkeit n i c h t auf die vorausgegangene Hepatitis-B-Impfung zurückzuführen.

In diesem Zusammenhang sei angemerkt, dass auch einige nichtmaligne Erkrankungen des Leber-Gallen-Pankreas-Systems (z. B. Cholelithiasis, Cholezystitis) eine leichte Erhöhung des CA-19-9-Markers hervorrufen können (1).

Literatur

1. Lamerz R. CA 19-9, GICA (Gastrointestinal cancer antigen). In: Thomas L, Hrsg. Labor und Diagnose. Marburg: Medizinische Verlagsgesellschaft; 1988. S. 964–971.

W. JILG, Regensburg

Sehstörungen in zeitlichem Zusammenhang mit Hepatitis-B-Impfungen

Frage: Wie verhalten sich Risiken und Nebenwirkungen zu den Vorteilen der Hepatitis-B-Impfung für Säuglinge? Das »arznei-telegramm 97« berichtete über Erblindungen und warnte vor den Kosten.

Im »arznei-telegramm« vom 10. 10. 1997 wurde über ein 2-jähriges Mädchen berichtet, das in zeitlichem Zusammenhang mit einer Impfung gegen Hepatitis B erblindete. Über den Krankheitsverlauf ist wenig bekannt, da die Eltern zur Zeit noch gegen den Hersteller klagen.

Das Mädchen wurde am 26. 9. 1994 geboren. Die 1. Impfung bekam es am 13. 8. 1996, die 2. Impfung am 18. 9. 1996, beide Male mit *Gen H-B-Vax*. Nach Angaben der Eltern wurde 8 Tage später, am 26. 9. 1996, erstmals ein eingeschränktes Sehvermögen bemerkt. Danach traten häufige Stürze auf, auch erkannte das Mädchen Gegenstände nicht mehr aus der Nähe.

Am 15. 10. 1996 stellte man das Kind erstmals einem Augenarzt im Notfalldienst vor, der eine Optikusatrophie mit Stauungspapille beidseits diagnostizierte. Daraufhin, am 17. 10. 1996, Aufnahme in eine Universitäts-Kinderklinik: Verdacht auf Papillitis; daraufhin Behandlung mit hochdosierten Kortikoiden, die allerdings nach 5 Tagen abgesetzt wurden, da keine Besserung eingetreten war.

Die Erkrankung ist meines Wissens inzwischen vom Versorgungsamt als Impfschaden anerkannt. Nach § 52 [2] des Bundes-Seuchengesetzes genügt »zur Anerkennung eines Gesundheitsschadens die Wahrscheinlichkeit des ursächlichen Zusammenhangs. Ist diese Wahrscheinlichkeit nur deshalb nicht gegeben, weil über die Ursache des festgestellten Leidens in der medizinischen Wissenschaft Ungewissheit besteht, kann mit Zustimmung der (...) zuständigen obersten Landesbehörde der Gesundheitsschaden als Folge einer Impfung anerkannt werden.«

Dazu heißt es in den Erläuterungen: »Tatsächlich ist diese Kann-Vorschrift aber nur für solche Fälle bestimmt, wo über die Ursache einer Krankheit Ungewissheit in der medizinischen Wissenschaft besteht, erfasst aber nicht Fälle, in denen es nicht wahrscheinlich oder ausgeschlossen ist, dass die Impfung Ursache des Gesundheitsschadens ist, weil man dessen Ursache kennt.«

Über Sehstörungen in zeitlichem Zusammenhang mit Impfungen ist mehrfach berichtet worden (1–7). Meistens handelt es sich dabei um Optikusneuritiden, seltener um akute posteriore Pigmentepitheliopathien oder um Vaskulitiden der Retinagefäße (zentrale Gefäßverschlüsse). Beschrieben werden sie vor allem nach der 1. Impfung, selten nach Boosterimpfungen. Die Sehstörungen treten 2 Tage (vorwiegend bei Boosterimpfungen) bis 6 Wochen nach der Impfung auf. Von wenigen Ausnahmen abgesehen handelt es sich um Erwachsene (4).

Bei einer Optikusneuritis werden in der Regel Kortikoide eingesetzt, gelegentlich über Wochen. Dabei wird bei vielen Patienten eine deutliche Besserung oder sogar eine Heilung des Visus erreicht (1, 5). Zu Erblindungen kommt es nach der Literatur extrem selten. Sie sind meist durch eine Optikusatrophie bedingt, die bei Erwachsenen frühestens 6 Wochen nach Beginn der Optikusneuritis eintritt. Aber auch nach völligem Visusverlust wurden noch Heilungen beschrieben (8).

Optikusneuritiden, akute posteriore Pigmentepitheliopathien und Vaskulitiden der Retinagefäße sind sowohl nach der Anwendung von aus Plasma gewonnenen wie auch von gentechnologisch in Hefezellen hergestellten Hepatitis-B-Impfstoffen beschrieben worden (4, 5, 9–17). Überwiegend handelt es sich um Einzelbeobachtungen. Sie sind so selten, dass sie auch in den klassischen Studien, die einer Zulassung vorausgehen, nicht erfasst werden können. Bei den vor Einführung der Impfung im Neugeborenen- und Säuglingsalter durchgeführten Untersuchungen bei Kindern mit gentechnologisch hergestellten Impfstoffen zeigten diese deutlich seltener Impfreaktionen als Erwachsene (4).

Alle diese Untersuchungen waren jedoch nicht so angelegt, dass sehr selten auftretende Impfkomplikationen sicher erfasst werden. Hier sind »post-marketing-Überwachungen« notwendig. So wurden in den USA in den 3 Jahren nach der Zulassung des aus Plasma gewonnenen Impfstoffs, in denen es zu etwa 850000 Impfungen kam, u. a. 5 Optikusneuritiden bei Erwachsenen bekannt (9).

Nach Einführung des gentechnisch hergestellten Impfstoffes wurden von November 1990 bis Juli 1992 dem »Vaccine Adverse Event Reporting System« 14 weitere Impfkomplikationen gemeldet (4). Dittmann berichtet in einem Übersichtsartikel über zentralnervöse Störungen, die in zeitlichem Zusammenhang mit einer Hepatitis-B-Impfung aufgetreten waren; u. a. von einer 13-jährigen Patientin, bei der 6 Tage nach einer Erstimpfung eine beidseitige Neuropapillitis diagnostiziert wurde (16).

In zeitlichem Zusammenhang mit einer Hepatitis-B-Impfung sind dem Paul-Ehrlich-Institut in der Zeit vom 1. 1. 1995 bis zum 31. 12. 1997 meines Wissens 8 Optikus- oder Retrobulbärneuritiden sowie je 1 inzwischen ausgeheilte Iritis bei einem 11-jährigen Jungen und 1 Uveitis bei einem Erwachsenen gemeldet worden.

Mit Ausnahme des 11-jährigen Jungen und des 1997 gemeldeten 2-jährigen Mädchens, auf das sich der Bericht im »arznei-telegramm« bezieht, handelte es sich ausschließlich um Erwachsene. Bei 3 von ihnen wurde gleichzeitig der Verdacht auf eine multiple Sklerose geäußert.

1998 wurde über ein 10-jähriges Mädchen berichtet, das im November 1997, 1 Woche nach einer 1. Hepatitis-B-Impfung, eine vorübergehende Sehverschlechterung bemerkte, die nach einer 2. Hepatitis-B-Impfung 4 Wochen später noch einmal auftrat. Der Befund entsprach einer beidseitigen Neuritis n. optici. Bei einer Kortikoidtherapie besserte sich der Visus. Ausgedehnte serologische Untersuchungen konnten keine ursächlichen Hinweise geben. Bemerkenswert bei dieser Beobachtung ist das erneute Auftreten der Optikusneuritis nach der 2. Impfung (»positive rechallenge«).

Aufgrund des extrem seltenen Auftretens von Optikusneuritiden ist es bisher – vor allem für das Kindesalter – nicht möglich, eine Aussage über mögliche Zusammenhänge zu machen. Vieles spricht heute mehr für ein koinzidentales als für ein kausales Geschehen. Nach den bisherigen Kenntnissen treten im Erwachsenenalter Optikusneuritiden sowie multiple Sklerose, transverse Myelitiden und andere Entmarkungskrankheiten nicht häufiger in einer gegen Hepatitis B geimpften als in einer ungeimpften Population auf (16). Auch ist in den Ländern, in denen die Impfung bereits im Säuglings- und Schulalter empfohlen wird, keine Altersverschiebung beobachtet worden.

In Italien, wo seit 1991 die Hepatitis-B-Impfung im Säuglings- und Schulalter obligatorisch ist, wurden in der Zeit von 1991–1994 bei 113 230 geimpften Kindern je 1 GUILLAIN-BARRÉ- und 1 FISHER-Syndrom beobachtet (Prof. Dr. S. SQARCIONE, italienisches Gesundheitsministerium).

Denkbar wäre auch, dass Impfungen – ähnlich wie Infektionserkrankungen – bei einer immunologisch geprägten Disposition eine Triggerfunktion übernehmen.

Diskutiert wird, ob durch Hepatitis-B-Impfungen induzierte Immunkomplexe, die HBs-Antigene sowie anti-HBs-Antikörper enthalten, Ursache für Immunkomplexerkrankungen und die sehr viel seltener beschriebenen Vaskulitiden der Retina oder akute posteriore Pigmentepitheliopathien sein können (17). So wurden im Serum und im Gewebe von Patienten mit einer akuten oder chronischen Hepatitis B sowie von chronischen Virusträgern Immunkomplexe, die HBs-Antigene enthalten, nachgewiesen (18). In der Regel führen sie nur zu kurzfristigen Nebenwirkungen. Wahrscheinlich (aber sehr selten) können sie bei einer Disposition eine Autoimmunerkrankung auslösen.

In Abwägung der Seltenheit der hier diskutierten fraglichen Impfschäden im Kindesalter einerseits und dem unbestreitbaren Nutzen der Impfung andererseits (19, 20), **sollte auf die Hepatitis-B-Impfung in Deutschland nicht verzichtet werden.**

Bei Vorliegen einer Autoimmunerkrankung – im Kindesalter eine ausgesprochene Rarität – ist aber eine besonders sorgfältige Risikoabwägung notwendig (17). Dabei darf jedoch nicht vergessen werden, dass auch Hepatitis-B-Infektionen auslösende Faktoren sein können (21). Treten nach einer Hepatitis-B-Impfung Optikusneuritiden, Vaskulitiden der Retina oder eine akute posteriore Pigmentepitheliopathie auf, sollten keine weiteren Impfungen durchgeführt werden.

Literatur

1. Kazarian EL, Gager WE. Optic neuritis complicating measles, mumps, and rubella vaccination. Am J Ophthalmol 1978; 86: 544–547.

2. Marshall GS, et al. Diffuse retinopathy following measles, mumps, and rubella vaccination. Pediatrics 1985; 76: 989–991.

3. Riikonen R. The role of infection and vaccination in the genesis of optic neuritis and multiple sclerosis in children. Acta Neurol Scand 1989; 80: 425–431.

4. Institute of Medicine. Hepatitis B Vaccines. In: Stratton KR, Howe CJ, Johnston RB jr., editors. Adverse Events of Childhood Vaccines, Washington D.C.: National Acedemy Press; 1994: p. 211–235.

5. Van de Geijn EJ, et al. Bilateral optic neuritis with branch retinal artery occlusion associated with vaccination. Doc Ophtalmol 1994; 86: 403–408.

6. Flachecker P, et al. Aktive Schutzimpfungen bei multipler Sklerose. Dtsch Med Wochenschr 1995; 120: 1513–1516.
7. Mancini J, et al. Relapsing acute encephalopathy: a complication of diphtheria-tetanus-poliomyelitis immunization in a young boy. Eur J Pediatr 1996; 155: 136–138.
8. Perry HD, et al. Reversible blindness in optic neuritis associated with influenza vaccination. Am Ophthalmol 1979; 11: 445–450.
9. Shaw FE jr., et al. Postmarketing surveillance for neurologic adverse events reported after hepatitis B vaccination. Experience of the first three years. Am J Epidemiol 1988; 127: 337–352.
10. Brézin AP, et al. Visual loss and eosinophilia after recombinant hepatitis B vaccine. Lancet 1993; 342: 563–564.
11. Brézin AP, et al. Acute posterior multifocal placoid pigment epitheliopathie after hepatitis B vaccine. Arch Ophthalmol 1995; 113: 297–300.
12. Baglivo E, et al. Multiple evanescent white dot syndrome after hepatitis B vaccine. Am J Ophthalmol 1996; 122: 431–432.
13. Berkman N, et al. Neuro-papillité bilaterale au décours d'une vaccination contre l'hepatite B. Presse Med 1996; 25: 1301.
14. Devin F, et al. Occlusion of central retina vein after hepatitis B vaccination. Lancet 1996; 347: 1626.
15. Albitar S, et al. Bilateral retrobulbar optic neuritis with hepatitis B vaccination. Nephrol Dial Transplant 1997; 12: 2169–2170.
16. Dittmann S. Hepatitis-B-Impfung und im zeitlichen Zusammenhang auftretende zentralnervöse und ophthalmologische Erkrankungen. In: Sitzmann FC, Hrsg. Impfungen. State of the Art und aktuelle Empfehlungen. München: Marseille; 1998. S. 55–58.
17. Grotto I, et al. Major adverse reactions to yeast-derived hepatitis B vaccine – a review. Vaccine 1998; 16: 329–334.
18. Nowoslowski A, et al. Immunpathological aspects of hepatitis type B. Am J Med Sci 1975; 270: 229–239.
19. Stück B, Jilg W. Allgemeine Hepatitis B-Impfung im Kindesalter. Gelbe Hefte 1996; 36: 106–113.
20. Stück B. Hepatititis B-Impfung. Fragen aus der Praxis. Kinder- und Jugendarzt 1999; 30: 141–149.
21. Galli M, et al. Retrobulbar optic neuritis in a patient with acute type B hepatitis. J Neurol Sci 1986; 72: 195–200.

B. STÜCK, Berlin

Nachtrag

Ein von den Eltern angestrengter Zivilprozess gegen eine der Herstellerfirmen ist bisher nicht entschieden.

Polioimpfung – Verträglichkeit der Impfstoffe

Frage: Ab Februar 1998 gilt nach Empfehlung der STIKO, dass nur noch mit IPV gegen Poliomyelitis geimpft werden soll bzw. nur noch für diese Art der Impfung rechtlicher Schutz für den Impfarzt bei Impfschäden gewährt wird.

Wir haben in der Bundesrepublik seit Jahrzehnten keine Erfahrung im Umgang mit IPV-Impfstoffen und -Impfungen. Die Empfehlung der STIKO zu dem veränderten Impfverfahren enthält keine Angaben zu möglichen Nebenwirkungen und Komplikationen durch IPV, die es aus grundsätzlichen Überlegungen auch geben muss.

Aus der Anfangszeit der Poliomyelitisimpfung, als nur IPV-Impfstoff zur Verfügung stand, sind Nebenwirkungen nicht nur allergischer Art, sondern auch neurologische Komplikationen berichtet worden (Herrlich, Handbuch der Impfungen, 1965; Fanconi hat dies seinerzeit »Erwartungsgröße« genannt).

Daher die Frage:

***1.** Wie hat sich der IPV-Impfstoff seit Einführung der OPV bei uns verändert? Welche Risiken bestehen durch IPV und in welcher Größe?*

Eine Beurteilung, die für die OPV sprach, war die Beobachtung der Bildung von spezifischen IGA-Antikörpern sowohl zellgebunden als auch sezernierend, die einen hohen Schutz vor einer Neuinfektion nach Impfung gewähren sollte sowie eine Begrenzung der Virusausscheidung, was von der IPV nicht erzielt werden könne.

***2.** Sind diese Angaben nicht mehr richtig? Wird durch die IPV auch eine Schleimhautimmunität erreicht, oder ist dies bei der derzeitigen Seuchensituation als Fragestellung zu vernachlässigen?*

Die Änderung der Polioimpfstrategie durch Einführung des inaktivierten Poliomyelitisimpfstoffes, der die bisherige orale Impfung gegen Poliomyelitis ablöst, ist – wie auch in vielen anderen Ländern – dadurch begründet, dass wir in der heutigen Zeit, in der die Poliomyelitis durch Wildvirusinfektionen in Europa nicht mehr auftritt und auch die beiden amerikanischen Kontinente frei von Wildviruspoliomyelitis sind (so wie viele andere Länder), eine Poliomyelitis durch das Impfvirus nicht mehr akzeptieren können. Die Erkrankung an Poliomyelitis durch das Impfvirus kann genauso schwer verlaufen wie die durch die Wildvirusinfektion.

Diese Tatsache ist nicht neu, sondern seit Einführung der oralen Poliomyelitisimpfung bekannt, jedoch hat man diese relativ wenigen »Fälle« in Kauf genommen, weil durch die leicht handhabbare orale Poliomyelitisimpfung innerhalb kurzer Zeit sehr viele Menschen geimpft werden können (wie auch heute noch bei den nationalen Impftagen) und damit eines Tages die Poliomyelitis ausgerottet werden kann, was erfreulicherweise auch für einen Großteil der Länder der Erde eingetroffen ist.

Die Ablösung des oralen Poliomyelitisimpfstoffes durch den inaktivierten Impfstoff ist also nicht damit begründet, dass ersterer schlecht wirksam oder nebenwirkungsreich wäre, sondern allein dadurch, dass wir Impfpoliomyelitiden nicht mehr verantworten können. Für die Massenimpfung, wie z. B. in einigen zentralasiatischen oder südostasiatischen Ländern, ist der Einsatz des oralen Polioimpfstoffes noch gerechtfertigt.

In Deutschland stehen inaktivierte Poliomyelitisimpfstoffe von 2 Firmen zur Verfügung: *IPV Mérieux* (Dosis zu 0,5 ml) sowie *IPV Virelon* (Dosis zu 1 ml).

Beide Impfstoffe sind in ihrer Zusammensetzung etwa identisch und sehr gut verträglich. Auch Personen mit angeborenem, erworbenem oder therapiebedingtem Immundefekt können geimpft werden, was bei der oralen Poliomyelitisimpfung nicht der Fall war oder zumindest sehr konträr diskutiert wurde. Der OPV-Impfstoff ist weiterhin zugelassen (also nicht aus dem Handel gezogen) und gilt nach wie vor als Impfstoff der Wahl zur Abriegelung von Polioausbrüchen nach Anordnung durch die Gesundheitsbehörden!

Der frühere IPV-Impfstoff wurde insofern geändert, als wir jetzt den sog. »enhanced Potency IPV« (eIPV) zur Verfügung haben, der millionenfach eingesetzt wurde. Die Verträglichkeit ist hervorragend. In einer Publikation von Vidor et al. (1) heißt es am Schluss: »*... in countries where wild polio virus no longer circulates and where hygiene conditions are good, eIPV alone may be the vaccine of choice*«.

Vom 11. bis einschließlich 18. Lebensjahr empfiehlt die STIKO eine Auffrischung mit der Polioimpfung. Zu einem späteren Zeitpunkt wird es einen Kombinationsimpfstoff mit Td/IPV geben, den man dann empfehlen wird, um bei Jugendlichen nochmals die Diphtherieantikörper aufzufrischen. Eine routinemäßige Wiederimpfung gegen Polio nach dem 18. Lebensjahr wird nicht empfohlen.

Bei Erwachsenen mit unvollständiger Grundimmunisierung oder ohne jegliche Polioimpfung sollen mit IPV die ausstehenden Impfungen nachgeholt oder mit der Polioimpfung begonnen werden. Dabei spielt der Abstand zu früheren Impfungen keine Rolle! Der Mindestabstand zwischen 2 Polioimpfungen sollte aber wenigstens 4 (besser 6–8 Wochen) betragen.

In vielen Impfstudien wurde nachgewiesen, dass 90–100% der mit inaktivierter Poliovirusvakzine geimpften Kinder protektive Antikörperspiegel gegen alle 3 Poliotypen schon nach der 2. Impfung entwickeln – nach der 3. Impfung sind es 99–100%. Es ist auch nachgewiesen, dass die Impfung mit IPV die Zirkulation des

Wildvirus erheblich vermindert, obgleich keine oder nur eine geringe Antikörperbildung im Darm erfolgt.

Auch der Poliomyelitisausbruch in den Niederlanden 1992–1993 hat eindeutig gezeigt, dass die induzierte Immunität durch den IPV-Impfstoff die Zirkulation des Poliowildvirus in der Bevölkerung drastisch reduziert hat und somit auch mit diesem Impfstoff eine gewisse Herdimmunität erzielt wird!

In der Gebrauchsinformation sind unter Nebenwirkungen aufgeführt: lokale Reaktionen (wie sie nach jeder Impfung auftreten können), die extrem selten sind, ebenso wie Temperaturanstieg und Kopfschmerzen. Über schwere Allgemeinerscheinungen (ganz gleich, ob sie mit der Impfung kausal oder in zeitlichem Zusammenhang stehen) wurde bisher noch nicht berichtet. In äußerst seltenen Fällen seien allergische Reaktionen beobachtet worden, die jedoch nur ausnahmsweise einer Behandlung bedurften.

Diese allergischen Reaktionen können auch auf die weiteren Bestandteile im Impfstoff wie Formaldehyd, Phenoxyethanol, Neomycin, Streptomycin, Polymyxin und Spuren von Phenolrot sowie Polysorbat zurückgeführt werden. Diese Reaktionen können auch bei anderen Impfstoffen auftreten.

Bei der Anwendung der neuen Kombinationsimpfstoffe mit IPV wurden an Nebenwirkungen ebenfalls nur über Lokalreaktionen an der Injektionsstelle berichtet – wobei alle Symptome vollständig reversibel waren – sowie über Fieber, ungewöhnliches Schreien (Pertussiskomponente?), Erbrechen, Durchfall, Appetitverlust und Unruhe. In der Fachinformation zum Kombinationsimpfstoff *Infanrix IPV + Hib* heißt es weiter: »... als weitere Symptome wurden im Studienzeitraum Nervosität, Anorexie, Somnolenz und Müdigkeit genannt«. Ein kausaler Zusammenhang konnte aber nie nachgewiesen werden.

Insgesamt gesehen ist der IPV-Impfstoff hervorragend verträglich, wie alle heutzutage zur Routineanwendung kommenden Impfstoffe. Dies muss man auch im Impfaufklärungsgespräch mit den Eltern immer wieder hervorheben.

Literatur

1. Vidor E, et al. Fifteen years of experience with vero-produced enhanced potency inactivated poliovirus vaccine. Pediatr Infect Dis J 1997; 16: 312–322.

F. C. SITZMANN, Homburg/Saar

Impfpoliomyelitis

Frage: Polioimpfung (oral): Mein Patient wurde am 26. 12. 1984 geboren; er erhielt Schluckimpfungen am 12. 4. 1985, am 3. 6. 1985 und am 14. 4. 1986, gemeinsam mit Diphtherie und Tetanus. Nach der 3. Impfung am 18. 4. 1986 war das Kind »knatschig«, leicht verschnupft und hatte leicht erhöhte Temperatur.

Vom 28. 4. 1986 bis zum 2. 5. 1986 belastete das Kind zeitweilig nicht mehr den rechten Fuß, humpelte und knackste wiederholt um. Das Blutbild war normal, bei den Muskeldehnungsreflexen zeigten sich leichte Seitendifferenzen. Eine Anfrage bei den Behringwerken ergab dann, dass bei diesen Symptomen eine Impfpoliomyelitis wahrscheinlich sei. Leider haben wir damals die Antikörper nicht untersucht.

Jetzt steht die Auffrischimpfung an (Poliovirusantikörper vom 25. 7. 1995: Typ 1 1:512, Typ 2 1:256, Typ 3 <1:8), und die Mutter ist davon verständlicherweise wenig begeistert. Wie hoch ist nun die Wahrscheinlichkeit, dass nochmals eine Impflähmung auftritt?

Nach der von der WHO gegebenen Definition wird als Impfpoliomyelitis eine spinale Parese bezeichnet, die innerhalb von 7–30 Tagen nach Impfungen mit trivalentem, oralem Poliomyelitisimpfstoff (TOPV) beim Impfling oder innerhalb von 7–60 Tagen bei Kontaktpersonen des Impflings auftritt und länger als 6 Wochen besteht.

Nach Feststellungen der WHO, die sich auf Erhebungen über 10 Jahre in 6 Ländern stützen, beträgt das Risiko einer Impfschädigung nach TOPV-Verabreichung 1 paralytische Erkrankung pro 6,7 Millionen Impfstoffdosen bei Impflingen und pro 5 Millionen Impfstoffdosen bei Kontaktpersonen des Impflings. Die Mehrzahl der Impfpoliomyelitiden tritt nach der 1. Verabreichung von TOPV auf. Besonders gefährdet sind Personen mit einer Immundefizienz, gleich welcher Ursache (angeboren, erworben, iatrogen).

In Deutschland wurde in den westlichen Bundesländern von 1963–1984 jeweils 1 vakzine-assoziierte Poliomyelitis pro 4,4 Millionen verabreichte Impfstoffdosen bei Impflingen und pro 15,5 Millionen Impfstoffdosen bei Kontaktpersonen registriert. Die Häufigkeit der Impfpoliomyelitiden in den östlichen Bundesländern lag in diesen Jahren in etwa der gleichen Höhe.

Aus diesen Angaben über das sehr seltene Auftreten einer Impfpoliomyelitis ergibt sich bereits, dass keine Angaben über die Häufigkeit dieser Impfkomplikation nach Wiederimpfung von Personen gemacht werden können, bei denen nach der Erstimpfung eine Impfpoliomyelitis aufgetreten war.

Ob bei dem in der Frage erwähnten Patienten eine Impfpoliomyelitis nach der 3. TOPV-Gabe aufgetreten war, ist aufgrund der Beschreibung des Krankheitsbildes, dem geringen zeitlichen Abstand zwischen Impfung und Beginn der Erkrankung usw. fraglich. Die Furcht der Eltern, dass bei erneuter TOPV-Gabe nochmals eine derartige Impfkomplikation auftreten könnte, ist sachlich nicht begründet, aber durchaus verständlich.

Es wird geraten, die fällige Poliowiederimpfung mit inaktiviertem Poliomyelitisimpfstoff (IPV, sog. SALK-Vakzine) vorzunehmen. Für diese Wiederimpfung genügt die einmalige Verabreichung des inaktivierten Polioimpfstoffes.

G. MAASS, Münster

Übertragung von Impfviren nach OPV-Impfung durch medizinisches Personal

Frage: Eine Kinderkrankenschwester erhielt routinemäßig die orale Polioauffrischimpfung. Spricht etwas gegen die normale Tätigkeit in einem Neugeborenenzimmer? Müssen eventuell besondere Hygienemaßnahmen beachtet werden?

Die Dauer der Virusausscheidung nach einer Wiederimpfung mit trivalentem, oralem Poliolebendimpfstoff wird im Wesentlichen von der zu diesem Zeitpunkt bestehenden typenspezifischen Immunität des Impflings bestimmt. Nichtimmune Impflinge scheiden die Viren mehrere Wochen lang mit den Fäzes aus; bei etwa der Hälfte dieser Impflinge sistiert die Virusausscheidung 4 Wochen nach der Impfung.

Sind dagegen hohe Antikörperkonzentrationen gegen einen Virustyp vorhanden, so beträgt die Ausscheidungsdauer der Polioviren des entsprechenden Typs nur wenige Tage, gelegentlich fehlt sie wegen einer ausgebliebenen Infektion des Impflings. Liegen prävakzinal typenspezifische Antikörper in niedriger Konzentration vor, dauert die Virusausscheidung nach einer Wiederimpfung wenige Tage bis Wochen.

Da bei einem Wiederimpfling nicht bekannt ist, ob die früher durchgeführte Grundimmunisierung zu einer Immunität gegen alle 3 Poliovirustypen geführt hat und auch die bei der Wiederimpfung vorhandenen Konzentrationen typenspezifischer Antikörper nicht bekannt sind, kann die voraussichtliche Dauer der Virusausscheidung nach einer Wiederimpfung Erwachsener also nicht verlässlich vorhergesagt werden.

Während der Vermehrung der Impfviren im Impfling werden – aufgrund von Spontanmutationen im Virusgenom – gelegentlich Viren mit erhöhter Neurovirulenz gebildet und vom Impfling ausgeschieden; diese Viren können, sehr selten, beim Impfling eine Impfpoliomyelitis verursachen. Infizieren diese Viren mit erhöhter Neurovirulenz Kontaktpersonen, kann bei ihnen eine Impfkontaktpoliomyelitis entstehen (1). Besonders gefährdet sind Kleinkinder mit primärer Immundefizienz. Die Polioschutzimpfung ist demnach bei allen Personen mit einer Immundefizienz – gleichgültig welcher Ursache (angeboren, erworben, iatrogen) – kontraindiziert.

Um Infektionen von Kontaktpersonen, bei denen eine Immundefizienz besteht, durch die vom Impfling ausgeschiedenen Viren zu vermeiden, sollen Impfungen mit trivalentem, oralem Poliolebendimpfstoff auch dann unterbleiben, wenn in der Wohngemeinschaft des Impflings Personen mit einer Immundefizienz leben.

Die Übertragung mit den ausgeschiedenen Polioviren der mit trivalentem, oralem Poliolebendimpfstoff geimpften Kinderkrankenschwester auf Neugeborene wird sich in der Regel durch die konsequente Einhaltung von Hygienemaßnahmen, wie sie bei allen fäkal-oral übertragenen Infektionen empfohlen werden, vermeiden lassen. Die in der Klinik tätigen Krankenschwestern werden aber während eines Zeitraums von mehreren Wochen wahrscheinlich auch zeitweise zur Versorgung von Kleinkindern usw. eingesetzt werden.

Im Hinblick auf die beschriebene, gelegentlich lang anhaltende Virusausscheidung auch nach Wiederimpfung Erwachsener mit trivalentem, oralem Poliolebendimpfstoff sind aber Infektionsübertragungen auch durch kurzfristigen Kontakt der Pflegepersonen mit Säuglingen, Kleinkindern usw., bei denen eine evtl. nicht bekannte Immundefizienz besteht, nicht auszuschließen.

Aus diesem Grunde wird empfohlen, die Schutzimpfung gegen Poliomyelitis bei allen Personen, die mit der Pflege und Versorgung Kranker und auch in der Kinderpflege eingesetzt sind, mit inaktiviertem Polioimpfstoff (SALK) vorzunehmen. Die Hinweise zur Durchführung dieser Impfung, die Angaben über notwendige Wiederimpfungen, über Kontraindikationen usw. sind dem Beipackzettel zu entnehmen.

Literatur

1. Maass G, Schneeweiß B. Umfrage: Impfkontaktpoliomyelitis. pädiat prax 1995/96; 50: 97–99.

G. MAASS, Münster

Poliomyelitis – Grundimmunisierung, Auffrischungsimpfung

Frage: Ich bin 38 Jahre alt und regelmäßig OPV-geimpft. Soll ich mich nie wieder gegen Polio impfen lassen? Meine Kinder (2 und 3 Jahre alt) wurden vollständig mit OPV grundimmunisiert. Soll ich sie auch nie wieder impfen lassen?

Die STIKO hat im Januar 1998 beschlossen, künftig für alle Schutzimpfungen gegen Poliomyelitis die Impfung mit inaktivierter Poliovakzine (IPV; Poliototimpfstoff) zu empfehlen (1). Wesentlich für diese Änderung der Impfstrategie war einmal die Feststellung, dass seit 1988 keine Poliomyelitiserkrankungen nach Infektion mit Poliowildviren in Deutschland – sog. autochthone Poliomyelitis – registriert wurden (einmal konnte die Herkunft des von einem Polioverdächtigen isolierten Poliovirus nicht eindeutig geklärt werden). Seit 1991 wurden in Deutschland 14 Poliomyelitiserkrankungen registriert, von denen 2 als importiert und 12 als vakzineassoziierte paralytische Poliomyelitiden (VAPP) nach oraler Polioschutzimpfung (OPV) gemeldet worden waren.

Von 1965–1995 wurde in Deutschland jeweils 1 Impfpoliomyelitis pro 4,5 Millionen verabreichter OPV-Impfungen bei Impflingen und pro 11 Millionen OPV-Dosen bei Kontaktpersonen von Impflingen beobachtet (2). Hiernach kann geschätzt werden, dass jährlich etwa 1–2 vakzineassoziierte paralytische Poliomyelitiden aufgetreten sind. Deshalb ist die Fortführung der Polioschutzimpfungen mit Poliolebendimpfstoffen nicht tolerierbar; ein grundsätzlicher Wechsel der Impfstrategie – der Wechsel vom Poliolebendimpfstoff zum Impfstoff aus inaktivierten Polioviren – war angezeigt.

Zur Grundimmunisierung gegen Poliomyelitis mit IPV werden 2 bzw. 3 Impfungen – abhängig vom verwendeten Impfstoff (siehe Fachinformationen, Packungsbeilagen) – vorgenommen. Die 1. Impfung mit IPV wird im 3. Lebensmonat und eine einmalige Auffrischimpfung zwischen dem Beginn des 11. und dem 18. Lebensjahr verabreicht. Eine mit OPV begonnene Polioschutzimpfung komplettiert man mit IPV, wobei eine Impfung mit OPV einer Impfung mit IPV gleichgesetzt wird. Nach Abschluss der Grundimmunisierung und der einmaligen Auffrischungsimpfung werden weitere, routinemäßige Auffrischungsimpfungen nicht empfohlen, d. h. weder im Kindesalter noch bei Jugendlichen oder Erwachsenen.

Zur Grundimmunisierung von Säuglingen und Kleinkindern stehen außer IPV-Impfstoffen Kombinationsimpfstoffe zur Verfügung, die zusätzlich zu IPV weitere, unterschiedliche Antigenkombinationen enthalten. Über die Anzahl der für eine Grundimmunisierung mit einem derartigen IPV-haltigen Kombinationsimpfstoff erforderlichen Impfungen und über die zeitlichen Abstände zwischen den Impfungen informieren die Fachinformationen und Beipackzettel der jeweiligen Hersteller; allgemeingültige Angaben hierzu sind nicht möglich.

Ist die Grundimmunisierung gegen Poliomyelitis bei einem Impfwilligen unvollständig dokumentiert, so sind die ausstehenden Impfungen in jedem Lebensalter mit IPV (oder einem IPV-haltigen Kombinationsimpfstoff) nachzuholen; hierbei ist ein Mindestabstand von 4 Wochen zwischen den einzelnen Impfungen mit IPV einzuhalten. Auch eine für viele Jahre unterbrochene Grundimmunisierung gegen Poliomyelitis muss nicht neu begonnen werden; sie ist unabhängig von der Art des zuvor angewendeten Impfstoffes durchzuführen.

Personen mit erhöhtem Expositionsrisiko gegen Poliomyelitis sollen einmal mit IPV geimpft werden, wenn seit der letzten Impfung (Grundimmunisierung, Auffrischungsimpfung) mehr als 10 Jahre vergangen oder möglicherweise frühere Impfungen unvollständig dokumentiert sind. Dies gilt nach den Impfempfehlungen der STIKO vor allem für folgende Personengruppen:

1. Medizinisches Personal mit engem Kontakt zu Poliomyelitiskranken;

2. Personal in medizinischen Laboratorien, in denen erhöhte Infektionsgefahr mit Polioviren besteht;

3. Personal in Gemeinschaftsunterkünften für Aussiedler, Flüchtlinge und Asylwerber aus Gebieten mit Poliomyelitisrisiko;

4. Reisende in Gebiete mit Infektionsrisiko (Beachtung der aktuellen epidemischen Situation).

Außerdem sollen Aussiedler, Flüchtlinge und Asylbewerber aus Gebieten mit Poliomyelitisrisiko, die in Gemeinschaftsunterkünften leben, gegen Poliomyelitis geimpft werden.

Literatur

1. Ständige Impfkommission am Robert Koch-Institut (STIKO). Zum Schutz vor der Kinderlähmung wird jetzt inaktivierter Poliomyelitis-Impfstoff empfohlen. Epidemiol Bull 1998; 4: 21.
2. Fescharek RC, et al. Schluckimpfstoff gegen Poliomyelitis und impfassoziierte Poliomyelitis in Deutschland. Wien Med Wochenschr 1997; 147: 456–461.
3. Ständige Impfkommission am Robert Koch-Institut (STIKO). Impfempfehlungen (Stand: März 1998). Epidemiol Bull 1998; 15: 101–112.

G. Maass, Münster

Grundimmunisierung und Wiederimpfung gegen Poliomyelitis

Frage: Warum sollte man sich (bei vollständiger Grundimmunisierung) heute nicht mehr als Erwachsener (außer Risikogruppen) gegen Polio impfen lassen? Ich bin 38 Jahre alt und habe mich bisher alle 10 Jahre impfen lassen (orale Poliovakzine). Brauche ich mich nun nie mehr gegen Polio impfen lassen? Welcher Personenkreis ist laut STIKO »beruflich exponiert«?

Zur Grundimmunisierung gegen Poliomyelitis wurden bis Ende 1997 – nach den damaligen Empfehlungen der STIKO – ab Beginn des 3. Lebensmonats – dreimal orale Poliovakzine (OPV) verabreicht sowie eine einmalige Wiederimpfung im 11.–15. Lebensjahr. Nach Abschluss dieser Impfungen waren keine routinemäßigen Wiederimpfungen mit oraler Poliovakzine vorgesehen. Wiederimpfungen waren nach den Impfempfehlungen der STIKO nur für Personen mit einem erhöhten Infektionsrisiko angezeigt, wenn seit der letzten Impfung (Grundimmunisierung, Wiederimpfung) mehr als 10 Jahre verstrichen waren.

Diese Empfehlungen der STIKO basierten auf Befunden, wonach die OPV-induzierte Immunität gegen Poliomyelitis wahrscheinlich lebenslang anhält. Da nicht bei jedem Impfling davon ausgegangen werden kann, dass die Grundimmunisierung zu einer lebenslang anhaltenden Immunität gegen alle 3 Poliovirustypen geführt hat, wurden Wiederimpfungen bei exponierten Personen empfohlen.

Nachdem seit mehreren Jahren in Deutschland keine autochthonen (d. h. durch Infektion mit lokal verbreiteten Polioviren erworbenen) Poliomyelitiserkrankungen aufgetreten sind, gewinnt die vakzineassoziierte paralytische Poliomyelitis nach Impfung mit oraler Poliovakzine zunehmend an Bedeutung. Pro Jahr treten etwa 1–2 Erkrankungen an vakzineassoziierter paralytischer Poliomyelitis in Deutschland auf; in anderen Industrieländern ist die Situation ähnlich. Aus diesem Grund hat die STIKO im Jahr 1998 beschlossen, zukünftig für alle Polioschutzimpfungen die Impfung mit inaktivierter Poliovakzine zu empfehlen (1).

Zur Grundimmunisierung mit inaktivierter Poliovakzine werden – abhängig von dem jeweils verwendeten Impfstoff (siehe Beipackzettel) – die zweimalige oder dreimalige Impfung mit inaktivierter Poliovakzine (beginnend ab dem 3. Lebensmonat) sowie eine einmalige Auffrischimpfung im 11.–18. Lebensjahr verabreicht. Zur Grundimmunisierung von Säuglingen und Kleinkindern stehen außerdem verschiedene Kombinationsimpfstoffe mit inaktiviertem Poliovakzineanteil zur Verfügung. Über die Anzahl der hiermit erforderlichen Impfungen und die zeitlichen Abstände zwischen den Impfstoffgaben informieren die Beipackzettel der jeweiligen Hersteller. Routinemäßige Auffrischimpfungen werden nach Grundimmunisierung und einmaliger Auffrischimpfung im 11.–18. Lebensjahr nicht empfohlen.

Ungeimpfte Erwachsene sollen mit inaktivierter Poliovakzine gegen Poliomyelitis geimpft werden. Ist die Grundimmunisierung nicht vollständig dokumentiert, ist dies nachzuholen. Auch hier gilt wieder, dass Personen mit besonderem Expositionsrisiko nach Abschluss der Grundimmunisierung einmal mit inaktivierter Poliovakzine geimpft werden, wenn seit der letzten Impfung (Grundimmunisierung, Auffrischimpfung) mehr als 10 Jahre vergangen sind.

Zu den beruflich exponierten Personen gehören nach den Impfempfehlungen der STIKO (2):

1. medizinisches Personal, das engen Kontakt zu Poliomyelitiskranken hat;
2. Personal in medizinischen Laboratorien, in denen eine Infektionsgefahr mit Polioviren besteht;

3. Personal in Gemeinschaftsunterkünften, in denen Ausländer, Flüchtlinge und Asylbewerber leben, die aus Gebieten mit Poliomyelitisrisiko kommen.

Außer diesen beruflich exponierten sollen nach den Empfehlungen der STIKO auch in derartigen Gemeinschaftsunterkünften lebende Personen gegen Polio geimpft werden, außerdem solche (z. B. Familienangehörige), die engen Kontakt zu Poliomyelitiskranken haben.

Literatur

1. Ständige Impfkommission am Robert Koch-Institut (STIKO). Zum Schutz vor der Kinderlähmung wird jetzt inaktivierter Poliomyelitis-Impfstoff empfohlen. Epidemiol Bull 1998; 4: 21.
2. Ständige Impfkommission am Robert Koch-Institut (STIKO). Impfempfehlungen (Stand: März 1998). Epidemiol Bull 1998; 15: 101–112.

G. Maass, Münster

Impfstrategie gegen Poliomyelitis – Bewertung der Impfmethoden

Frage: Trotz der bekannt gewordenen Risiken, vor allem für abwehrgeschwächte Angehörige der Impflinge, kann ich die rasant vollzogene Änderung der Impfstrategie gegen Poliomyelitis nicht nachvollziehen. Das minimale Risiko der Oralvakzine (OPV) für die Kinder ist mittlerweile überschaubar, das der inaktivierten Vakzine (IPV) wird vielleicht noch Unerwartetes zutage treten lassen. Statt darauf zu dringen, dass sich Gefährdete selbst um ihre Gesundheit bemühen oder die Risiken tragen, wird wieder ein vorerst – scheinbar – »sicherer« Weg beschritten.

Da ich die Diskussion aber nicht en detail verfolgt habe, wäre ich für Literaturhinweise, die diese Entscheidung stützen sowie für die Beantwortung folgender Fragen dankbar:

Folgeimpfungen zuvor vollständig (mindestens 3-mal) oral Immunisierter: Ist hier auch mit erneuter Impfvirusausscheidung zu rechnen? Muss diese Impfung also auch mit IPV erfolgen? Und muss sie nicht dann auch wie eine Neuimpfung, also zumindest 2-mal, durchgeführt werden, da ja ein völlig anderer Immunisierungsweg beschritten wird?

Ist es als Kunstfehler zu bezeichnen, wenn man nach entsprechender Aufklärung als Erstimpfung OPV verwendet? Wäre der Arzt für die Schäden an »Zufallskontaktpersonen« schadenersatzpflichtig ?

Wie ist die widersprüchliche Empfehlung umzusetzen, einerseits nach dem 18. Lebensjahr nicht mehr gegen Poliomyelitis zu impfen (Fachinformation), andererseits, z. B. bei Auslandsreisen, alle 10 Jahre den Impfschutz wieder aufzufrischen? Verschont die Poliomyelitis doch nicht das Erwachsenenalter?

Hat die STIKO mittlerweile eine Art stiller Rechtsverbindlichkeit erlangt? Leider habe ich gleichzeitig das Gefühl (wie bei anderen Expertenempfehlungen), dass es hier nur einen sicheren Sieger gibt – nämlich die Hersteller.

1986 wurde die letzte in Deutschland erworbene Poliomyelitis gemeldet, 1992 die beiden letzten importierten Erkrankungen. Mit dem Rückgang der durch Wildviren hervorgerufenen Polioerkrankungen traten die »vakzineassoziierten paralytischen Poliomyelitiden« (VAPP) stärker in das Bewusstsein der Bevölkerung und auch der Impfärzte: Der einzige – aber gravierende – Nachteil der Lebendvakzine ist das Auftreten solcher VAPP-Erkrankungen, charakterisiert durch persistierende Lähmungen für mindestens 6 Wochen. Symptome wie auch Ausmaß der Lähmungen entsprechen denen nach einer Wildvirusinfektion. Zwar sind Immundefiziente besonders gefährdet; jedoch ist ein solches Risiko nicht immer voraussehbar, da auch Menschen ohne nachweisbaren Immundefekt an einer VAPP erkranken. Das Risiko, an einer VAPP zu erkranken, ist weder minimal noch überschaubar!

Die VAAP-Häufigkeit wird von der WHO bei Impflingen und Kontaktpersonen gleich hoch mit etwa 1 auf 3,3 Millionen Impfungen angegeben (1). Berechnet auf Impfdosen, wird vom Center for Disease Control in den USA eine VAPP-Frequenz bei Geimpften mit 1:6,2 Millionen und bei Kontaktpersonen mit 1:7,6 Millionen genannt. Für Kinder wurde eine VAPP-Frequenz von 1 auf 750000 Erstdosen errechnet (2). Dabei ist das Risiko, nach einer Erstimpfung zu erkranken, 7–21-mal so hoch wie nach einer Folgeimpfung (3).

In Deutschland existieren Daten zu der von den *Behringwerken* zwischen 1964 und 1996 verkauften oralen Poliovakzine. Danach sind in diesem Zeitraum bei Geimpften 27 VAPP-Erkrankungen und bei Kontaktpersonen 11 VAPP-Erkrankungen bekanntgeworden. Ausgehend von der Annahme, dass etwa 85% der Impfdosen tatsächlich verimpft worden sind, muss das Risiko einer VAPP bei Geimpften auf etwa 1 Erkrankung pro 4,5 Millionen Impfungen und bei Kontaktpersonen auf etwa 1 Erkrankung pro 11 Millionen Impfungen geschätzt werden (4). Gemeldet wurden in Deutschland jährlich 1–3 VAPP-Erkrankungen. Auch nachdem die Ständige Impfkommission am Robert Koch-Institut im Januar 1998 nur noch die Anwendung der inaktivierten Poliovakzine empfohlen hatte, sind noch 2 VAPP-Erkrankungen bekannt geworden.

Nachdem Polioerkrankungen durch Wildviren in Deutschland seit Jahren nicht mehr auftraten, war die Hinnahme von VAPP-Erkrankungen ethisch nicht mehr vertretbar. Auch kam die OPV-Impfung in Deutschland zunehmend in eine Diskussion, die die Akzeptanz der Polioschutzimpfung zu beeinflussen drohte. Beigetragen hat dazu vor allem das 1994 veröffentlichte Grundsatzurteil des Bundesgerichtshofes zur Aufklärungspflicht bei der OPV-Impfung. Danach ist bei der OPV-Impfung jedes mögliche Risiko – unabhängig von seiner relativen Häufigkeit – in den Aufklärungsgesprächen zu behandeln.

Von einer »rasant vollzogenen Änderung der Impfstrategie« kann man nicht sprechen. Bereits im Oktober 1995 wurde vom Österreichischen und vom Deutschen Grünen Kreuz ein internationales Symposium über »Neue Wege der Polioeradikation« veranstaltet, dessen Ergebnisse u. a. im »Kinderarzt« mitgeteilt wurden (5). Auch wurde auf mehreren »Impftagen« darüber berichtet.

Durch die alleinige Anwendung einer inaktivierten Poliovakzine (nach SALK) werden VAPP-Erkrankungen sicher vermieden. Die Immunogenität der SALK-Vakzinen, vor allem bei der jetzt verwendeten Vakzine mit einem erhöhtem Antigengehalt (eIPV), ist gut. Bereits die 1. Dosis führt bei mehr als 90% der Geimpften zu einer Serokonversion, die 2.

Dosis bei >99% (6–8). Bereits nach der 1. Impfung kommt es zu einem »priming«.

In mehreren klinischen Studien konnte gezeigt werden, dass 90–100% der Kinder protektive Antikörper gegen alle 3 Typen nach 2 Injektionen und 99–100% nach 3 Injektionen entwickelt hatten. (Nach einer einmaligen OPV-Gabe werden nur bei etwa 50% der Geimpften Antikörper gegen alle 3 Serotypen entwickelt, nach einer dreimaligen OPV-Gabe kommt es dann aber bei über 98% der Geimpften zu einem langanhaltenden Schutz gegen alle 3 Serotypen.)

Größere Studien über die Dauer des Impfschutzes nach IPV gibt es nicht. Nach schwedischen Untersuchungen waren jedoch 25 Jahre nach einer viermaligen Gabe von IPV mit einem niedrigeren Antigengehalt noch bei >90% der Geimpften Antikörper nachweisbar (9).

Es besteht vorwiegend ein individueller Impfschutz, sodass Nichtgeimpfte bei Polioausbrüchen ein hohes Risiko einer Infektion haben. Das Gelingen dieser Impfstrategie setzt eine große Disziplin der Bevölkerung voraus, um eine ausreichend hohe Durchimpfungsrate und damit einen flächendeckenden Schutz zu erreichen. Dass dies möglich ist, zeigen z. B. Länder wie Kanada, Schweden, Norwegen und Finnland. Trotz zahlreicher Immigranten aus Endemiegebieten kam es nicht zu Polioausbrüchen. Auch in Holland blieb bei Ausbruch der Polio in einer impfunwilligen Sekte das Wildvirus auf diese Population beschränkt (10).

Die alleinige Anwendung von IPV empfiehlt die STIKO seit dem Januar 1998 (11). Lediglich bei Polioausbrüchen kann OPV auf Anordnung der Gesundheitsbehörden als Riegelimpfung eingesetzt werden (11). Haftungsrechtlich entscheidend ist die Empfehlung der obersten Landesgesundheitsbehörden, die sich im Allgemeinen an den STIKO-Empfehlungen orientieren. Die öffentliche Empfehlung einer Impfung begründet gemäß § 51 BSeuchG einen Versorgungsanspruch bei etwaigen Impfschäden.

Heute wird in allen Bundesländern nur noch die IPV-Impfung empfohlen.

Natürlich darf der Arzt auch andere als die öffentlich empfohlenen Impfungen durchführen, muss dann aber den Impfling darauf aufmerksam machen (12). Im Falle eines Schadens besteht die Gefahr, dass es dann zu zivilrechtlichen Schadenersatzansprüchen gegen den Arzt kommt, die in der Regel auch ein Schmerzensgeld einschließen. Das kann auch für »Zufallskontaktpersonen« gelten. Dabei ist zu bedenken, dass eine nach IPV-Impfungen gegebene OPV-Impfung auch zur Virusausscheidung führen kann (13).

Im Übrigen sind Impfstoffhersteller nicht »immer der sichere Sieger«: Mir sind mehrere Verfahren gegen Impfstoffhersteller bekannt.

Die Vervollständigung einer mit OPV begonnenen Grundimmunisierung wie auch die Auffrischimpfungen können mit IPV vorgenommen werden, da die beiden Impfstoffe einander boostern (2). Ein Neubeginn ist nicht erforderlich.

Auffrischimpfungen in 10-jährigem Abstand werden schon seit vielen Jahren von der STIKO nicht mehr empfohlen. Sero-Surveillance-Untersuchungen haben gezeigt, dass durch eine Grundimmunisierung und einmalige Auffrischimpfung bei der heutigen epidemiologischen Situation eine tragfähige Immunität erreicht wird. Nur bei engem Kontakt mit Polioinfizierten oder -erkrankten könnte es zu Impfdurchbrüchen kommen. Daher die Beschränkung der Auffrischimpfungen auf einen gefährdeten Personenkreis. Das gilt auch für die IPV-Impfung.

Literatur

1. Esteves K. Safety of oral poliomyelitis vaccine: results of a WHO enquiry. Bull World Health Organ 1988; 66: 163–184.

2. Centers for Disease Control. Poliomyelitis prevention in the United States: Introduction of a sequential vaccination schedule of inactivated poliovirus vaccine followed by oral poliovirus vaccine. Mor Mortal Wkly Rep 1997; 46: 1–25.
3. Prevots DR, et al. Completeness of reporting for paralytic poliomyelitis, United States, 1980 through 1991. Arch Pediatr Adolesc Med 1994; 148: 479–485.
4. Leonhardt I, et al. Neue Impfstrategie gegen Poliomyelitis. Dtsch Ärztebl 1997; 94: A2736–2741.
5. Stück B, Huber EG. Arbeitsergebnis des internationalen Symposiums »Wege der Polio-Eradikation«. Kinderarzt 1997; 28: 141–142.
6. Salk J, et al. Antigenic content of inacti-vated poliovirus vaccine for use in a one- or two-dose regimen. Ann Clin Res 1982; 14: 204–212.
7. McBean AM, et al. Serologic response to oral polio vaccine and enhanced-potency inactivated polio vaccines. Am J Epidem 1988; 128: 615–628.
8. Faden H, et al. Comparative evaluation of immunization with live attenuated and enhanced-potency inactivated trivalent poliovirus vaccines in childhood: systemic and local immune response. J Infect Dis 1997; 175: 228–234.
9. Böttiger M. A study of the sero-immunity that has protected the Swedish population against poliomyelitis for 25 years. Scand J Infect Dis 1987; 19: 595–601.
10. Ostvogel PM, et al. Poliomyelitis outbreak in an unvaccinated community in the Netherlands, 1992–1993. Lancet 1994; 334: 665–670.
11. Ständige Impfkommission am Robert Koch-Institut (STIKO). Zum Schutz vor der Kinderlähmung wird jetzt inaktivierter Poliomyelitis-Impfstoff empfohlen. Epidemiol Bull 1998; 4: 21.
12. Schmitt HJ. Haftungs- und Rechtslage bei Schutzimpfungen. TW Pädiatrie 1996; 9: 496–497.
13. Abraham R, et al. Shedding of virulent poliovirus revertants during immunization with oral poliovirus vaccine after prior immunization with inactivated polio vaccine. J infect Dis 1993; 168: 1105–1109.

B. STÜCK, Berlin

Seit 1998 wird inaktivierter Polioimpfstoff empfohlen

Frage: Da der 5fach-Impfstoff (z. B. Pentavac) zeitweise nicht verfügbar war, ergaben sich Situationen, in denen z. B. mit IPV-Behring begonnen wurde, einem Impfstoff, der nur zweimal verabreicht werden muss. Bitte um Empfehlung bezüglich dieser Übergangssituation unter besonderer Berücksichtigung von IPV-Einzelimpfstoff.

Anders formuliert: Wie ist bei der Polioimpfung zu verfahren, wenn oral oder mit einem Einzelimpfstoff begonnen wurde? Wie häufig muss Polio dann jeweils zur kompletten Immunisierung geimpft werden?

Seit Beginn des Jahres 1998 wird von der Ständigen Impfkommission (STIKO) am Robert Koch-Institut empfohlen, gegen Poliomyelitis mit einem Injektionsimpfstoff zu impfen, der inaktivierte Polioviren enthält (inaktivierte Poliovakzine/IPV). Poliolebendimpfstoff (oral zu applizierende Poliovakzine/OPV), der vermehrungsfähige abgeschwächte Polioviren enthält, wird nicht mehr empfohlen (1). Eine bereits mit OPV begonnene Immunisierung ist mit IPV fortzuführen.

In der Umstellungsphase von OPV auf IPV waren die laut Impfkalender der STIKO vorzugsweise anzuwendenden Kombinationsimpfstoffe, die auch eine IPV-Komponente enthalten, nicht kontinuierlich verfügbar. Inzwischen sind jedoch mehrere derartige Kombinationsimpfstoffe erhältlich. Die Zahl der Einzeldosen für eine »komplette Immunisierung« ist den Beipackzetteln und Fachinformationen der Hersteller bzw. der Abb. 1 des Impfkalenders der STIKO (2) zu entnehmen.

In der Übergangszeit war es nicht vermeidbar, dass bei Anwendung von IPV-

Kombinationsimpfstoffen eine zusätzliche IPV-Dosis appliziert wurde, wenn zuvor das Impfschema mit monovalenten OPV- oder IPV-Impfstoffen begonnen wurde.

In den Impfempfehlungen der STIKO heißt es unter »Dokumentation der Impfung«:

»Von zusätzlichen Impfungen bei bereits bestehendem Impfschutz geht kein besonderes Risiko aus« (2).

Literatur

1. Ständige Impfkommission am Robert Koch-Institut (STIKO). Zum Schutz vor der Kinderlähmung wird jetzt inaktivierter Poliomyelitis-Impfstoff empfohlen. Epidemiol Bull 1998; 4: 21.

2. Ständige Impfkommission am Robert Koch-Institut (STIKO). Impfempfehlungen (Stand: März 1998). Epidemiol Bull 1988; 15: 101–112.

WALTRAUD THILO, Berlin

Polioimpfstrategie

Fragen: Warum hat die Öffentlichkeit nicht früher erfahren, dass es jährlich mindestens 1 Impfpoliomyelitis gab, aber seit 1988 keine Wildinfektionen mehr?

Warum gilt Deutschland ab 1986 als poliofrei, wenn die letzte Polioerkrankung durch Wildvirus 1988 registriert wurde?

Warum wird erst jetzt die inaktivierte Poliovakzine (IPV) empfohlen und nicht schon in früheren Jahren?

Warum wird eine routinemäßige Wiederimpfung bis zum 18. Lebensjahr, aber nicht danach empfohlen?

Gibt die Grundimmunisierung lebenslang Schutz (warum dann die Wiederimpfung ab 11 Jahren) oder sind Erwachsene weniger anfällig?

Gibt es vielleicht andere als epidemiologische Gründe für Impfungen und Wiederimpfungen?

1.

Angaben zur Häufigkeit der Impfpoliomyelitis (vakzine-assoziierte paralytische Poliomyelitis, VAPP) nach Verabreichung des oralen Polioimpfstoffs (OPV) finden sich z. B. bereits in der Ausgabe 1982/83 (ältere Ausgaben liegen mir nicht vor) des Ärztemerkblattes »Schutzimpfung gegen Kinderlähmung«, das bis heute von der Deutschen Vereinigung zur Bekämpfung der Viruskrankheiten e.V. (DVV) herausgegeben wird. Hier heißt es im Abschnitt über Impfschäden: »Eine Impfpoliomyelitis ist extrem selten (weniger als 1 : 1 000 000)«. Im selben Jahr – evtl. auch schon vorher – hat die DVV außerdem »Hinweise zur Aufklärung von Impfschäden nach Polio-Schluckimpfung« veröffentlicht.

Über die Häufigkeit der VAPP in Deutschland in den Jahren von 1963–1984 wurde in einer 1987 erschienenen Veröffentlichung (1) berichtet. Eine weitere Veröffentlichung zu dieser Frage, in welcher die bis 1995 beobachteten Erkrankungen an VAPP beschrieben wurden, erschien 1997 (2).

Außerdem sind in den Gebrauchsinformationen der Impfstoffhersteller entsprechende Angaben zur VAPP enthalten. So heißt es bereits in der im September 1982 erschienenen (ältere Ausgaben liegen mir nicht vor) Gebrauchsinformation der *Behringwerke AG:* »Spezifische Schädigungen in Form von Paresen bei Impflingen und Kontaktpersonen sind nach Poliomyelitis-Lebendimpfung *(Sabin)* sehr selten. In einem Bericht der WHO heißt es ... in den meisten Ländern mit einem Risiko von weniger als einem paralytischen Fall auf 2–3 Millionen verimpfte Dosen bei Impflingen und Kontaktpersonen«.

Angaben über die Häufigkeit der VAPP nach oraler Polioimpfung sind selbstverständlich auch in den aktuellen Gebrauchsinformationen der anderen Hersteller *(SmithKline Beecham, Procter & Gamble)* von oralem Polioimpfstoff enthalten.

2.

Von 1965–1995 wurde in Deutschland jeweils 1 Impfpoliomyelitis pro 4,5 Millionen verabreichter Impfstoffdosen bei Impflingen (0,22 pro 1 Million) und pro 11 Millionen Dosen bei Kontaktpersonen eines Impflings (0,09 pro 1 Million) beobachtet (1, 2). Aufgrund dieser Daten kann geschätzt werden, dass jährlich etwa 1–2 Erkrankungen an VAPP in Deutschland auftreten. Diese Häufigkeit von VAPP hat sich in dem angegebenen Zeitraum nicht verändert und entspricht den Feststellungen in anderen Industrieländern.

3.

Poliomyelitiserkrankungen nach Infektion mit Poliowildviren in Deutschland – sog. autochthone Poliomyelitis – wurden seit 1988 nicht mehr registriert. In seltenen Einzelfällen kann die Zuordnung einer Erkrankung – autochthone oder importierte Poliomyelitis – aufgrund unzureichender anamnestischer Angaben nicht eindeutig geklärt werden. Hierauf beruhen die in der Frage angesprochenen unterschiedlichen Angaben über die letzte autochthone Poliomyelitiserkrankung in Deutschland. Übrigens konnte auch bei einer weiteren Erkrankung im Jahr 1990 die Herkunft eines von einem Polioverdächtigen isolierten Poliovirus nicht eindeutig geklärt werden.

Seit 1990 wurden in Deutschland 14 Poliomyelitiserkrankungen registriert, von denen 2 als importiert und 12 als VAPP gemeldet worden waren.

4.

Auch wenn seit etwa 10 Jahren keine autochthonen Poliomyelitiserkrankungen in Deutschland aufgetreten sind, die Poliomyelitis hier also eliminiert wurde, besteht für die hiesige Bevölkerung weiterhin ein Infektionsrisiko durch importierte Poliowildviren und ein Risiko für Reisende in Gebiete, in denen die Poliomyelitis endemisch verbreitet ist.

Eine Schutzimpfung der Bevölkerung gegen die Kinderlähmung ist also auch nach Eliminierung der Poliomyelitis in Deutschland erforderlich. Die Fortführung der oralen Polioimpfung als Regelimpfung ist aber unter diesen Bedingungen wegen des Risikos einer VAPP nicht tolerierbar. Eine Änderung der Impfstrategie – der Wechsel von Poliolebendimpfstoff (OPV) zu einem Polioimpfstoff aus inaktivierten Polioviren (IPV) – wurde möglich, nachdem Poliototimpfstoffe mit gleicher Wirksamkeit bei der Ausbildung des Individualschutzes wie nach OPV verfügbar waren.

Auch Kombinationsimpfstoffe, die einen IPV-Anteil enthalten, wurden zugelassen, sodass die Akzeptanz dieser Impfung gewährleistet ist.

Die Anzahl der zur Grundimmunisierung erforderlichen Impfungen mit IPV ist für Impfstoffe verschiedener Hersteller unterschiedlich; die Angaben der Hersteller in den Gebrauchsinformationen oder den Beipackzetteln sind zu beachten. Dies gilt auch für Kombinationsimpfstoffe mit IPV-Anteil. Mit der empfohlenen einmaligen Auffrischimpfung mit IPV (oder einem geeigneten IPV-haltigen Kombinationsimpfstoff) ab Beginn des 11. Lebensjahres soll die Bildung ausreichend hoher Antikörperkonzentrationen gegen alle 3 Poliovirustypen erzielt werden.

Nach der Grundimmunisierung und der einmaligen Auffrischimpfung ab Beginn des 11. Lebensjahres sind routinemäßige Auffrischimpfungen nicht erforderlich. Aufgrund der vorliegenden Beobachtungen hält der hiernach entstehende Immunschutz lebenslang an. Von dieser Empfehlung wird nur abgewichen, wenn ein besonderes Infektionsrisiko besteht und die letzte Impfung länger als 10 Jahre zurückliegt; hierdurch sollen eventuell vorhandene individuelle Besonderheiten ausgeglichen werden.

Diese Empfehlung über eine einmalige routinemäßige Auffrischimpfung mit IPV entspricht den früheren Empfehlungen zur Polioschutzimpfung mit OPV. Auch hier wurden nach Abschluss der Grundimmunisierung und einer einmaligen Wiederimpfung mit OPV ab dem 10. Lebensjahr keine routinemäßigen Wiederimpfungen empfohlen.

Erwachsene sind nicht weniger »anfällig« für eine Poliomyelitis als Kinder. Die Häufigkeit paralytischer Erkrankungen nach Infektionen mit Poliowildviren ist im Gegenteil bei Erwachsenen höher als bei Kleinkindern oder Kindern.

5.

Die fachlichen Empfehlungen der STIKO werden aufgrund der vorliegenden Daten über Erkrankungshäufigkeit, Risiko durch importierte Erreger, Beobachtungen über die Erkrankungshäufigkeiten in anderen Ländern, die praktische Durchführbarkeit der Impfungen usw. gegeben. Diese fachlichen Empfehlungen sind die Grundlage für die öffentlichen Empfehlungen von Schutzimpfungen durch die Bundesländer (§ 14 [3] BSeuchG). Irgendwelche »anderen Gründe für Impfungen und Wiederimpfungen« kenne ich nicht.

Literatur

1. Maass G, Quast U. Acute spinal paralysis after the administration of oral poliomyelitis vaccine in the Federal Republic of Germany (1963–1984). J Biol Stand 1987; 15: 185–191.
2. Fescharek R, et al. Schluckimpfung gegen Poliomyelitis und impfassoziierte Poliomyelitis in Deutschland. Wien Med Wochenschr 1997; 147: 456–461.

G. Maass, Münster

Impfkontaktpoliomyelitis

Frage: Ein Mann besucht eine Familie mit einem frisch gegen Poliomyelitis geimpften Säugling, und er steckt sich an. Er klagt gegen die Impfärztin, die seine Bekannten nicht auf die Gefahr einer Kontaktpoliomyelitis hingewiesen hatte. Dem Kläger wurde vom BGH Schmerzensgeld zugesprochen.

Ich bitte um Erklärung dafür, warum es einen (medizinischen) Unterschied macht, ob ein ungeimpfter Erwachsener eine Polioschluckimpfung oder die Viren mittelbar über ein frisch geimpftes Kind bekommt.

Dass es im letzteren Fall zu einer sog. Kontaktpoliomyelitis kommen kann, habe ich mehrfach gelesen. Mir ist nur nicht klar, warum das so sein soll. Mir ist weiters klar, dass er sich infizieren kann über die ausgeschiedenen Impfviren. Mir ist aber nicht klar, warum das schlimmer sein soll als eben die orale Impfung selbst. Oder hätte der betroffene Mensch wahrscheinlich auch durch die orale Impfung die Poliomyelitis bekommen?

Da andererseits auch ein immunkompetenter Impfling in 1:7 Millionen Impfdosen an paralytischer Poliomyelitis erkranken kann, bin ich erst recht verwirrt.

Das Risiko eines Kontaktes im Haushalt beträgt 1:5 Millionen Impfdosen (beide Zahlen nach Schmitt, Selbach und Eichenwald, Antibiotika und Infektionskrankheiten, 1993).

1. Antwort

Nach der von der WHO gegebenen Definition wird als Impfpoliomyelitis eine spinale Parese bezeichnet, die innerhalb von 7–30 Tagen nach Impfung mit trivalentem, oralem Poliomyelitisimpfstoff beim Impfling oder innerhalb von 7–60 Tagen bei Kontaktpersonen auftritt und länger als 6 Wochen besteht (1).

Nach Erhebungen der WHO (2) während 10 Jahren in 6 Ländern werden jeweils 1 paralytische Erkrankung pro 6,7 Millionen Impfstoffdosen bei Impflingen und pro 5 Millionen Impfstoffdosen bei Kontaktpersonen des Impflings beobachtet. Die Mehrzahl dieser sog. Impfpoliomyelitiden tritt nach der 1. Verabreichung von trivalentem, oralem Poliomyelitisimpfstoff auf (eine besonders gefährdete Gruppe sind Kleinkinder mit primärer Immundefizienz). Diese Kontaktpersonen, bei denen eine Impfpoliomyelitis auftrat, waren entweder nicht oder unvollständig gegen Poliomyelitis geimpft.

In Deutschland wurden in den westlichen Bundesländern von 1963–1984 jeweils 1 vakzineassoziierte Poliomyelitis pro 4,4 Millionen verabreichte Impfstoffdosen bei Impflingen und pro 15,5 Millionen Dosen bei Kontaktpersonen der Impflinge registriert; insgesamt trat also 1 Impfpoliomyelitis pro 3,4 Millionen Impfstoffdosen oder 0,29 Erkrankungen pro 1 Million auf (3). In den Ländern der früheren DDR wurden von 1960–1975 0,5 Erkrankungen (Impflinge und Kontaktpersonen) pro 1 Million Impfungen registriert (4).

Vermehren sich die verabreichten Polioimpfviren im Impfling, so werden gelegentlich – aufgrund von Spontanmutationen – Viren gebildet, die gegenüber dem Impfvirus veränderte Eigenschaften besitzen (5). Diese infolge geänderter Nukleinsäuresequenzen in einzelnen Abschnitten des Virusgenoms veränderte Virusnachkommenschaft breitet sich u. U. im Organismus aus und wird mit den Fäzes ausgeschieden, sodass Kontaktinfektionen auftreten können.

Veränderungen der Antigenität der Impfviren infolge derartiger während der Virusvermehrung spontan auftretender Veränderungen des Virusgenoms werden kaum beobachtet oder sind nur geringfügig; die Nachkommenschaft der Impfviren bleibt »impfvirusähnlich«.

Dagegen können diese Veränderungen der Nukleotidesequenz in bestimmten Abschnitten des Virusgenoms, wie sie während der Vermehrung der Impfviren im Impfling auftreten, zu einer graduellen Verminderung der Attentuierung in der Nachkommenschaft der verabreichten Impfviren führen, d. h. zu einer Zunahme der Neurovirulenz. Dies wird vor allem nach Verabreichung von Polioimpfvirus Typ 3 und – in geringerem Ausmaß – des Poliovirus Typ 1 beobachtet.

Diese Mutanten des Impfvirus mit einer – gegenüber dem Impfvirus – erhöhten Neurovirulenz werden vom Impfling ausgeschieden und können zu Infektionen bei Kontaktpersonen und zu einer Impfpoliomyelitis führen.

Um diese Möglichkeit einer Kontaktinfektion durch die vom Impfling gelegentlich ausgeschiedenen Viren mit – gegenüber den Impfviren – erhöhter Neurovirulenz zu vermeiden, wird geraten, alle Mitglieder einer Wohngemeinschaft (sofern in den vergangenen 10 Jahren nicht gegen Poliomyelitis geimpft) gleichzeitig mit trivalentem, oralen Poliomyelitisimpfstoff zu impfen.

Zur Vermeidung einer Übertragung der ausgeschiedenen Impfviren auf Dritte sind außerdem Vorsichtsmaßnahmen einzuhalten, um einen Kontakt mit dem Stuhl des Impflings zu vermeiden. Vor allem bei der Pflege geimpfter Säuglinge kommt der persönlichen Hygiene eine besondere Bedeutung zu. Die Pflege eines geimpften Säuglings sollte für die Dauer von 6–8 Wochen nach der Schluckimpfung nach Möglichkeit auf bereits geimpfte Familienmitglieder beschränkt bleiben.

Literatur

1. Maass G. Impfung gegen Poliomyelitis. Pädiatr Grenzgeb 1994; 12: 183–192.

2. WHO: The relation between acute persisting spinal paralysis and poliomyelitis vaccine – results of a ten years enquiry. Bull World Health Organ 1982; 60: 231–242.

3. Maass G, et al. Acute spinal paralysis after the administration of oral poliomyelitis vaccine in the Federal Republic of Germany (1963–1994). J Biol Stand 1987; 15: 185–191.

4. Dittman S. Atypische Verläufe nach Schutzimpfungen. Leipzig: Barth; 1981.

5. Contreras G, et al. Genetic characterization of Sabin type 1 and 3 poliovaccine virus following serial passage in the human intestinal tract. Biologicals 1992; 20: 15–26.

G. Maass, Münster

2. Antwort

Die Impfpoliomyelitis gilt als äußerst seltene Komplikation der Poliomyelitisschluckimpfung (Häufigkeit etwa 1:1 Million bei Erstimpfung, etwa 1:10 Millionen bei Wiederimpfung, im Durchschnitt etwa 1:5 Millionen Impfdosen) (1). Die Impfviren können trotz Attenuierung 7–30 Tage nach der Schluckimpfung eine Schädigung der motorischen Vorderhornzellen verursachen, die dann zu bleibender oder auch vorübergehender (»minor illness«) Lähmung führen kann.

Man darf vermuten, dass die immunologische Gast-Wirt-Beziehung durch unzureichende Virusabwehr zuungunsten des Impflings gestört ist. Bei jedem Verdacht auf Impfpoliomyelitis empfiehlt sich die Durchführung eines Immunstatus, weil Erkrankungen durch Impfviren bevorzugt bei immundefizienten Personen anzutreffen sind.

Die Impfkontaktpoliomyelitis betrifft nicht den Impfling, sondern eine Kontaktperson z. B. aus seiner Toilettengemeinschaft. Die Häufigkeit dieser Impfkontaktpoliomyelitis wird in Deutschland mit etwa 1:15 Millionen Impfdosen angegeben (2). Die Inkubationszeit beläuft sich auf 7–60 Tage nach Kontakt mit dem Impfling.

Die im Stuhl ausgeschiedenen Impfviren werden durch Schmierinfektion weitergereicht. Hierbei muss beachtet werden, dass Ausscheidung und Weiterverbreitung der lebenden Impfviren nach Schluckimpfung grundsätzlich zu erwarten sind. Sie gefährden jedoch Kontaktpersonen im allgemeinen aus 2 Gründen nicht:

1. Die Impfviren sind attenuiert, d. h. nicht virulent. Virulenzsteigerungen durch Rückmutation der Impfviren in Wildviren können theoretisch auftreten und sind vereinzelt beim Polioimpfvirus Typ 3 beschrieben worden (3).

2. Die Kontaktperson besitzt eine normale Infektabwehr und ein gesundes Immunsystem, sodass die attenuierten Viren keine Krankheit, sondern eine orale Immunisierung auslösen. Die meisten Personen in Deutschland besitzen darüber hinaus eine Poliomyelitisimpfimmunität.

Eine nicht geimpfte Kontaktperson kann demnach nur dann (indirekt) an einer Impfpoliomyelitis erkranken, wenn

1. die eigene Infektabwehr gestört ist oder
2. die attenuierten Impfviren durch Rückmutation Wildviruscharakter annehmen.

Prinzipiell könnte in diesem Fall auch eine Poliomyelitisschluckimpfung zu einer (direkten) Impfpoliomyelitis führen.

Literatur

1. Stratton KR, editor. Adverse Events Associated with Childhood Vaccines-Evidence Bearing on Causality. Washington: National Academy Press; 1994. p. 195.
2. Quast U, Thilo W, Fescharek R. Impfreaktionen – Bewertung und Differentialdiagnose. Stuttgart: Hippokrates; 1993.
3. Racaniello VR. Poliovirus vaccinus. Biotechnology 1992; 20: 205–222.

B. Schneeweiss, Berlin

Krampfanfälle nach oraler Polioimpfung

Frage: Ein 7 Monate alter Säugling erhielt die erste Schluckimpfung gegen Kinderlähmung. Etwa 4 Stunden danach trat ein erster generalisierter tonisch-klonischer Krampfanfall von wenigen Minuten auf. Etwa 12 Stunden später wiederholte sich ein solches Ereignis. Fieber bestand nicht, neurologische oder sonstige klinische Auffälligkeiten waren etwa 14 Stunden nach der Impfung und an den folgenden Tagen nicht nachweisbar. Im EEG keine Krampfpotentiale. Einen Zusammenhang der Krampfanfälle mit der Schluckimpfung habe ich spontan verneint, wurde dann aber durch die Lektüre von 2 Arbeiten verunsichert (Ehrengut W, et al. Über konvulsive Reaktionen nach Polioschluckimpfung. Klin Pädiatr 1979; 191: 261; und Bodechtel G, et al. Zur Frage der Impfschäden nach der Poliomyelitis-Schluckimpfung. Münch Med Wochenschr 1977; 119: 521). Welchen Rat sollte man hinsichtlich der Durchführung von Auffrischimpfungen geben?

1. Antwort

Bei diesem Kind würden wir – wie andernorts begründet (1, 2) – erst 3 Monate nach dem letzten Krampfanfall die weitere Immunisierung mit *Salk*-Impfstoff (mindestens 2 Dosen) fortsetzen. Gleichzeitig sollte vor der Impfung der Immunstatus im Serum des Kindes daraufhin überprüft werden, ob sich Impfviren beim Impfling überhaupt vermehrt hatten. Eine wissenschaftliche Klärung der Krankheitsursache ist retrospektiv nicht möglich, da eine virologische Klärung (Rachenabstrich, Stuhl- sowie Blutuntersuchung) nicht erfolgte.

Bei jedem Kind mit einem Krampfanfall in zeitlicher Verbindung mit der Polioschluckimpfung sollte nach einer Virämie gefahndet werden.

HORSTMANN et al. (3) haben bei Untersuchung von 19 Seren 4–20 Monate alter Kinder, die zwischen dem 3. und 7. Tag nach der Schluckimpfung entnommen wurden, 12-mal freies und 5-mal gebundenes Poliovirus Typ II (nach Säurebehandlung) isolieren können. LENNARTZ u. SEELEMANN (4) gelang der Virusnachweis im Blut der Schluckgeimpften schon ab dem 2.–6. Tag p.v. Interessant ist, dass Polio-IgM- und IgG-Antikörper schon am 1. Tag p.v. nachgewiesen wurden (1), was für eine sehr schnelle Auseinandersetzung mit dem Impfvirus spricht.

Pathogenetisch ist z. B. nach der Pockenschutzimpfung die Bedeutung einer Virämie als auslösende Ursache eines Infektkrampfes herausgestellt worden. Kürzlich konnten wir erstmals bei einem gegen Poliomyelitis oral geimpften 13 Monate alten Kind, das 1 Woche p.v. einen Krampfanfall aufwies, aus Blut und Rachenabstrich Poliovirus Typ II isolieren. Der zu diesem Zeitpunkt gegen alle 3 Poliotypen seronegative Impfling zeigte 4 Wochen darauf eine Serokonversion gegen Typ II (NT 1:40). Rachenabstriche sind hier sehr zweckmäßig, da HORSTMANN et al. (3) eine Korrelation zwischen Poliovirusnachweis im Rachen und Virämie beim Geimpften aufzeigen konnten.

Literatur

1. Ehrengut W, Ehrengut-Lange J. Klin Pädiat 1979; 191: 261.
2. Ehrengut W, Ehrengut-Lange J. Klin Pädiat 1980; 192: 395.
3. Horstmann DM, et al. Am J Hyg 1964; 79: 47.
4. Lennartz H, Seelemann K. Münch Med Wochenschr 1966; 108:1459.

W. EHRENGUT, Hamburg

2. Antwort

Ein Krampfanfall 4 Stunden nach der 1. Schluckimpfung ist sicher nicht durch diese verursacht, es handelt sich vielmehr um ein zufälliges Zusammentreffen. Zwar gibt es, wenn auch selten, verschiedene neurologische Komplikationen nach Schluckimpfungen, nicht aber innerhalb eines Zeitraumes von wenigen Stunden, da sich zu diesem Zeitpunkt die Viren noch nicht ausreichend vermehren konnten. Keinesfalls sollten solche Beobachtungen dazu führen, die Poliomyelitisschluckimpfung in irgendeiner Weise einzuschränken. Dies hätte nachteilige Folgen von unvorstellbarem Ausmaß, Folgen, die in keinem Vergleich zu denen etwaiger Impfschäden stünden.

E. G. HUBER, Salzburg

3. Antwort

Das Auftreten eines Krampfanfalles bereits 4 Stunden nach der Impfstoffgabe spricht gegen einen kausalen Zusammenhang; denn in so kurzer Zeit können sich die verabfolgten Impfviren kaum schon nennenswert vermehrt und im Organismus verbreitet haben. LENNARTZ (1) hat zwar darauf hingewiesen, dass dyspeptische Symptome sich zuweilen schon wenige Stunden nach der Impfung einstellen können; das ist im Hinblick auf den intestinalen Impfmodus verständlich. Neurologische Symptome sind frühestens am 2.–3. Tag zu erwarten, in der Regel erscheinen sie in der 2. Woche oder später. Die enzephalitische Form der Poliomyelitis kann mitunter mit einem Krampfanfall und mit Bewusstlosigkeit beginnen (2, 3) – aber auch dann liegt der Infektionstermin mehrere Tage zurück.

Dass Krampfanfälle bei Poliomyelitis und der oralen Poliomyelitisimpfung vorkommen, ist bekannt. Dauerfolgen wie Oligophrenie oder Epilepsie sind auch zu einer Zeit, als es noch verbreitet zu Kinderlähmungsepidemien kam, nicht beobachtet worden. Sie sind daher bei der Infektion mit avirulenten Stämmen nicht zu erwarten.

Für die aufgeworfene Frage nach der Fortführung der Impfung bei dem betreffenden Impfling ist auf die Untersuchung von Windorfer et al. (4) und auf ein Referat von Stickl hinzuweisen, wonach Schäden der Schluckimpfung auch bei zerebral vorgeschädigten Kindern nicht beobachtet werden. Man muss sich daher vor Augen halten, dass das Schicksal einer Poliomyelitis gerade bei solchen Kindern eine besondere Last darstellt. Die Gefahr einer Poliomyelitis ist gegeben, solange noch Reisende aus dem Ausland und Gastarbeiter von dort in die Bundesrepublik kommen. Ein Kind, das nur einmal trivalenten Impfstoff erhalten hat, ist nicht ausreichend geschützt. Bei solchen Kindern sind Erkrankungen an Kinderlähmung vorgekommen (5). Ich halte eine Fortführung der Impfung daher für angezeigt und unbedenklich. Eine rachitogene Tetanie sollte natürlich ausgeschlossen sein.

Literatur

1. Lennartz H. Zur Frage der Impfreaktionen nach Schluckimpfung mit Poliomyelitisvirus Typ I (Sabin). Dtsch Med Wochenschr 1963; 88: 884.

2. Schäfer KH. In: Kleinschmidt H. Die übertragbare Kinderlähmung. Leipzig: Hirzel; 1939.

3. Fanconi G, Zellweger H, Botsztejn A. Poliomyelitis und ihre Grenzgebiete. Basel: Schwabe; 1945.

4. Windorfer A, Bucke B, Hirschmann E. Zur Frage der Poliomyelitis-Schluckimpfung zerebralgeschädigter Kinder. Dtsch Med Wochenschr 1964; 89: 2221.

5. Fillie Y. Vorkommen der Poliomyelitis in der Bundesrepublik nach Einführung der Poliomyelitisschluckimpfung von 1963–1977. [Dissertation] Göttingen 1981.

G. Joppich †

4. Antwort

Etwa 6% aller Kinder machen bis zum Schuleintritt ein oder mehrere Male Krampfanfälle durch. Die Häufigkeitskurve steigt im 3. Trimenon an, erreicht im 3. Halbjahr ihren Gipfel und sinkt nach dem 3. Geburtstag langsam ab. Perinatal bedingte hirnorganische Anfallsleiden und BNS-Krämpfe manifestieren sich erstmals zumeist zwischen dem 6. und 9. Lebensmonat, Okkasionskrämpfe etwas später.

Wird eine Impfung millionenfach durchgeführt und werden jedes Jahr 500000 Säuglinge 3-mal im 1. und 2. Lebensjahr gegen Poliomyelitis geimpft, kann es nicht ausbleiben, dass diese Impfung auch mit anderen Ereignissen zufällig zusammentrifft, etwa mit der Zahnung, dem ersten gesprochenen Wort oder auch einmal mit einem Krampfanfall. Ein ätiologischer Zusammenhang besteht zwischen beiden Ereignissen jedoch nicht – nicht einmal eine häufige und daher auffallende Korrelation.

In der beschriebenen Beobachtung ist ohnehin für eine erstmalige Schluckimpfung das Intervall von nur 4 Stunden zum Krampfanfall zu kurz: das Schluckimpfvirus kann sich innerhalb dieser Zeit noch nicht in dem Umfang vermehren, dass es – allein vom quantitativen Gesichtspunkt aus! – irgendeine biologische Bedeutung erlangen könnte; hierzu werden mindestens 4 Tage benötigt. Die Möglichkeit einer allergischen Reaktion scheidet beim erstmaligen Kontakt eines 7 Monate alten Kindes ohnehin aus, ganz abgesehen davon, dass hierfür gerade ein Krampfanfall kein typisches klinisches Äquivalent wäre.

Zusammengefasst: Der Krampfanfall bei dem 7 Monate alten Kind hatte nichts mit der Polioschluckimpfung zu tun, außer einer zufälligen Gleichzeitigkeit. Nach wie vor ist die Polioschluckimpfung als eine der wirksamsten und sichersten Impfungen allen Kindern zu empfehlen.

H. Stickl †

Masern-Mumps-Röteln-Schutzimpfung (MMR)

Masern-Mumps-Röteln-Impfung nach Masernerkrankung?

1. Frage: Wird nach Masernerkrankung eine weitere Impfung gegen Röteln und Mumps (einzeln) empfohlen?

Auch bei einer anamnestisch angegebenen Masernerkrankung ist die Impfung mit einem Masern-Mumps-Röteln-Impfstoff aus folgenden Gründen zu empfehlen:

Für die Mumps- und Rötelnimpfung steht in Deutschland kein Kombinationsimpfstoff zur Verfügung. Es wären also 2 Injektionen notwendig. Zudem sind die 2 Einzelimpfstoffe teurer als der MMR-Impfstoff. Auch sind anamnestische Angaben über eine Masernerkrankung ohne serologischen Nachweis nicht immer zuverlässig.

Ähnlich wie bei einer MMR-Zweitimpfung bei bestehender Immunität (1) kommt es auch bei einer Impfung nach einer Wildvirusinfektion nicht zu atypischen Impfverläufen oder unerwünschten Nebenwirkungen (2), da die Masernimpfviren sofort durch die bestehenden spezifischen Antikörper neutralisiert werden.

2. Frage: Soll bei leerer Masernanamnese ab dem 18. Lebensjahr gegen Masern geimpft werden?

Eine Altersbegrenzung für die MMR-Impfung und damit auch für die Masernimpfung besteht nicht. Sie kann in jedem Alter verabreicht werden (1). Mit wenigen Ausnahmen verlaufen »Kinderkrankheiten« um so schwerer und mit mehr Komplikationen, je älter der Patient ist. Das gilt u. a. für Masern, Mumps, Röteln, Varizellen, Diphtherie, Poliomyelitis (3). Als Komplikationen einer Masernerkrankung im Erwachsenenalter sind vor allem die Viruspneumonie und die Enzephalitis gefürchtet. Während der Masernerkrankungswelle 1996 mussten vor allem ungeimpfte Erwachsene stationär behandelt werden (4).

Literatur

1. Ständige Impfkommission am Robert Koch-Institut (STIKO). Impfempfehlungen (Stand: März 1998). Epidemiol Bull 1998; 15: 101–112.

2. Hülße C. Masern, Mumps, Röteln: Verschiebung in das höhere Lebensalter. Die gelben Hefte 1997; 37: 26–36.

3. Quast U, Ley S. Schutzimpfungen im Dialog. Marburg: Kilian; 1996.

4. Ständige Impfkommission am Robert Koch-Institut (STIKO). Masern nicht nur bei Kindern zu erwarten. Epidemiol Bull 1996; 33: 230.

B. Stück, Berlin

Wiederimpfung nach Masern-Mumps-Röteln-Impfung im Schulalter

Frage: Welchen Impfabstand für die Auffrischimpfung empfehlen Sie, wenn kurz vor oder nach dem 6. Lebensjahr die erste MMR-Impfung gegeben wurde?

Bei der 2. MMR-Impfung handelt es sich um eine Wiederholungsimpfung. Sie soll den wenigen Kindern ohne Immunantwort, oder bei denen ein Verlust ihrer Immunität eingetreten ist, einen dauerhaften Impfschutz geben. Bei einer 1. Impfung im späten Kleinkindalter wird ein »primäres Impfversagen« seltener auftreten. Eine Neutralisierung der Impfviren wird vorwiegend nur noch durch Nichteinhaltung der Kühlkette oder durch Virusinterferenzen eintreten, nicht mehr durch mütterliche Antikörper. Die Wiederimpfung ist spätestens im Alter von 11–12 Jahren vorzunehmen. Damit werden auch die wenigen »sekundären Impfversager« (etwa 1–2%) erfasst.

Besteht der Verdacht auf eine unvollständige Immunantwort nach der 1. Impfung (Impfung in einen hochfieberhaften Virusinfekt, Auftreten einer serologisch nachgewiesenen Mumps- oder Röteln-Erkrankung), kann die Wiederholungsimpfung frühestens 4 Wochen nach der 1. Impfung gegeben werden.

B. Stück, Berlin

Infektionsschutz nach Masern-Mumps-Röteln-Impfung

Frage: Bekommt ein Impfling kurz nach der 1. Impfung gegen Masern-Mumps-Röteln nach entsprechender Inkubationszeit Impfmasern oder Impfmumps, ist zwingend davon auszugehen, dass auch die anderen Komponenten sicher angegangen sind. Erübrigt sich in einem solchen Falle die spätere 2. Impfung?

Nach der Masernimpfung bekommen etwa 14% der Impflinge Impfmasern. Die Stärke der klinischen Reaktion steht, wie ich selbst nachweisen konnte, in keiner Korrelation zur serologischen Antwort, d. h. Impfmasern zeigen wohl an, dass die Masernimpfung angegangen ist, nicht aber, dass dadurch ein höherer Schutz erreicht wurde als bei einem Kind, das keine Impfmasern hat. Das Angehen der Masernkomponente aber ist kein Beweis, dass auch die beiden anderen Komponenten angegangen sind. Eine Garantie für den Erfolg dieser Komponenten ist daher auch durch Impfmasern nicht gegeben.

E. G. Huber, Salzburg

Durchführung der 2. Masern-Mumps-Röteln-Impfung

Frage: Der Termin scheint vollkommen willkürlich festgesetzt, logischer erscheint mir eine Zweitimpfung bereits vor Eintritt in den Kindergarten oder sogar schon mit 18 Monaten, zusammen mit der geplanten Auffrischimpfung.

Ist ein Mindestabstand zwischen 1. und 2. MMR-Impfung zu wahren? Besteht ein rechtlicher Schutz des Impfarztes bei vorgezogener 2. Impfung?

In Deutschland werden 70–75% der Kinder einmal gegen Masern, Mumps oder Röteln geimpft. Eine 2. Impfung erhalten nur etwa 20% (1, 2). In den nordischen Ländern und in England, in denen die Übertragung des Masern-, Mumps- und Rötelnvirus unterbrochen werden konnte und in denen einheimische Erkrankungen praktisch nicht mehr vorkommen, wurde das erst durch die Strategie »Doppelt impfen« erreicht (3).

Nach den Empfehlungen der WHO-Europa sollten bei den 2-jährigen die Durchimpfungsraten mindestens 95% betragen.

Bei 5–7% tritt jedoch nach der 1. Impfung keine oder nur eine sehr schwache Immunantwort gegen mindestens eine der 3 Viruskomponenten auf. Ursachen eines solchen primären Impfversagens ist die Reduzierung der vermehrungsfähigen Impfviren, überwiegend durch eine Unterbrechung der Kühlkette, seltener durch noch vorhandene mütterliche Antikörper oder vorangegangene Immunglobulingaben und noch seltener durch eine Interferenz bei hochfieberhaften Viruserkrankungen (1, 4).

»Impfdurchbrüche« sind zu 85–90% durch primäres Impfversagen bedingt (5).

Das **sekundäre Impfversagen** tritt dagegen in weniger als 2% auf und wird meist durch eine schwache oder verminderte Immunität bedingt, die bei einem »hohen« Infektionsdruck durchbrochen wird (2, 6).

Die Strategie »Doppelt impfen« dient

1. vor allem zur Reduzierung der primären Impfversager,
2. aber auch zur Auffrischung möglicher niedriger Antikörperkonzentrationen.

Der von der »Ständigen Impfkommission am Robert Koch-Institut« empfohlene 2. Impftermin »ab dem 6. Lebensjahr« ist gewählt worden, da zu diesem Zeitpunkt noch einmal eine Vorsorgeuntersuchung sowie ein Impftermin angesetzt sind und Kinder im Schulalter seltener einem Kinderarzt vorgestellt werden. Schließlich ist es epidemiologisch sinnvoll, die Zweitimpfung noch vor Schuleintritt zu geben. Auch soll dadurch die Gruppe der primären Impfversager nicht zu stark anwachsen.

Die 2. MMR-Impfung kann aber nach den Empfehlungen der STIKO bereits 2 Monate nach der 1. Impfung verabreicht werden (7). Der Impfarzt ist also auch rechtlich bei einer vorgezogenen Impfung abgesichert. Eine 2. MMR-Impfung mit 18 Monaten wird u. U. wegen der »vielen Impftermine« in den ersten 2 Lebensjahren bei Eltern auf Schwierigkeiten stoßen. Die Wiederholung der 1. MMR-Impfung ist jedoch angezeigt, wenn wegen einer frühen Aufnahme in einer Kindergemeinschaftseinrichtung die 1. MMR-Impfung vor dem 12. Lebensmonat gegeben wurde (7).

Das im Impfkalender angegebene Impfalter ist nicht bindend: »Abweichungen von den vorgeschlagenen Terminen sind möglich und unter Umständen notwendig« (7). Zu beachten sind jedoch die für die einzelnen Impfstoffe in der Fachinformation angegebenen Impfabstände und die Altersbegrenzungen.

Literatur

1. Gerike E. Epidemiologie – Masern, Mumps, Röteln. In: Ley S, Stück B, Hrsg. Masern-Mumps-Röteln, Marburg: Kilian; 1995. S. 15–21.
2. Hülße C. Masern, Mumps, Röteln: Verschiebung in das höhere Alter. Gelbe Hefte 1997; 37: 26–36.
3. Peltola H. Masern, Mumps, Röteln: Eradikation in Finnland. Gelbe Hefte 1996; 36: 8–14.
4. Stück B. Zweitimpfung Masern-Mumps-Röteln. In: Palitzsch D, Hrsg. Fragen und Antworten aus der pädiatrischen Praxis. Bd. 4. München: Marseille; 1994. S. 9–10.
5. Maass G. Argumente für die Masern-Mumps-Röteln-Wiederimpfung – Impfbeteiligung und deren Problematik. In: Ley S, Stück B, Hrsg. Masern-Mumps-Röteln, Marburg: Kilian; 1995. S. 23–34.
6. Bier N, et al. Wie lange sind wirksame Antikörpertiter nach einmaliger Masernschutzimpfung nachweisbar? Monatsschr Kinderheilk 1995; 143; 281–286.
7. Ständige Impfkommission am Robert Koch-Institut (STIKO). Impfempfehlungen (Stand: März 1997). Dtsch Ärztebl 1997; 94 (Suppl. 27. Juni 1997).

B. STÜCK, Berlin

MMR-Wiederholungs-impfung im 6. Lebensjahr

Frage: MMR-Impfung im 6. Lebensjahr: Kann bei sicherer Impfung im 2. Lebensjahr evtl. auf die Wiederimpfung verzichtet werden, und wie sind die Eltern dahingehend zu beraten?

Auch bei einer »sicheren Impfung« im 2. Lebensjahr sollte auf eine Wiederholungsimpfung nicht verzichtet werden. Sie dient dazu, sog. Impfversager nachträglich zu immunisieren. Die Erfahrung der letzten Jahre hat gezeigt, dass es auch in einer relativ gut durchimmunisierten Bevölkerung immer wieder zu einem vermehrten Auftreten von Masernerkrankungen kommen kann. Dabei handelt es sich vorwiegend um nicht geimpfte, in Ballungsgebieten lebende Kleinkinder. Aber auch einige geimpfte Kinder, meist Schulkinder, erkranken (1).

Langzeituntersuchungen lassen keinen Zweifel daran, dass die überwiegende Mehrzahl der geimpften Kinder, soweit bisher überschaubar, einen Jahrzehnte anhaltenden Schutz hat (2, 3). Serologische Kontrolluntersuchungen zeigen jedoch, dass die MMR-Impfung im 2. Lebensjahr bei etwa 5% bis höchstens 8% der Impflinge zu keiner Immunantwort führt, sog. primäre Impfversager. Ursachen sind die Verminderung der attenuierten Viren durch noch vorhandene mütterliche Antikörper, unspezifische Abwehrmechanismen bei bestehenden Virusinfektionen, Unterbrechung der Kühlkette. Andererseits kann es (selten) einige Jahre nach der Impfung in 1–5% auch zu einem Verlust der Immunität kommen (4, 5), sog. sekundäre Impfversager. Primäre wie sekundäre Impfversager reagieren jedoch auf eine Wiederimpfung in über 95% mit einer regelrechten Immunantwort (6).

Ziel der Wiederholungsimpfung ist es, die Gruppe der Ungeschützten möglichst klein zu halten.

Erkrankungen an Masern, Mumps und anderen »Kinderkrankheiten« treten, unabhängig vom Durchimpfungsgrad, allein durch die veränderten sozioökonomischen Verhältnisse immer häufiger im Schulalter auf.

Literatur

1. Centers for Disease Control. Measles-United States, 1990. Mor Mortal Wkly Rep 1991; 369–372.
2. Krugman S. Further-attenuated measles vaccine: characteristics and use. Rev Infect Dis 1983; 5: 477–481.
3. Markowitz LE, et al. Duration of live measles vaccine-induced immunity. Pediatr Infect Dis 1990; 9: 101–110.
4. Mathias RG, et al. The role of secondary vaccine failures in measles outbreaks. Am J Public Health 1989; 79: 475–484.
5. Cutts FF, et al. Principles of measles control. Bull World Health Organ 1991; 69; 1–7.
6. Orenstein WA, et al. The plaque-neutralization test as a measure of prior exposure to measles virus. J Infect Dis 1987; 155: 146–149.

B. Stück, Berlin

Wiederholungsimpfung MMR und Hib

Frage: Der Sinn einer Masern-Mumps-Röteln-Wiederholungsimpfung im 6. Lebensjahr ist mir nicht einleuchtend.

1.

Es hieß immer, die Immunität nach einer Masernimpfung hält mit einer Sicherheit von etwa 95–97% lebenslang an. Lassen die u. a. aus den USA bekannt gewordenen Fakten über Masernerkrankungen bei Jugendlichen und Erwachsenen den Schluss zu, dass diese Aussage nicht mehr aufrechterhalten werden kann? Wenn ja, handelt es sich bei den Erkrankten um Impfversager (die früher genannte Zahl von 5% müsste dann wohl nach oben korrigiert werden)? Waren sie überhaupt nicht geimpft oder lässt der Impfschutz einfach nach, z. B. wegen ungenügender Virulenz des Impfvirus?

2.

Soll die Wiederholungsimpfung dem Schließen von Impflücken dienen oder der Boosterung? Letzteres würde bedeuten, dass weitere Auffrischungen zwangsläufig folgen müssten, womöglich bis ins Greisenalter, denn Masern bei alten Menschen dürfte sicher gefährlicher sein als bei Kleinkindern.

Das Schließen von Impflücken wird nicht gelingen, da nur bei einem geringen Anteil der im 2. Lebensjahr nicht geimpften Kinder dies 4 Jahre später nachgeholt werden wird. Von den 60% früh geimpften Kindern ist die Impfung ja angeblich bei 95% erfolgreich. Das bedeutet, dass nur bei einem geringen Teil ein Effekt zu erwarten ist. Dafür dieser Aufwand?

3.

Muss man nicht den Eindruck gewinnen, dass die Impfempfehlungen, früher wie jetzt, auf recht unsicheren Daten beruhen und die etwaigen Verlagerungen der Erkrankungen ins Erwachsenenalter ein bislang nicht geahntes Risiko in sich birgt? Analog dürfte die Frage auch für die Mumps- und Rötelnimpfung gelten. Gerade bei der Rötelnimpfung sehe ich große Gefahren in der Beibehaltung des Konzepts bei Kleinkindern, die ja niemals in dem gewünschten Umfang geimpft werden.

4.

Droht bei der Hib-Impfung evtl. ebenfalls eine Verlagerung der Erkrankungen ins Erwachsenenalter?

Bislang bin ich meist aus Überzeugung den Empfehlungen der STIKO gefolgt. Da die neuen Empfehlungen früher Gesagtes zur MMR-Impfung in Frage stellen, überdenke ich meine Einstellung zu diesen Fragen. Helfen Sie mir dabei!

Es besteht bis heute kein berechtigter Zweifel daran, dass die Immunität nach einer Masernlebendimpfung nicht ebenso lange besteht wie die nach einer Wildviruserkrankung. Untersuchungen von Impfkollektiven zeigen, dass 10 Jahre nach der Lebendimpfung bzw. Erkrankung durch Wildviren die Immunität beide Male gleich hoch und ausreichend ist; an der Gleichwertigkeit der Immunität wird daher bis heute nicht gezweifelt. Die Wiederholungsimpfung ab dem 6. Lebensjahr hat daher folgende Begründung:

1. Bei Impfversagern von etwa 5% sind es mindestens 30000 Kinder pro Jahr, die in Deutschland trotz Impfung keinen Schutz haben.

2. Die Durchimpfungsrate beträgt immer noch höchstens 70–80%.

Um beide Impflücken möglichst vollständig zu schließen, wird die Wiederholungsimpfung empfohlen.

Man kann aus dieser Veränderung der Impfempfehlungen keineswegs folgern, dass die früheren Impfempfehlungen auf unsicheren Daten beruhen. Hauptursache ist vielmehr, dass die Ärzte aus nicht einsichtigen Gründen es nicht fertigbringen, eine nahezu 100%ige Durchimpfung gegen Masern, Mumps und Röteln zu erreichen, obwohl der Impfstoff gut verträglich ist und diese Durchimpfungsrate von den gleichen Ärzten bei der Polio-DT-Impfung seit Jahren ohne Schwierigkeiten erreicht wird.

Da bei der Hib-Impfung eine gute Akzeptanz besteht und nach bisherigem Verlauf nahezu alle Kinder diese Impfung erhalten, wird man die durch Hib-Erreger ausgelösten Erkrankungen weitgehend eliminieren können. Dafür sprechen die Erfahrungen in Finnland. Insofern ist die Ansteckungsmöglichkeit auch für Erwachsene sehr gering. Wir wissen allerdings nicht, ob evtl. eine Hib-Impfung im späteren Lebensalter aufgefrischt werden muss. Bisherige Erfahrungen zeigen, dass eine einmal bestehende Immunität im Kontaktfall bei Re-Infektion eine deutliche und wahrscheinlich tragfähige Boosterreaktion auslöst.

K. Stehr, Erlangen

Wiederholung der MMR-Impfung

Frage: Einige US-Bundesstaaten verlangen die Masern-Mumps-Röteln-Impfung, auch wenn diese Erkrankungen bereits (oder eine von ihnen) durchgemacht wurden. Ist die Impfung in diesen Fällen unbedenklich?

Die Wiederholung der MMR-Impfung bei bestehender Immunität gegen eine der genannten Erkrankungen ist unbedenklich. Darüber hinaus genügt, sofern vorhanden, auch ein Attest über eine durchgeführte serologische Immunitätsbestätigung. Da bei manchen exanthematischen Erkrankungen – besonders bei Röteln – auch Fehldiagnosen vorkommen können, bestehen einige US-Bundesstaaten darauf, eine weitere Impfung vornehmen zu lassen.

H. Stickl †

Masern-Mumps-(Röteln-)-Wiederimpfung

Frage: 3 leibliche Brüder (geboren 1982, 1985, 1991) sind Patienten. Der Älteste erhielt im Alter von 4 Jahren eine Masern-Mumps-Impfung, der Mittlere im Alter von 19 Monaten. Der Jüngste ist noch nicht geimpft.

Zum Zeitpunkt der Erstimpfungen wusste ich noch nicht, dass 3 Brüder des Vaters (13 Geschwister) an jugendlich erworbenem insulinpflichtigem Diabetes erkrankt sind, 2 als Kinder und einer im Alter von etwa 20 Jahren. Der Großvater des Vaters soll ebenfalls Diabetiker gewesen sein.

Beim ältesten Bruder ergaben Laboruntersuchungen, dass ein vollständiger Schutz gegeben ist. Dieser fehlt allerdings für Mumps beim mittleren Bruder, bei dem auch keine Inselzell-Oberflächenantikörper nachgewiesen werden konnten.

Sollten die beiden Brüder ohne Impfschutz wieder- bzw. erstgeimpft werden?

Der Diabetes mellitus Typ I ist eine Krankheit, die sich erst nach einer jahrelangen prädiabetischen Phase manifestiert. 3 Faktoren spielen dabei eine Rolle:

Eine genetische Disposition, das Auftreten von Autoimmunantikörpern (u. a. Inselzellantikörper und sensibilisierte T-Lymphozyten) sowie exogene Ursachen, die Veränderungen der β-Zellen herbeiführen. Als exogene Ursachen spielen u. a. Virusinfektionen eine Rolle, so z. B. Coxsackie-, Zytomegalie-, Röteln-, Influenzaviren u. a.

Inwieweit Mumpsviren eine Rolle spielen, ist bisher nicht bekannt. Alle Untersuchungen sind retrospektiv gemacht worden. Ein Zusammenhang zwischen der Mumpserkrankung und dem späteren Auftreten eines Diabetes mellitus Typ I konnte bisher nicht mit Sicherheit aufgezeigt werden. Daher wird von der »Deutschen Vereinigung zur Bekämpfung der Viruskrankheiten« die Auslösung eines Diabetes durch eine Mumpsimpfung abgelehnt. Schließlich muss man bedenken, dass bei einem Autoimmunprozess jede Immunreaktion diesen verstärken kann.

Bei der Häufigkeit des Auftretens eines Typ I-Diabetes in der geschilderten Familie verstehe ich die Bedenken sehr gut. Federling (Gießen) hat vor einiger Zeit die Bestimmung der CF-Inselzellantikörper bei Angehörigen aus Typ I-Diabetesfamilien empfohlen. Nur bei positivem Resultat rät er von einer Mumpsimpfung ab.

Ich bin mit dieser Empfehlung sehr zurückhaltend. Die Testmethode ist sehr diffizil, und Antikörpernachweis bedeutet nicht immer das Auftreten eines Diabetes mellitus. Der Nachweis bei gesunden Familienmitgliedern ist also auch eine hohe psychische Belastung.

Bei den Brüdern würde ich folgendermaßen vorgehen:

Eine Wiederimpfung beim Ältesten ist nicht nötig.

Beim mittleren Bruder sind keine Antikörper gegen das Mumpsimpfvirus nachgewiesen, es besteht wahrscheinlich keine belastungsfähige Immunität. Da jedoch auch keine Inselzell-Oberflächenantikörper nachgewiesen werden konnten, würde ich eine Wiederimpfung durchführen. Beim jüngsten Bruder schließlich würde ich in Anbetracht der Testung beim mittleren Bruder die Inselzellantikörperbestimmung durchführen lassen und bei negativem Ausfall dann auch zu einer Masern-Mumps-Röteln-Impfung raten.

Gründe für diese Empfehlungen sind, dass bisher keine Hinweise bestehen, eine Mumpsimpfung allein könne zu einem Diabetes mellitus führen. Statistisch gesehen treten sogar im Verlauf einer Impfung weniger Stoffwechselerkrankungen auf als zu erwarten sind. Wir dürfen nicht vergessen, dass in der Regel mehrere Infektionen zur Veränderung der β-Zellen und viele immunologische Reaktionen zur Verstärkung der Autoimmunmechanismen führen.

Natürlich muss man diese Probleme mit den Eltern ausführlich besprechen. Ich würde den Eltern aus den genannten Gründen zu einer Impfung der Kinder raten.

Literatur

1. Deutsche Vereinigung zur Bekämpfung der Viruskrankheiten. Mumpsschutzimpfung und Diabetes mellitus (Typ I). pädiat prax 1989; 39: 107–110.

2. Stück B. Mumpsschutzimpfung und Diabetes. Pädiatrie 1989; 5: 38.

B. Stück, Berlin

MMR-Wiederholungsimpfung – Trennung von Masern- und Mumpsimpfung nicht sinnvoll

Frage: Laut gültiger STIKO-Empfehlung ist die MMR-Wiederholung für das 6.–8. Lebensjahr vorgesehen. Sollte man Masern und Mumps trennen? Gibt es Untersuchungen zum wirksamen Impfschutz, die so eine Trennung belegen? Gibt es eine Beeinträchtigung des vorhandenen Schutzes durch die Impfung – Abnahme des Masern-IgG-Spiegels?

Bei 5–7% der Geimpften tritt nach der 1. Impfung im 2. Lebensjahr keine oder nur eine sehr schwache Immunantwort gegen mindestens eine der 3 Viruskomponenten auf. Ursache eines solchen primären Impfversagens ist die Reduzierung der vermehrungsfähigen Impfviren überwiegend durch eine Unterbrechung der Kühlkette, seltener durch noch vorhandene mütterliche Antikörper oder vorangegangene Immunglobulingaben und noch seltener durch eine Interferenz bei hochfieberhaften Viruserkrankungen (1).

Die Strategie »doppelt impfen« dient vor allem zur Reduzierung der primären Impfversager, weniger zur Auffrischung möglicher niedriger Antikörperkonzentrationen (1). Eine Reduzierung einer bestehenden Immunität tritt nicht ein, da die Impfviren sofort neutralisiert werden.

Der von der »Ständigen Impfkommission am Robert Koch-Institut« empfohlene 2. Impftermin »ab dem 6. Lebensjahr« ist gewählt worden, da zu diesem Zeitpunkt noch einmal eine Vorsorgeuntersuchung angesetzt ist und Kinder im Schulalter seltener einem Kinderarzt oder Allgemeinmediziner vorgestellt werden (2). Die MMR-Impfung kann aber ab 4 Wochen nach dem 1. Impftermin wiederholt werden (2).

Vergleichende Studien von monovalenten Masern- oder Mumpsimpfstoffen mit trivalenten MMR-Impfstoffen sind mir nicht bekannt. Bei vergleichenden Studien von in Deutschland zur Zeit zugelassenen MMR-Impfstoffen zeigten sich keine Hinweise auf eine gegenseitige Beeinflussung der Immunogenität durch Einzelkomponenten (3).

Eine Trennung der Masern- und Mumpsimpfung ist nicht sinnvoll. Da es sich hier um Lebendvirusimpfstoffe handelt, müsste bei einer Einzelanwendung ein Mindestabstand von 4 Wochen eingehalten werden. Die STIKO empfiehlt ausdrücklich die Anwendung von Kombinationsimpfstoffen, um die Zahl der Injektionen möglichst gering zu halten (2). Damit soll gleichzeitig eine bessere Compliance erreicht werden.

Literatur

1. Peltola H. Masern, Mumps, Röteln: Eradikation in Finnland. Die gelben Hefte 1996; 36: 8–14.
2. Ständige Impfkommission am Robert Koch-Institut (STIKO). Impfempfehlungen (Stand: März 1998). Epidemiol Bull 1998; 15: 101–112.
3. Schwarzer S, et al. Safety and immunogenicity of two combined measles, mumps and rubella vaccines. Vaccine 1998; 16: 298–301.

B. Stück, Berlin

Verabreichungsform der Masern-Mumps-Röteln-Impfung

Frage: Weshalb sollen Lebendimpfstoffe (Röteln, Masern, Mumps) s.c. injiziert werden? Eine i.m. Injektion ist möglich; was ändert sich an der Menge der gebildeten Antikörper?

Derzeit wird die s.c. Verabreichung von Masern-Mumps-Röteln-Impfstoffen empfohlen. Diese Empfehlung stützt sich jedoch mehr auf historischen Daten und Traditionen als auf immunologischen Fakten.

In den 60er-Jahren wurde MMR-II in den USA mit s.c. Verabreichungsform zugelassen. Etwas später hat man dann in einer limitierten Anzahl kleinerer Studien andere Verabreichungsmethoden untersucht und dabei keine signifikanten Unterschiede in Bezug auf die Antikörperreaktion gegenüber Masernimpfstoff gefunden (1, 2). Zusätzliche Daten wurden von einigen Impfstoffherstellern erhoben.

Prinzipiell können für die Verabreichung der zuletzt zugelassenen Masern-Mumps-Röteln-Impfstoffe (z. B. *Priorix)* beide Immunisationswege Verwendung finden, obwohl der s.c. Methode der Vorrang gegeben werden sollte. Diese Empfehlung basiert auf unpublizierten Daten, denen zufolge die Immunogenität nach s.c. bzw. i.m. Injektion ähnlich verläuft (Information der Impfstoffproduzenten).

Bei der Verabreichung eines Lebendimpfstoffes spielen der Injektionsort und die -methode eine nur untergeordnete Rolle. Das Fehlen von Aluminiumsalzen in der Zusammensetzung zeigt, dass keine Notwendigkeit zur Schaffung eines Antigendepots besteht und dass sich keine Entzündung im Bereich der Injektionsstelle ausbilden muss. Die Impfviren treten rasch in den Blutstrom ein und replizieren sich in Körperzellen. Daraus resultiert eine ähnliche Induktion der Impfantwort, unabhängig von der Eintrittspforte.

Totimpfstoffe mit Adjuvanzien werden i.m. verabreicht, da die Granulombildung nach s.c. Gabe ausgeprägtere Nebenwirkungen hat (3). Auch der Ort der Injektion und die Länge der Injektionsnadel sollten so gewählt werden, dass eine i.m.-Verabreichung sichergestellt ist, da s.c. Fett für die Induktion einer Impfstoffreaktion viel weniger geeignet ist. Nur bei Patienten mit Koagulationsstörungen sollten Totimpfstoffe s.c. gegeben sowie die Impfreaktion serologisch nachgewiesen werden.

Somit werden die Masern-Mumps-Röteln-Impfstoffe zwar am häufigsten s.c. verabreicht, die i.m. Injektion ist jedoch eine valide Alternative.

Literatur

1. Domorazkova E, et al. Comparison of clinical and serological results after intramuscular and subcutaneous administration of measles vaccine. Cesk Pediatr 1982; 37: 19–22.

2. Bull World Health Organ. Comparitive trial of live attenuated measles vaccine in Hong Kong by intramuscular and intradermal injection. Bull World Health Organ 1967; 36: 375–384.

3. Mark A, Carlson RM, Granstrom M. Subcutaneous versus intramuscular injection for booster DT vaccination of adolescents. Vaccine 1999; 17: 2067–2072.

Claire-Anne Siegrist, Genf

Tuberkulin- bzw. AIDS-Test vor MMR-Impfung?

Frage: Gibt es einen Grund bzw. eine Notwendigkeit, vor der Masern-Mumps-Röteln-Impfung einen Tinetest durchzuführen, wie es in letzter Zeit in einigen Praxen gehandhabt wird? Wenn ja, sollte dann nicht auch ein AIDS-Test durchgeführt werden?

Vor der MMR-Impfung ist weder ein Tuberkulin- noch ein HIV-Test notwendig (1, 2). Eine Tuberkulose kann durch eine Masernerkrankung exazerbieren. Es gibt jedoch keine Hinweise dafür, dass der Verlauf einer tuberkulösen Erkrankung durch eine MMR-Impfung beeinflusst wird. So wird auch die MMR-Impfung bei Patienten, die keinen Masernschutz haben, während der Behandlung empfohlen (2).

Außerdem ist die Aussage eines Tine-Tests sehr unsicher. Stempeltests zeigen in mindestens 10–15% falsch-negative Ergebnisse an, aber auch falsch-positive Resultate kommen vor (3).

Die routinemäßige Durchführung eines HIV-Tests ist schon deshalb nicht notwendig, da die MMR-Impfung wegen der gelegentlich zu beobachtenden schweren Verläufe bei einer HIV-Infektion sogar empfohlen wird (4). Eine Kontraindikation besteht nur bei symptomatischen Verläufen mit schweren Immunsuppressionen.

Literatur

1. American Academy of Pediatrics. Measles. In: Peter G, Hrsg. Red Book. Report of the Committee on Infectious Diseases. 24th ed. Illinois: Elk Grove Village; 1997.

2. Centers for Disease Control. Measles, Mumps, and Rubella – Vaccine Use and Strategies for Elimination of Measles, Rubella, Congenital Rubella Syndrom and Control of Mumps. Mor Mortal Wkly Rep 1998; 47: No. RR-8.

3. Deutsche Gesellschaft für pädiatrische Infektiologie. Tuberkulose und nichttuberkulöse mykobakterielle Krankheiten. In: Scholz H, et al., Hrsg. DGPI-Handbuch 1997. Infektionen bei Kindern und Jugendlichen. 2. Aufl. München: Futuramed; 1997. S. 568–584.
4. Ständige Impfkommission am Robert Koch-Institut (STIKO). Impfempfehlungen (Stand: März 1998). Epidemiol Bull 1998; 15.

B. STÜCK, Berlin

Auffrischimpfung Masern-Mumps-Röteln

Frage: Bis zu welchem Alter soll die Masern-Mumps-Röteln-Impfung aufgefrischt werden?

Bei der 2. Impfung gegen Masern, Mumps und Röteln handelt es sich um eine Wiederimpfung. Es sollen vorwiegend die Impflinge geschützt werden, die bei der 1. Impfung keine Antikörper gebildet haben, sog. »primäre Impfversager«. Das sind etwa 5%. Aus diesem Grund wird die Wiederimpfung spätestens vor Eintritt in die Schule empfohlen. Ein Verlust der Immunität nach einer Masern-Mumps-Röteln-Impfung ist nach den bisherigen Erfahrungen äußerst selten (1, 2). Da aber Erkrankungen an Masern und besonders Mumps u. a. aufgrund der veränderten sozio-ökonomischen Verhältnisse und der besseren Hygiene einen zunehmenden Trend zur Spätmanifestation haben (3), sollten Wiederimpfungen bis spätestens zum vollendeten 18. Lebensjahr vorgenommen werden.

Es bestehen keine Bedenken, auch Erwachsene, die keinen Antikörperschutz besitzen, zu impfen, vor allem Mitarbeiterinnen und Mitarbeiter in Kinderkliniken und Kindereinrichtungen.

Literatur

1. Enders G, Nickel U. Rötelnimpfung: Antikörperpersistenz für 14–17 Jahre und Immunstatus von Frauen ohne und mit Impfanamnese. Immun Infect 1988; 16: 58–64.
2. Markowitz LE, et al. Duration of live measles vaccine-induced immunity. Pediat Infect Dis J 1990; 9: 101–110.
3. Scheier R. Über die Notwendigkeit von Schutzimpfungen im Kindes- und Jugendalter in hochzivilisierten Industrieländern. Öff Gesundheitswesen 1989; 31: 483–487.

B. STÜCK, Berlin

Zweitimpfung Masern-Mumps-Röteln

Frage: Das zuständige Staatliche Gesundheitsamt empfiehlt seit kurzem bei den Einschulungsuntersuchungen der 6–7-jährigen Kinder eine Auffrischung der Masern-Mumps-Röteln-Impfung. Gibt es hierfür eine Begründung?

Die Ständige Impfkommission des Bundesgesundheitsamtes (STIKO) empfiehlt seit dem 1. Juli 1991 eine 2. Impfung gegen Masern, Mumps und Röteln (MMR). Die Erfahrungen der letzten Jahre haben gezeigt, dass es auch in einer relativ gut durchimmunisierten Bevölkerung immer wieder zu einem vermehrten Auftreten von Masernerkrankungen kommen kann. Dabei handelt es sich vorwiegend um nicht geimpfte, in Ballungsgebieten lebende Kleinkinder. Aber auch einige geimpfte Kinder, meist Schulkinder, erkranken (1).

Langzeituntersuchungen lassen keinen Zweifel daran, dass die meisten geimpften Kinder einen Jahrzehnte anhaltenden Schutz haben (2, 3). Serologische Untersuchungen haben jedoch ergeben, dass die MMR-Impfung im 2. Lebensjahr bei etwa 5–8% der Impflinge zu keiner Immunantwort führt, sog. »primäre Impfversager«. Ursache ist die Verminderung der attenuierten Viren u. a. unspezifische Abwehrmechanismen bei bestehenden Virusinfektionen durch noch vorhandene mütterliche Antikörper und selten durch Unterbrechung der Kühlkette. Andererseits kann es einige Jahre nach der Immunisierung, wenn auch selten (etwa 5%), auch zu einem Verlust der Immunität kommen (4). Solche »sekundären Impfversager« reagieren in der Regel ebenso wie die »primären Impfversager« auf eine 2. Impfung mit einer Immunantwort.

Um Impfversager zu erfassen, haben sich in den letzten Jahren zahlreiche Länder zu einer zweiten MMR-Impfung entschlossen. Ziel dieser Wiederholungsimpfung ist es, die Gruppe der Ungeschützten möglichst klein zu halten. Die STIKO empfiehlt die Wiederimpfung ab dem 6. Lebensjahr, da die Kinder zu diesem Zeitpunkt noch regelmäßig einem Kinderarzt oder Hausarzt vorgestellt werden. Sie kann aber auch früher durchgeführt werden.

Masern, Mumps und andere »Kinderkrankheiten« treten, unabhängig vom Durchimpfungsgrad, allein durch die veränderten sozioökonomischen Verhältnisse immer häufiger im Schulalter auf.

Literatur

1. Centers for Disease Control. Measles – United States, 1990. Mor Mortal Wkly Rep 1991; 40: 369–372.
2. Krugmann S. Further-attenuated measles vaccine: characteristics and use. Rev Infect Dis 1983; 5: 477–481.
3. Markowitz LE, et al. Duration of live measles vaccine-induced immunity. Pediat Infect Dis 1990; 9: 101–110.
4. Mathias RG, et al. The role of secondary vaccine failures in measles outbreaks. Am J Public Health 1989; 79: 475–484.

B. Stück, Berlin

Nachtrag

Die 2. MMR-Impfung dient vorwiegend zur Erfassung der wenigen primären und der noch selteneren sekundären Impfversager. Eine Unterbrechung der Wildviruszirkulation kann nur erreicht werden, wenn durch eine zweimalige Impfung eine Herdimmunität von mindestens 95% erreicht wird. Zur Zeit erhalten in Deutschland 85–90% der Kinder eine 1. MMR-Impfung, eine 2. Impfung nur 20–25%! Dazu werden in den westlichen Bundesländern 10% der Geimpften ausschließlich nur gegen Masern und Mumps geimpft (Rasch, Robert Koch-Institut, Berlin). Diese suboptimalen Impfraten führen innerhalb weniger Jahre zu einem stetigen Anwachsen der empfänglichen Population. Damit sind Ausbrüche, wie wir sie in Deutschland 1996 bei der letzten größeren Masernausbreitung erlebt haben, vorprogrammiert.

Die WHO-Region Europa hat es sich zum Ziel gesetzt, noch in diesem Jahrzehnt Masern, Mumps und Röteln zu eliminieren. Gefordert werden grundsätzlich 2 MMR-Impfungen mit Durchimpfungsraten von mindestens 95%, etablierte Meldesysteme für Impfungen, laborgestützte Meldesysteme für Masernerkrankungen und serologische Surveillance-Untersuchungen. Dass eine Eliminierung aus einer Population möglich ist, haben u. a. die nordischen Länder, Großbritannien und auch die USA gezeigt. Beispielhaft seien die folgenden Zahlen genannt: In den USA wurden 1998 und 1999 je 100 Masernerkrankungen gemeldet, in Schweden ist seit 1982 kein Kind mehr mit einer Rötelnembryopathie geboren, Finnland ist seit 1996 ohne Masern, Mumps und Röteln.

Deutschland bekennt sich zum Eliminierungsprogramm in Europa. So ist nach dem neuen Infektionsschutzgesetz jetzt auch die Masernerkrankung meldepflichtig. Die Ständige Impfkommission betont in ihren Empfehlungen, dass die 1. MMR-Impfung in der Regel zwischen dem 12. und 15. Lebensmonat durchgeführt werden soll, möglichst aber bis zum Ende des 2. Lebensjahres. Bei einer Aufnahme in einer Kindergemeinschaftseinrichtung kann die Impfung auch vor dem 12. Lebensmonat erfolgen, jedoch nicht vor dem 9. Lebensmonat. In diesem Fall muss die Impfung noch im 2. Lebensjahr wiederholt werden, da durch persistierende mütterliche Antikörper die Impfviren neutralisiert werden können. Bei einem verspäteten Impftermin kann die 2. MMR-Impfung bereits 4 Wochen nach der 1. Impfung erfolgen. Um Immunitätslücken möglichst bald zu schließen, soll die 2. MMR-Impfung so früh wie möglich verabreicht werden. Einige Bundesländer empfehlen inzwischen die 2. Impfung vor Eintritt in eine Kindergemeinschaftseinrichtung. Auch bei anamnestisch angegebener Masern-, Mumps- oder Rötelnerkrankung sollte immer eine 2. MMR-Impfung durchgeführt werden. Ohne mikrobiologisch-serologische Dokumentation sind solche Angaben unzuverlässig.

Literatur

1. Gerike E, Tischer A, Santibanez S. Einschätzung der Masernsituation in Deutschland. Ergebnissen der laborgestützten Überwachung von 1990 bis 1998. Bundesgesundheitsbl Gesundheitsforsch Gesundheitsschutz 2000; 43: 11–21.
2. Peltola H, et al. Mumps and Rubella eliminated from Finland. JAMA 2000; 284: 2643–2647.
3. Ständige Impfkommission am Robert Koch-Institut (STIKO). Impfempfehlungen (Stand: Januar 2000). Epidemiol Bull 2000; 2: 11.
4. Stück B. Masern-Mumps-Röteln-Impfung. In: Sitzmann FC. Hrsg. Impfungen. Aktuelle Empfehlungen. München: Marseille; 1998. S. 37–42.
5. Stück B. Welchen Stellenwert hat die erste und zweite Masern-Mumps-Röteln-Impfung in der STIKO-Empfehlung? Bundesgesundheitsbl Gesundheitsforsch Gesundheitsschutz 2000; 43: 7–10.

Wiederimpfung gegen Masern – welches Lebensalter ist günstig?

Frage: Warum wird die 2. Masern-Mumps-Impfung erst für das 6. Lebensjahr vorgeschlagen und nicht, wie in der ehemaligen UdSSR, nach ½–1 Jahr? Es geht schließlich darum, die 5–10% Nonresponder zu schützen. Der Zeitabstand von 4½ Jahren leuchtet nicht ein.

Empfohlen wird eine 2. MMR-Impfung, um Immunitätslücken zu schließen, die durch unterbliebene Impfungen, aber auch durch mögliche Nonresponder nach der 1. Impfung entstehen können.

Es gibt unterschiedliche Standpunkte über den Zeitpunkt für die 2. Masernimpfung, z. B. entweder vor Schuleintritt oder präpubertär ab dem 11. Lebensjahr. Die STIKO ging bei der Regelung »ab 6. Lebensjahr« davon aus, dass ein Kind bei Schuleintritt besonders für Infektionskrankheiten exponiert ist, weil zu diesem Zeitpunkt der Kontakt mit nicht immunen Kindern bedeutend zunimmt. Daher ist gerade zu diesem Termin die Wiederimpfung gegen Masern – in Kombination mit der Impfung gegen Mumps und Röteln – indiziert.

In der ehemaligen UdSSR war die so frühzeitige 2. Impfung (verwendet wurde monovalenter Masernimpfstoff) auch deshalb erforderlich, weil nahezu alle Kinder im Vorschulalter in Kinderkrippen und Kindergärten betreut wurden. In Deutschland ist die Betreuung der Säuglinge und Kleinkinder in größeren Gemeinschaftseinrichtungen nicht immer die Regel, jedoch sollte die 2. MMR-Impfung vor Aufnahme in eine Kindergemeinschaftseinrichtung frühestens 4 Wochen nach der 1. Impfung durchgeführt werden.

WALTRAUD THILO, Berlin

Keine Altersbegrenzung für MMR- bzw. Hepatitis-B-Impfung

Frage: Bis zu welchem Alter kann man versäumte Masern-, Mumps-, Röteln-, Hepatitis-B-Impfungen nachholen? Wären reduzierte Dosen oder vorherige Titerkontrollen nötig?

Beispiel: Junge Frau/Mutter ohne die genannten Impfungen.

Eine Altersbegrenzung gibt es weder für die Masern-, Mumps-, Röteln-Impfung noch für die Hepatitis-B-Impfung. Auch ist die Verträglichkeit dieser Impfstoffe im Erwachsenenalter gut. Eine Dosisreduzierung ist daher nicht angebracht. Auch würde sie den Impferfolg beeinträchtigen. Alle Erwachsenen sollten gegen Masern, Mumps und Röteln geschützt sein.

Im Erwachsenenalter sind Masern deutlich häufiger mit zentralnervösen und pulmonalen Komplikationen verbunden; bei einer Mumpserkrankung können auch Pankreas, Zentralnervensystem und Keimdrüsen befallen werden (1–3). Frauen im gebärfähigen Alter sollten unbedingt einen Rötelnschutz haben, damit bei einer Infektion in der Schwangerschaft keine Rötelnembryopathie oder -fetopathie auftritt (4). Titerkontrollen sind bei MMR-Impfungen im Erwachsenenalter nicht notwendig.

Bei bestehenden Antikörpern kommt es sofort zu einer Neutralisierung der Impfviren. Sie sind lediglich bei älteren Erwachsenen mit einem anamnestischen Hinweis auf eine durchgemachte Erkrankung sinnvoll. Dagegen sollte grundsätzlich der Rötelnantikörpertiter vor Eintritt einer Schwangerschaft kontrolliert werden, z. B. bei der 1. Vorstellung zur Verschreibung von Antikonzeptiva (3).

Die Hepatitis-B-Impfung ist im Erwachsenenalter eine Indikationsimpfung, d. h. sie wird von der Ständigen Impfkommission nur für gefährdete Personen empfohlen (3, 5). Hier ist eine Titerkontrolle nach Abschluss der Grundimmunisierung zu empfehlen.

Bei Frauen im gebärfähigen Alter ist schließlich noch die Frage nach durchgemachten Varizellen zu stellen. Wird diese verneint oder bestehen Zweifel, sollte eine serologische Untersuchung einsetzen. Bei seronegativen Frauen ist eine Varizellenimpfung zu empfehlen (6).

Literatur

1. Ständige Impfkommission am Robert Koch-Institut (STIKO). Masern nicht nur bei Kindern zu erwarten. Epidemiol Bull 1996; 261.

2. Hülße C. Masern, Mumps, Röteln: Verschiebung in das höhere Lebensalter. Die Gelben Hefte 1997; 37: 26–36.

3. Stück B. Impfungen in der gynäkologischen Praxis. In: Künzel W, Kirschbaum M, Hrsg. Gießener Gynäkologische Fortbildung. Berlin: Springer; 1997. S. 215–221.

4. Maass G. Argumente für die Masern-Mumps-Röteln-Wiederimpfung – Impfbeteiligung und deren Problematik. In: Ley S, Stück B, Hrsg. Masern-Mumps-Röteln. Verbesserung der Durchimpfungsraten. Marburg: Kilian; 1995. S. 23–34.

5. Ständige Impfkommission am Robert Koch-Institut (STIKO). Impfempfehlungen (Stand: März 1997). Dtsch Ärztebl 1997; 94 (Suppl 27. Juni 1997).

6. Enders G, et al. Consequence of varicella and herpes zoster in pregnancy: prospective study of 1.379 cases. Lancet 1994; 343: 1548–1551.

B. STÜCK, Berlin

Gelenkbeschwerden nach MMR-Impfung

Frage: Die Mutter eines an chronischer juveniler Arthritis erkrankten Kindes hat Angst, die jüngere Schwester MMR impfen zu lassen (besonders wegen des Rötelnimpfstoffes). Gibt es ein erhöhtes Risiko?

Gelenkbeschwerden nach einer MMR-Impfung sind auf die Rötelnkomponente zurückzuführen. Sie treten als Arthralgien oder flüchtige Arthritiden zwischen dem 7. und 21. Tag nach der Impfung auf. Bei Kindern werden sie bei weniger als 0,5% der Impfungen beobachtet (1–3), bei Erwachsenen, vor allem bei Frauen, mit zunehmendem Alter häufiger und zum Teil anhaltender (1, 2, 4). Vereinzelt wurde über das Auftreten einer chronischen rheumatoiden Arthritis bei älteren Frauen nach einer Rötelnimpfung berichtet (5), jedoch konnte in mehreren Studien mit dem Rötelnimpfstoff RA 27/3 kein solcher Zusammenhang nachgewiesen werden (6, 7).

Zu bedenken ist außerdem, dass Arthralgien und Arthritiden nach einer natürlichen Rötelninfektion um ein Vielfaches öfter auftreten als nach einer Rötelnimpfung (5).

Literatur

1. American Academy of Pediatrics. Rubella. In: Peter G, editor. Red Book. Report of the Committee on Infectious Diseases. 24th ed. Illinois: Elk Grove Village; 1997. p. 460.

2. Centers for Disease Control. Measles, mumps, and rubella – vaccine use and strategies for elimination of measles, rubella, congenital rubella syndrome and control of mumps. Mor Mort Wkly Rep 1998; 47: 30–31.

3. Rowlands DF, Freestone DS. Vaccination against rubella of susceptible schoolgirls in reading. Am J Hyg 1971; 69: 579–586.

4. Quast U, Thilo W, Fescharek R. Impfreaktionen. 2. Aufl. Stuttgart: Hippokrates; 1997.
5. Tingle A, et al. Rubella-associated arthritis. Comparative study of joint manifestations associated with natural rubella infection and RA27/3 rubella immunisation. Ann Rheum Dis 1986; 45: 110–114.
6. Slater PE, et al. Absence of an association between rubella vaccination and arthritis in underimmune postpartum women. Vaccine 1995; 13: 1529–1532.
7. Ray P, Black S, Shinefield H. Risk of chronic arthropathy among women after rubella vaccination. JAMA 1997; 278: 551–556.

B. Stück, Berlin

Masern-Mumps-Röteln-Impfung – Thrombozytopenie als Impfkomplikation sehr selten

Frage: Als mögliche Impfkomplikation einer MMR-Impfung kann eine Thrombozytopenie auftreten. Spricht aus diesem Grund etwas dagegen, ein Kind mit Zustand nach idiopathischer Thrombopenie gegen Masern, Mumps und Röteln zu impfen?

Thrombozytopenien treten in zeitlichem Zusammenhang mit der Masern-Mumps-Röteln-Impfung sehr selten auf (1). In prospektiven Studien wurden in Finnland (2) und in England (3) jeweils 1 Thrombozytopenie auf etwa 30 000 und in Schweden (4) auf etwa 40 000 MMR-Impfungen beobachtet. Kinder, die eine idiopathische Thrombopenie hatten, haben anscheinend ein mäßig erhöhtes Risiko (5), vor allem, wenn diese nach einer vorangegangenen Masern-Mumps-Röteln-Impfung aufgetreten war (6). Es handelt sich jedoch um Einzelbeobachtungen, sodass auch in den Fachinformationen eine vorangegangene idiopathische Thrombopenie nicht als Kontraindikation angegeben wird.

Das Risiko einer Thrombozytopenie bei einer Masern- oder Rötelnwildvirusinfektion ist jedoch um ein Vielfaches größer (7–9). Der Nutzen einer primären MMR-Impfung wird deshalb als sehr viel höher eingeschätzt als das Risiko einer erneuten idiopathischen Thrombopenie (1, 5, 8). Vor einer Zweitimpfung sollte allerdings die Notwendigkeit einer erneuten Impfung durch eine serologische Kontrolle der Masern- und Rötelnimmunität bestätigt werden (1).

Literatur

1. Centers for Disease Control. Measles, mumps, and rubella – vaccine use and strategies for elimination of

measles, rubella, congenital rubella syndrome and control of mumps. Mor Mortal Wkly Rep 1988; 47: 30–31.
2. Nieminen U, et al. Acute thrombocytopenic purpura following measles, mumps and rubella vaccination: A report on 23 patients. Acta Paediatr 1993; 82: 267–270.
3. Farrington P, et al. A new method for active surveillance of adverse events from diphtheria/tetanus/pertussis and measles/mumps/rubella vaccines. Lancet 1995; 345: 567–569.
4. Böttiger M, et al. Swedish experience of two dose vaccination programme aiming at eliminating measles, mumps, and rubella. Br Med J 1987; 295: 1264–1267.
5. Beeler J, Varrichio F, Wise R. Thrombozytopenia after immunization with measles vaccines: Review of the vaccine adverse events reporting system (1990 to 1994). Pediatr Infect Dis J 1996; 15: 88–90.
6. Vlacha V, et al. Recurrent thrombocytopenic purpura after repeated measles-mumps-rubella vaccination. Pediatrics 1996; 97: 738–739.
7. Bayer WL, et al. Purpura in congenital and acquired rubella. N Engl J Med 1965; 273: 1362–1366.
8. American Academy of Pediatrics. Measles. In: Peter G, editor. Red Book 1997. Report of the Committee on Infectious Diseases. 24th ed. Illinois: Elk Grove Village; 1997.
9. Quast U, Thilo W, Fescharek R. Impfreaktionen. 2. Aufl. Stuttgart: Hippokrates; 1997.
10. Institute of Medicine. Adverse Events Associated with Childhood Vaccines. Washington D. C.: National Academy Press; 1994.

B. STÜCK, Berlin

MMR-Impfung bei Patienten mit Radiusaplasie-Thrombozytopenie-Syndrom

Frage: Ich betreue seit 1986 einen 17½-jährigen jungen Mann mit Radiusaplasie-Thrombozytopenie-Syndrom. In der Säuglings- und Kleinkinderzeit ist auf eine MMR-Impfung mit der Begründung verzichtet worden, dass eine kritische Thrombozytopenie durch die Impfung nicht sicher auszuschließen sei. Seitdem ich seine Betreuung übernahm, hat er nie Blutungsprobleme gehabt, seine Thrombozytenwerte lagen zwischen 52000 und 115000/mm^3. Allerdings wollte er in den letzten Jahren (seit 1995) keine Blutbildkontrollen mehr.

Ist es in seiner jetzigen Situation (er beginnt eine Lehre in einer Stadtverwaltung mit hohem Publikumsverkehr) nicht ratsam, die MMR-Impfung nachzuholen? Welche Risiken wären in diesem Alter mit der Impfung verbunden?

Thrombozytopenien treten nur sehr selten in zeitlichem Zusammenhang mit einer Masern-Mumps-Röteln-Impfung auf (1–3). In prospektiven Studien wurden in Finnland (4) und in England (5) jeweils 1 Thrombozytopenie auf etwa 30000, in Schweden (6) auf etwa 40000 MMR-Impfungen beobachtet.

Das Risiko einer Thrombozytopenie bei einer Masern- oder Rötelnwildvirusinfektion ist jedoch um ein Vielfaches größer (3, 7, 8). Pathogenetisch wird eine Autoimmungenese angenommen. Bei einer vorangegangenen idiopathischen Thrombozytopenie ist anscheinend mit einem mäßig erhöhten Risiko nach einer MMR-Impfung zu rechnen (1).

Beim Radiusaplasie-Thrombozytopenie-Syndrom handelt es sich um eine Megakariozytenstörung. Untersuchungen zum Einfluss einer Maserninfektion oder -impfung auf numerische und morphologische Veränderungen der Megakariozyten wurden sehr selten durchgeführt. Überwiegend ergaben sie keine Veränderungen, selten eine Verminderung oder Vakuolisierung (1).

Bei einer Masernerkrankung steigt mit zunehmendem Alter das Risiko schwerer Komplikationen (Masernenzephalitis, Viruspneumonie) deutlich an (9). Der Nutzen einer MMR-Impfung ist deshalb als sehr viel höher einzuschätzen als das Risiko einer Thrombozytopenie, zumal die Blutungsneigung beim Radiusaplasie-Thrombozytopenie-Syndrom im jugendlichen Alter deutlich geringer wird.

Literatur

1. Institute of Medicine. Adverse Events Associated with Childhood Vaccines. Washington D. C.: National Academy Press; 1994.

2. Centers for Disease Control. Update: Vaccine side effects, adverse reactions, contraindications, and precautions. Mor Mortal Wkly Rep 1996; 45: 12.

3. Quast U, Thilo W, Fescharek R. Impfreaktionen. 2. Aufl. Stuttgart: Hippokrates; 1997.

4. Nieminen U, et al. Acute thrombocytopenic purpura following measles, mumps and rubella vaccination: A report on 23 patients. Acta Paediatr 1993; 82: 267–270.

5. Farrington P, et al. A new method for active surveillance of adverse events from diphtheria/tetanus/pertussis and measles/mumps/rubella vaccines. Lancet 1995; 345: 567–569.

6. Böttiger M, et al. Swedish experience of two dose vaccination programme aiming at eliminating measles, mumps, and rubella. BMJ 1987; 295: 1264–1267.

7. Bayer WL, et al. Purpura in congenital and acquired rubella. N Engl J Med 1965; 273: 1362–1366.

8. American Academy of Pediatrics. Measles. In: Peter G, editor. Red Book 1997. Report of the Committee on Infectious Diseases. 24th ed. Illinois: Elk Grove Village; 1997. S. 351.

9. Stück B. Masern-Mumps-Röteln-Impfung. In: Sitzmann FC, Hrsg. Impfungen. Aktuelle Empfehlungen. München: Marseille; 1998. S. 37–42.

10. Beeler J, Varrichio F, Wise, R. Thrombozytopenia after immunization with measles vaccines: Review of the vaccine adverse events reporting system (1990 to 1994). Pediatr Infect Dis J 1996; 15: 88–90.

B. Stück, Berlin

Tuberkulintest bei beeinträchtigter Typ-IV-Reaktion

Frage: Vor allem nach und während schwerer Virusinfektionen (Masern/Mumps) kann es zu falsch-negativen Tuberkulinproben kommen. Aus praktischen Gründen impfe ich nicht geimpfte Kinder bei der U 7 MM bzw. MMR und mache einen Tb-Stempeltest. Viele Fachleute raten von diesem gleichzeitigen Vorgehen ab, empfehlen aber andererseits die simultane MM-, MMR- und Hib-Impfung.

Was ist richtig? Gibt es überhaupt gesicherte Kenntnisse? Wie soll ich mich verhalten?

In den »Richtlinien zur Tuberkulindiagnostik« des Deutschen Zentralkomitees zur Bekämpfung der Tuberkulose (Rev. Nachdruck [1991] aus Prax Klin Pneumol 1988; 42: 3–5), aber auch in den Beipackzetteln der Hersteller wird angegeben, dass als Folge von Virusinfektionen, wie z. B. Masern und Mumps und ebenso nach Schutzimpfungen mit entsprechenden Impfstoffen die Tuberkulinreaktion abgeschwächt oder falsch-negativ sein kann. Ursächlich kommt eine vorübergehende Beeinträchtigung der zellulären Immunreaktion auf Recall-Antigene infrage. Demzufolge sollte der Tuberkulintest nicht synchron mit derartigen Schutzimpfungen durchgeführt werden, sondern vor oder frühestens 6 Wochen danach.

Zur Stimulierung der humoralen Immunität können MMR- und Hib-Impfstoffe synchron verabreicht werden.

Ebenso wie die Ständige Impfkommission des Bundesgesundheitsamtes (STIKO) empfehlen auch die Bundesländer die kombinierte Masern-Mumps-Röteln-Impfung und nicht die bivalente Masern-Mumps-Impfung.

Waltraud Thilo, Berlin

Verwendung von in Deutschland nicht zugelassenen Impfstoffen (MMR bei Hühnereiweißallergie)

Frage: In Deutschland gibt es derzeit keinen hühnereiweißfreien Masern-Mumps-Röteln-Impfstoff. Zur Verfügung steht ein solcher aus der Schweiz (Triviraten). Wie ist die rechtliche Situation eines Impfarztes bei einem bei uns nicht zugelassenen Impfstoff? Gibt es bei nachgewiesener Hühnereiweißallergie Alternativen?

Die in Deutschland zugelassenen Masern-Mumps-Röteln-Impfstoffe sind frei von Hühnereiweiß. Die attenuierten Masern- und Mumpsviren werden auf Hühnerfibroblasten gezüchtet, die attenuierten Rötelnviren auf humanen diploiden Zellkulturen (HDC). Es besteht keine »Kreuzallergie« zwischen Hühnerfibroblasten und Hühnereiweiß, so dass eine alimentäre Hühnereiallergie keine Kontraindikation für Impfungen mit Impfviren ist, die auf Hühnerfibroblasten gezüchtet worden sind (1). Die Hühnereiweißallergie wird im Beipackzettel auch nicht mehr als Kontraindikation genannt.

Aus theoretischen Gründen wird jedoch bei Allergikern mit schwerer Anaphylaxie auf Hühnerei gelegentlich die Verwendung eines ausschließlich auf humanen diploiden Zellkulturen gezüchteten Impfstoffes empfohlen (2). Einen solchen gibt es in der Schweiz: *Triviraten* (MMR-Impfstoff). Der Impfstoff hat als Züchtungsmatrix humane diploide Zellen und ist frei von Konservierungsmitteln (z. B. Antibiotika).

Bei Verwendung eines solchen in Deutschland nicht zugelassenen und nach § 73, 3 AMG eingeführten Impfstoffes muss bei der zuständigen Gesundheitsbehörde nachgefragt werden, ob auch in dem betreffenden Bundesland bei Vorliegen einer besonderen Situation (Hühnereiweißallergie) der Schutz der §§ 14 und 51 sowie 52 BSeuchG für öffentlich empfohlene Schutzimpfungen gültig bleibt. In der Regel ist das der Fall.

Literatur

1. Expanded Programme on Immunization (EPI). Contraindications for vaccines used in EPI. Wkly Epidemiol Rec 1988; 63: 279.

2. Quast U. 100 und mehr knifflige Impffragen. Stuttgart: Hippokrates; 1990.

B. Stück, Berlin

Masernlebendimpfung nach der Tot-Vorimpfung

Frage: Luthardt (1) hat sich gegen eine Lebendimpfung nach der Tot-Vorimpfung geäußert. Gilt diese Ansicht auch heute noch? Bei einer Famula stellte sich diese Frage anlässlich der Möglichkeit eines Maserkontaktes in der Kinderarztpraxis.

Der inaktivierte Masernimpfstoff auf der Basis des Edmonston-Stammes ist weltweit seit 1976 nicht mehr im Handel. Die durch ihn induzierte Immunität war eine Teilimmunität von kurzer Dauer. Bei nicht wenigen Geimpften wurden nach Masernexposition schwere und atypische Masern beobachtet. Das traf auch für Personen zu, die bald nach der »Totimpfung« mit der Lebendvakzine immunisiert wurden (2). Man nimmt an, dass der Totimpfstoff nicht in der Lage ist, ausreichend schützende Antikörper zu bilden (3), d. h. jene Antikörper zu produzieren, die eine Penetration des Masernvirus in die Zellen verhindern.

Desweiteren ist bekannt, dass Personen, die mehrere Jahre nach der »Totimpfung« mit der attenuierten Vakzine geimpft wurden, schwere Lokalreaktionen und hohes Fieber entwickeln können (4). Insofern ist die Empfehlung von Luthardt verständlich, Kinder mit vorausgegangener Totimpfung nicht mehr mit einem Masernlebendimpfstoff nachzuimpfen (1).

Heute betrifft dieses Problem nur noch einige Erwachsene. Die US-Empfehlungen lauten, solche Personen mit Lebendvakzine nachzuimpfen, da das Impfrisiko niedriger ist als die Akquirierung einer vielleicht schweren Masernwildvirusinfektion (5). Dieser Empfehlung würden wir uns anschließen, wenn (beruflich) wiederholt eine Masernexposition zu erwarten ist. Man sollte bei derartigen Personen allerdings vorher untersuchen, ob Masernantikörper nachweisbar sind. Bei einem positiven Befund erübrigt sich die Impfung.

Literatur

1. Luthardt T. Masernimpfung. pädiat prax 1985; 31: 19–20.
2. Rauh LW, Schmidt R. Measles immunization with killed virus vaccine. Am J Dis Child 1965; 109: 232.
3. Norrby E, Ruckle E, Meulen VT. Differences in the appearance of antibodies to structural components of measles virus after immunization with inactivated and live virus. J Infect Dis 1975; 132: 262.
4. Scott TJ, Bonanno DE. Reactions to live measles virus vaccine in children previously inoculated with killed-virus vaccine. N Engl J Med 1967; 277: 248.
5. Centers for Disease Control and Prevention. Measles prevention: Recommendations of the immunization practices advisory committee. Mor Mortal Wkly Rep 1989; 38: 1–18.

H. Scholz und R. Noack, Berlin

Impfdurchbrüche nach MMR-Impfung

Frage: Ich stelle einen unzureichenden Impfschutz nach Masern/Mumps-Impfung fest und erlebe trotz der Impfung manifeste Erkrankungen. Wie lässt sich das erklären?

Serologische Kontrolluntersuchungen zeigen, dass Impfungen gegen Masern und Mumps im 2. Lebensjahr bei etwa 5% der Impflinge nicht zu einer Immunantwort führen, sog. primäre Impfversager (1, 2). Ursache kann die Beeinträchtigung der Vermehrung der Impfviren durch noch vorhandene mütterliche Antikörper, unspezifische Abwehrmechanismen bei gleichzeitig bestehenden Virusinfektionen (Interferon?) sowie Verminderung der Impfviren durch Unterbrechung der Kühlkette sein. Nach Blut-, Plasma- oder Immunglobulingaben kann die spezifische Antikörperbildung bis zu 3 Monaten, nach hohen Immunglobulingaben (z. B. bei KAWASAKI-Syndrom, idiopathische, thrombozytopenische Purpura) bis zu 9 Monaten behindert sein (3).

Seltener kann es auch zu sekundärem Impfversagen kommen, d. h. zum Absinken der Titer unter die Schutzschwelle (4). Primäre und sekundäre Impfversager reagieren jedoch auf eine Wiederimpfung in über 95% mit einer regelrechten Immunantwort (5).

Treten trotz Impfungen Erkrankungen auf, sollte durch Antikörperbestimmungen die Diagnose gesichert werden. Wenn auch z. B. Masern in der Regel aufgrund des klinischen Bildes zu diagnostizieren sind, so erlebt man gelegentlich Überraschungen. So konnten wir bei einem 7-jährigen Mädchen, das wegen einer schweren »Masern«-Enzephalitis behandelt worden war, eindeutig den serologischen Nachweis einer Parvovirus B-19-Infektion erbringen. Schwieriger ist die Diagnose bei einer Parotitis. Neben Mumpsviren können auch Parainfluenza-, Coxsackie-, ECHO-, Zytomegalie-, EPSTEIN-BARR-Viren u. a. eine Entzündung der Parotis hervorrufen.

Da die Ursache des »Impfdurchbruchs« auch die anderen Komponenten des Impfstoffs betreffen können, ist eine Überprüfung der Immunantwort bzw. eine frühzeitige Wiederimpfung in Erwägung zu ziehen.

Literatur

1. Quast U. 100 und mehr knifflige Impffragen. 3. Aufl. Stuttgart: Hippokrates; 1990.
2. Wittler RR, et al. Measles revaccination response in a school-age population. Pediatrics 1991; 88: 1024–1030.
3. Siber GR, et al. Interference of immune globulin with measles and rubella immunization. J Pediat 1993; 122: 204–211.
4. Mathias RG, et al. The role of secondary vaccine failures in measles outbreaks. Am J Public Health 1989; 475–484.
5. Orenstein WA, et al. The plaque-neutralization test as a measure of prior exposure to measles virus. J Infect Dis 1987; 155: 146–149.

B. STÜCK, Berlin

Fehlimpfungen

Frage: In unserer kinderärztlichen Praxis tritt ein unerklärliches Phänomen auf: Jugendliche zwischen 12 und 14 Jahren, nachweislich geimpft, erkranken an Masern mit dem typischen klinischen Zeichen und der serologischen Bestätigung (IgM-AK). Aufmerksam geworden, stellten wir bei Überprüfung des Masernimpfschutzes in dieser Altersklasse eine fehlende Immunität trotz Impfung (IgG-AK unter der vom Labor definierten Titergrenze) fest und begannen, die Kinder ein zweites Mal zu impfen. Es handelt sich nicht um Einzelfälle. Wissen Sie eine schlüssige Erklärung?

Der Anstieg von IgM zeigt an, dass eine Impfimmunität nach der Injektion des Impfstoffes nicht zustande gekommen war: Es handelte sich somit um eine unwirksame Fehlimpfung.

Die häufigsten Ursachen für Fehlimpfungen:

1. Unsachgemäße Handhabung des Impfstoffes auf dem Weg vom Hersteller bis zum impfenden Arzt. Der Impfstoff ist in hohem Umfang wärmeempfindlich (auch in lyophilisierter Form) und muss vor Lichteinfall geschützt sein. Nach Auflösen des Impfstoffes – etwa bei erschwerter Anamneseerhebung und notwendigen Rückfragen – mit zu langer Verweildauer in gelöstem, resuspendiertem Zustand kann der Impfstoff so sehr an Wirksamkeit verlieren, dass eine Immunität nach Injektion nicht zustandekommt.

Beobachtung in einer Praxis mit häufigen Fehlimpfungen: Die Arzthelferin wärmte in der Hand den resuspendierten Impfstoff an; zusätzlich war der Kühlschrank überlastet und zeigte mit dem Maximum-Minimum-Thermometer Temperaturen von +15 °C an.

2. Immunglobulinpräparate in kürzerem Abstand zu Masern-Mumps-Röteln-Impfung als 12 Wochen wurden vor der Impfung verabreicht: hierzu gehören nicht nur die Gammaglobuline, sondern auch Tetanusimmunglobulin, FSME-Immunglobulin u. a.

Beispiel: Nach Zeckenbiss Verabreichung von *FSME-Bulin* 0,2 ml/kg KG Anfang August. Mitte September – also etwa nach 6 Wochen – Masern-Mumps-Röteln-Impfung. März des darauffolgenden Jahres Mumps. Minimale Spuren spezifischer Antikörper gegen die Viren von Masern, Mumps und Röteln können den Impfstoff inaktivieren und so zu einer Fehlimpfung führen.

Nach Ausscheidung bzw. Abbau der passiv zugeführten Antikörper, die neben dem speziell hohen FSME-Antikörpertiter enthalten sind, besteht wieder volle Empfänglichkeit für die Viren von Masern, Mumps und Röteln.

3. Unwahrscheinlichste, am schlechtesten durch Untersuchungen belegte Möglichkeit ist die Interferenz mit anderen Infekten: So wurde hypothetisch angenommen, dass der durch einen banalen Virusinfekt induzierte Interferontiter den Erfolg der Masern-Mumps-Röteln-Impfung ganz oder doch von Teilkomponenten des Impfstoffes (am häufigsten wohl die Mumpskomponente) infrage stellen kann.

Bei einem auffallend gehäuften Vorkommen von Fehlimpfungen kann es sich lohnen, den Weg des Impfstoffes vom Hersteller bis zum Arzt nachzugehen. Auch in der eigenen Praxis sollte für Impfstoffe ein eigener Kühlschrank zur Verfügung stehen, sodass nicht durch allzu häufiges Öffnen und Schließen in geheizten Räumen die Kühlschranktemperatur ansteigt, die Aggregate rasch vereisen u. a., und somit das Risiko der Wärmeinaktivierung des Impfstoffes besteht. Unmittelbar nach Resuspendierung des Lyophilisates sollte die Impfung erfolgen.

Ein umständliches Anwärmen des evtl. noch etwas kühleren Lösungsmittels ist bei der geringen injizierten Menge nicht notwendig. Ebenso ist bei Herbstterminen zu fragen, ob das Kind im Urlaub Antikörperpräparate erhalten hatte (beispielsweise *FSME-Bulin* in Österreich, Masern-Mumps-Röteln-Impfung in der Bundesrepublik).

Fehlimpfungen müssen unbedingt vermieden werden!

Sie schalten das Risiko der natürlichen Infektion für das Kind nicht aus, sondern verschieben es, sie zerstören den Kredit in den Impfschutz und geben Impfgegnern willkommene Negativargumente; schließlich aber bedeuten sie auch gerade bei Kleinkindern eine vermeidbare Insultierung.

H. STICKL †

Impfversager nach MMR-Impfungen

Frage: 2 Geschwisterkinder wurden im Alter von etwa 17 Monaten gegen Masern, Mumps und Röteln geimpft mit Impfreaktionen nach 10 Tagen (Fieber). Jetzt im Alter von 4 bzw. 6 Jahren Durchmachen von Röteln (vom klinischen Aspekt her), jedoch auffällig langem Exanthemstadium. 3 Wochen später folgende serologische Befunde: 1. Kind: Mumps-Virus-Ak <1:10, Röteln-Virus-Ak (HHT) 1:8, IgM-spezifische Röteln-Ak negativ. 2. Kind: Mumps-Virus-Ak <1:10, Masern-Virus-Ak <1:10, Röteln-Ak (HHT) 1:16.

Gibt es eine immunologische Erklärung? Wie soll ich weiter vorgehen? Nachimpfen?

Aufgrund der in der Frage angegebenen Laborbefunde ist eine auch nur einigermaßen korrekte Beantwortung unmöglich.

Serologische Laborbefunde können nur interpretiert werden, wenn man genau weiß, welche Techniken verwendet worden sind und wenn international anerkannte Werte aufgeführt sind. Was heißt beispielsweise Mumps-AK negativ? Handelt es sich hier um Bestimmung der KBR-Antikörper (nach Impfung fast immer negativ) oder wirklich um IF- oder ELISA-IgG-AK?

IgM-spezifische Röteln-AK nach Impfung sind fast immer negativ; ein negativer Befund kurz nach klinisch durchgemachter Erkrankung spricht gegen die Röteln-Ätiologie, wobei die Blutentnahme nach 3 Wochen etwas spät erfolgte.

Bei den Röteln-AK wird in der Frage wohl die verwendete Technik (HH-AK) angegeben, nicht aber ein anerkannter Vergleichswert. Für die meisten Laboratorien wäre ein Röteln-HH-IgG-Titer von 1:8 ein

Grenzwert. Man müsste aber die »Normalwerte« des Labors, das die Bestimmung durchführte, kennen.

Mein Rat:

1. Interpretieren Sie, sofern Sie kein(e) Fachmann (-frau) sind, serologische Laborresultate nicht selbst, sondern überlassen Sie dies dem Labor, das Ihre Bestimmungen durchführt. Ist Ihr Labor nicht fähig, seine eigenen Resultate zu interpretieren, so wechseln Sie das Labor.

2. Entnehmen Sie nochmals Blut und geben Sie Ihrem Labor Ihre genaue Fragestellung bekannt – z. B.: »Ist das Kind gegen alle 3 Krankheiten immun?«

3. Sollten Sie – und die Kinder – lieber keine Blutentnahme mehr wünschen, wäre das Einfachste eine (wahrscheinlich unnötige, aber harmlose) Wiederimpfung.

M. Just, Therwil

Ist es gerechtfertigt, die Masern-Mumps-Impfung erst im 2. Lebensjahrzehnt durchzuführen?

Frage: Im 1. Halbjahr 1996 haben wir eine Häufung von Masernerkrankungen in unserer Praxis beobachtet. Auffällig war, dass viele Kinder erkrankt waren, die bereits die Masernimpfung erhalten hatten.

Die von der STIKO empfohlene Zweitimpfung im 5./6. Lebensjahr gilt nun explizit nicht als Auffrischimpfung, sondern soll die 2–8%(?) Impfversager nach der Erstimpfung im 2. Lebensjahr erfassen. Nach unserer aktuellen Erfahrung scheint es aber deutlich mehr »Impfversager« zu geben. Kennen Sie hierzu aktuelle Zahlen?

Darüber hinaus ist bisher ein Argument für die Masernimpfung, dass in den Ländern mit hoher Durchimpfungsrate die Häufigkeit der subsklerosierenden Panenzephalitis deutlich rückläufig war. Wenn es nun doch eine hohe Rate von Impfversagern gäbe, so wäre dieser Zusammenhang nicht mehr schlüssig.

Bei den von uns beobachteten sehr blanden Masernverläufen wäre es eine Überlegung, die Masern-Mumps-Impfung erst ab dem 10./11. Lebensjahr durchzuführen, da jenseits dieses Alters die Komplikationsrate bei Masern und Mumps deutlich zunehmen soll. Gibt es hierzu Zahlen? Halten Sie diese Überlegungen, auch in Abwägung zum Risiko der Masern-Mumps-Impfung, für zulässig oder für abwegig?

Im 1. Halbjahr 1996 gab es in der Bundesrepublik Deutschland zahlreiche Masernerkrankungen. Die etwa 25 in unserer Klinik wegen einer Masernerkrankung behandelten Kinder zeigten jedoch keine blanden Verläufe, sondern hatten maserntypische Komplikationen wie Pneumonie und Enzephalitis. Sämtliche Kinder waren ausnahmslos n i c h t geimpft!

Die Wirksamkeit der Masernimpfung ist gut und seit ihrer Einführung durch zahlreiche Studien mit Serokonversionsraten je nach Impfstoff und Impfalter zwischen 90 und 100% bewiesen. Auch in einer eigenen Studie mit über 500 geimpften Kindern im Alter von 5–12 Jahren fand sich nur ein geringer Anteil von lediglich 2,75% ohne nachweisbare IgG-Antikörpertiter. Ebenso ist der Rückgang der subakuten sklerosierenden Panenzephalitis in gut durchgeimpften Populationen unstrittig.

Bei den in der Frage erwähnten »Impfversagern« ist zu klären, ob die Kinder wirklich gegen Masern geimpft wurden (Dokumentation im Impfpass?) und auch, ob ein adäquater Umgang mit Impfstoff (Kühlkette!) und Berücksichtigung der Kontraindikationen (frische Infekte, vorausgegangene Gabe von Immunglobulinen oder Blut) gegeben war. Geht man davon aus, dass es sich um ältere Kinder oder Jugendliche gehandelt hat, könnte in seltenen Fällen bei sehr stark abgefallenen, niedrigen Antikörpertitern eine sonst subklinisch verlaufende Reinfektion als blande Masernerkrankung imponieren.

Die Masernimpfung ins 10. oder 11. Lebensjahr zu verlegen, würde einen Rückschritt in die Vorimpfära bedeuten. Innerhalb weniger Jahre wären genügend masernempfängliche Kinder herangewachsen, und es gäbe alle 2–3 Jahre bei den 4–5-Jährigen eine Masernepidemie. Vor allem wären aber bei einer Umstellung des Impfregimes in Zukunft die Säuglinge und Kleinkinder durch Maserninfektionen und deren Komplikationen gefährdet, deren Mütter eine Masernimpfung erhalten hatten und deren Nestschutz geringer und kürzer ist.

Solange die Durchimpfungsrate in der Bundesrepublik Deutschland Infektionsketten nicht verhindert, d. h. nicht über 90% liegt, werden immer wieder solche Häufungen von Masernerkrankungen vorkommen, auch in vormals gut durchgeimpften Populationen wie in den neuen Bundesländern, in denen es dieses Jahr ebenfalls einen Anstieg an Masernerkrankungen gab.

Zur Elimination der Masern ist daher eine konsequente Umsetzung der STIKO-Empfehlungen notwendig, vor allem der Erstimpfung im 2. Lebensjahr. Die Wiederimpfung ab dem 6. Lebensjahr soll nicht nur die wenigen Impfversager nach der Erstimpfung im 2. Lebensjahr erfassen, sondern auch als Aufforderung verstanden werden, bis dahin nicht geimpfte Kinder und Jugendliche zu immunisieren.

N. Bier, Gelnhausen

Masernimpfung in Kenia

Ein 17 Monate alter deutscher Patient wurde in Nairobi geboren und lebte dort bis zum 13. Lebensmonat; bis zum 12. Monat wurde er gestillt. Mit 9 Monaten wurde er in Nairobi im Rahmen der dort üblichen Vorsorge gegen Masern geimpft.

1. Frage: Entspricht der in Kenia übliche Impfstoff dem in Deutschland gebräuchlichen? Wenn nicht, was unterscheidet ihn?

Kenia importiert den Masernimpfstoff, und wenn der Masernimpfstoff in der Kühlkette bis zur Verwendung am Patienten gelagert war, dürfte dieser dem europäischen Standard und dem der USA entsprechen.

2. Frage: Ist ein ausreichender Schutz bei dem zur Zeit der Impfung gestillten Säugling anzunehmen?

Da das Kind bereits mit 9 Monaten geimpft wurde und nicht auszuschließen ist, dass noch mütterliche Antikörper kursierten, ist die Wahrscheinlichkeit sehr groß, dass die Impfung nicht angegangen ist. Der Umstand, dass das Kind zur Zeit der Impfung noch voll gestillt wurde, spielt in diesem Fall keine Rolle, da Antikörper aus der Muttermilch undegradiert auf das Kind wahrscheinlich nur in den ersten Stunden nach Geburt übergehen, keinesfalls aber mehr im Alter von 9 Monaten.

3. Frage: Ist gegebenenfalls eine Wiederholungsimpfung anzuraten?

Eine neue Impfung ist anzuraten. Sollte die 1. Masernimpfung doch zur Immunantwort geführt haben, so schadet die Nachimpfung nicht; es kann allenfalls zu einem sehr diskreten, lokalen, nicht schmerzenden Infiltrat kommen. Die Blutabnahme zur Antikörperbestimmung kann in diesem Alter schwierig sein, ist teuer und würde bei negativem Ausfall (was wahrscheinlich ist) auch zu nichts anderem als zu einer nochmaligen Masernimpfung führen. Die Antikörperbestimmung ist daher nicht opportun.

H. Stickl †

Masern-inkubationsimpfung

Frage: 11 Monate alter Säugling, sicher mit Masern inkubiert; was tun? Aktiv oder passiv immunisieren? Mitigierten Verlauf oder fehlenden Durchbruch der Wildvirusinfektion erwarten? Muss man, falls man sich zur aktiven Impfung entschließt (sofort nach Inkubation) und das Kind nicht erkrankt, später nachimpfen?

Die Inkubationsimpfung gegen Masern hat nur dann Sinn, wenn der genaue Zeitpunkt – bis auf die Stunde! – der Maserninfektion bekannt ist: dann kann innerhalb der ersten 48 Stunden nach Infektion die aktive Immunisierung mit dem Masernlebendimpfstoff erfolgen. Eine nachträgliche Antikörperbestimmung ist nicht notwendig. In der Regel wird die natürliche Maserninfektion durch die Impfung unterlaufen, und es resultiert eine (sehr wahrscheinlich) lebenslange Immunität gegen Masern, auch wenn das Kind selbst nicht erkrankt.

Die Maserninkubationsimpfung wird heute nicht mehr allgemein empfohlen, da zu viele Fehler hinsichtlich der genauen Zeitbestimmung des Kontaktes vorgekommen sind – wobei oft (manchmal ohne Wissen der Eltern) der Kontakt mit einem maserninfizierten Kind schon vorher stattgefunden hatte und die Inkubationsimpfung zu spät kommt. Sie vermag die Masern dann zwar nicht mehr zu verhüten, doch ungünstige Nebeneffekte oder Komplikationen treten nicht vermehrt auf. Die Enzephalitisinzidenz durch natürliche Masern entspricht dann dem Alter; sie kann jedenfalls der Impfung, die nicht mehr immunologisch zum Tragen kommt, nicht angelastet werden.

Ist der Zeitraum von 48 Stunden überschritten, so empfiehlt sich die DEGCKWITZ-Masernprophylaxe mit konventionellen Immunglobulinen. Diese schützt das Kind, wenn die konventionellen γ-Globuline in einer Dosis von 0,2 ml/kg KG bis 72 (96?) Stunden p.i. verabreicht wurden. Gegen Ende dieser Frist kann es noch zum Maserndurchbruch kommen, wobei allerdings die Masern zumeist mitigiert verlaufen. Auch dieser Masernverlauf führt zur schützenden Immunität (sicherheitshalber: nochmals Bestimmung der Masernantikörper).

Wird lediglich die passive Masernprophylaxe nach DEGCKWITZ mit Immunglobulinen durchgeführt, so muss die aktive Immunisierung nachfolgen – frühestens 12 Wochen nach Applikation der Immunglobuline, besser jedoch 16 Wochen danach; denn geringste, noch vorhandene Antikörperreste könnten den Erfolg der Impfung infrage stellen.

H. STICKL †

Masernimpfung im Kindesalter

Frage: Was wird aus dem Nestschutz gegen Masern bei jungen Müttern, die die Masern nicht durchgemacht haben, sondern als Kinder geimpft worden waren? Bietet ein »Impftiter« der Mutter einem Säugling ausreichenden Nestschutz?

Für die westlichen Bundesländer liegen offizielle Angaben über die Zahl der seit 1974 geimpften Kinder bzw. die Durchimpfungsrate für die jetzt 20–25jährigen nicht vor. Impfraten können z. B. nur anhand von regionalen Stichproben, Kontrolle der Impfausweise von Schulanfängern (seit 1986 z. B. in Niedersachsen und Schleswig-Holstein und seit 1992 im Saarland) und in etwa anhand der verkauften Impfstoffdosen (1970–1992 G. Enders u. Mitarb.) geschätzt werden. So dürften die Impfraten für Masern z. B. bei den 6-jährigen Kindern im Jahre 1992/93 bei 78–80% liegen. Hochrechnungen zur Maserninzidenz in den alten Bundesländern anhand gemeldeter Todesfälle und Masernenzephalitiden ergeben Schätzungen der Morbidität von 100–1000/100000 Einwohner (1).

In den neuen Bundesländern hat die seit 1970 praktizierte Pflichtimpfung in der ehemaligen Deutschen Demokratischen Republik zu Durchimpfungsraten von ≥ 95% bei Kindern und Jugendlichen geführt. Die jungen Erwachsenen (Alter 20–30 Jahre) sind zu 60% geimpft. Aber auch in den 5 neuen Bundesländern ist von 1992–1994 ein gewisser Anstieg der Masernmorbidität zu verzeichnen (1).

In England (2, 3), mit einer Durchimpfungsrate bei Kindern von 80% bis 1988, hat die Zahl der Masernerkrankungen besonders bei Kindern über 10 Jahren 1993/94 stark zugenommen. Anhand mathematischer Modelle wurde für 1995 eine Masernepidemie von 100000–250000 Masernerkrankungen vorhergesagt. Deshalb wird nun (Nov. 1994) eine Massenimpfung mit Masern-/Rötelnimpfstoff für alle 5–16-jährigen (7 Millionen Kinder) durchgeführt und damit eine sofortige Reduktion der Infektionsübertragung und die Verhütung von Erkrankungen mit einer beachtlichen Zahl von Komplikationen erwartet (2).

In den USA stellte man 1994 ebenfalls einen Anstieg von endemischen Masernerkrankungen besonders bei älteren Kindern und Jugendlichen fest (4). Unter den Erkrankten ist auch stets ein gewisser Prozentsatz, der früher gegen Masern geimpft worden ist. Deshalb sollten auch in Industrieländern gelegentliche Massenimpfungen, wie z. B. 1989 in den karibischen, zentral- und südamerikanischen Ländern (5), zusätzlich zur Routineimpfung von ≥ 90% der Kleinkinder und Wiederholungsimpfungen im 5./6. oder 12. Lebensjahr erfolgen. Dass eine einmalige Massenimpfung zur Verdrängung des Wildvirus nicht ausreicht, zeigen Berichte aus Puerto Rico (6). Die Elimination von endemischen Masernerkrankungen kann nur mit diesen kombinierten Impfmaßnahmen erreicht werden.

Die Dauer des Nestschutzes ist bei unserer derzeitigen Impfsituation für Masern, vor allem in den westlichen Bundesländern mit der relativ geringen Zahl von geimpften Frauen im Alter von 21–40 Jahren, bis auf weiteres mit 6–8 Monaten anzunehmen. Hierbei sind klinische Masern in den ersten 5 Lebensmonaten Ausnahmen. Ab dem 6.–10. Lebensmonat sind unter dem Schutz restlicher mütterlicher Antikörper subklinische Infektionen möglich.

Dies zeigen auch unsere Antikörperbestimmungen im EIA-IgG-Test bei 409 Mädchen und Frauen im Alter von 10–40 Jahren (Antikörperprävalenz und Titerhöhe für Masern, Mumps und Röteln bei 10–40-jährigen Mädchen und Frauen sowie bei Kindern im Alter von 1–16 Lebensmonaten; November 1994, unveröffentlicht). Bei den 10–20-Jährigen (n = 202) sind 9,9% bzw. 4% seronegativ, und je 9,9% haben niedrige Antikörpertiter, die wahrscheinlich auf eine Impfung zurückzuführen sind. Während die bei 80,2 bzw. 86,1% der Probandinnen festgestellten höheren Antikörpertiter von der natürlichen Infektion herrühren. Im Alter von 21–25 Jahren (n = 106) bzw. 30–40 Jahren (n = 101) sind nur 2% der Frauen seronegativ bzw. 100% seropositiv. Dies und die höheren IgG-Titer sprechen deutlich für Immunität nach früher durchgemachten Masern.

Unsere Antikörperbestimmungen bei Neugeborenen und Kindern bis zum 16. Lebensmonat ohne Impfanamnese der Mütter (n = 180) ergaben folgendes: im 1. Lebensmonat (n = 25) waren 100% seropositiv, wovon 21 Kinder gut positive Titer hatten. Dagegen waren im 6. Lebensmonat (n = 50) 70%, im 11.–12. Lebensmonat (n = 50) 94% und im 14.–16. Lebensmonat (n = 55) 93% seronegativ. Bei 6% bzw. 7% der Kinder im Alter von 14–16 Lebensmonaten lagen hohe IgG-Titer aufgrund einer kürzlichen Maserninfektion vor.

Wie aus der Studie von Pabst u. Mitarb. (4) hervorgeht, sind bei Kindern von Müttern mit natürlich erworbener Immunität (geboren vor 1958) (n = 164) im 7. Lebensmonat noch in etwa 35% neutralisierende Antikörper nachweisbar. Dabei wurde zum Antikörpernachweis der Neutralisations-Plaque-Reduktionstest eingesetzt (7), welcher empfindlicher ist als der bei uns verwendete EIA-IgG-Test (8). Bei ≥ 90% der 7 Monate alten Kinder von Müttern mit inaktivierter plus Lebendimpfung (n = 60) oder nur Lebendimpfung (n = 54) fanden sich keine Antkörper mehr.

Für den zeitlich begrenzten Nestschutz und das frühzeitigere Verschwinden der passiven Antikörper bei Säuglingen von maserngeimpften Müttern spricht auch die Feststellung von Ratnam u. Mitarb. (9), dass bei den kürzlichen Masernausbrüchen in Kanada eine große Anzahl von Kindern unter 12 Monaten betroffen waren.

In Populationen mit einem hohen Anteil von maserngeimpften Frauen (z. B. USA), die jetzt im gebärfähigen Alter sind, muss bis auf weiteres, das heißt bis zur Elimination der Masern-Wildviruszirkulation, daran gedacht werden, den Impftermin z. B. für Masern vom 18. Lebensmonat auf den 7.–8. Lebensmonat vorzuverlegen. Nach einer evtl. späteren Elimination der Masern-Wildviruszirkulation wäre das nicht mehr erforderlich. Ein Vorverlegen des Impftermins für Masern und Röteln käme dann auch für diesbezüglich gut durchimpfte Populationen in Betracht.

Literatur

1. Gerike E, Rasch G. Bericht zur Situation bei Masern, Mumps und Röteln 1993. Bundesgesundheitsbl 1994; 9: 389–393.
2. Miller E. The new measles campaign. BMJ 1994; 309: 1102–1103.
3. Ramsay M, et al. The epidemiology of measles in England and Wales: rationale for the 1994 national vaccination campaign. Comm Dis Rev 1994; 4: 141–146.
4. Pabst HF, et al. Reduced measles immunity in infants in a well-vaccinated population. Pediatr Infect Dis 1992; 11: 525–529.
5. Measles elimination in the Americas. Bull Pan Am Health Organ 1992; 26: 271–274.
6. Centers for Disease Control. Measles – Puerto Rico, 1993, and the measles elimination program. Mor Mortal Wkly Rep 1994; 43: 171–173.
7. Chui LWL, Marusyk RG, Pabst HF. Measles virus specific antibody in infants in a highly vaccinated society. J Med Virol 1991; 33: 199–204.
8. Tischer A, Gerike E. Einpunktquantifizierung von IgG-Antikörpern mit dem Enzymimmunoassay im Vergleich zu klassischen Techniken am Beispiel von Masern, Mumps, Röteln. Lab Med 1994; 18: 501.
9. Ratnam S, Chandra R, Gadag V. Maternal measles and rubella antibody levels and serologic response in infants immunized with MMR II vaccine at 12 months of age. J Infect Dis 1993; 168: 1596–1598.
10. Centers for Disease Control. Measles – United States, first 26 weeks – 1994. Mor Mortal Wkly Rep 1994; 43: 673–676.

Gisela Enders, Stuttgart

Nachtrag

Der 1995 veröffentlichte Beitrag von Frau Prof. Enders gibt einige sehr wichtige Überlegungen zum Impftermin der 1. MMR-Impfung wieder. Die STIKO hat im März 1997 den Termin der MMR-Impfung auf den 12.–15. Lebensmonat vorverlegt. Darüber hinaus wurde die Empfehlung gegeben, Kinder früher zu impfen, wenn eine Aufnahme in einer Kindergemeinschaftseinrichtung bevorsteht. Jedoch nicht vor dem 9. Lebensmonat. Andererseits machen die hier zitierten Masernausbrüche bei sehr jungen Kindern in einer suboptimal durchgeimpften Population auf eine besondere Komplikation aufmerksam: die subakute sklerosierende Panenzephalitis. Diese zwar sehr seltene, aber nach Jahren des Siechtums fast immer letal verlaufende Komplikation tritt nach einem längeren Intervall vor allem bei Kindern auf, die vor dem 18. Lebensmonat an Masern erkranken (1). Da die zeitliche Begrenzung des Nestschutzes sehr unterschiedlich ist, kann eine frühe Erkrankung nur durch eine Eliminierung erreicht werden.

Literatur

1. Maldonado Y. Measles. In: Behrman RE, Kliegman RM, Jenson HB, Hrsg. Textbook of Pediatrics. 16. Aufl. Philadelphia: Saunders; 2000. S. 949–951.

Impfung gegen Masern bei Kindern in den neuen Bundesländern

Frage: Viele Kinder aus den neuen Bundesländern wurden mit 15 Monaten einmal gegen Masern geimpft (1988–1990). Wie ist bei den jetzt 6-jährigen und älteren Kindern zu verfahren? Einmal MMR im 6. Lebensjahr und ein zweites Mal MMR mit 12 Jahren oder nur einmal MMR im 6. Lebensjahr?

Kinder in den neuen Bundesländern erhielten bereits seit 1986 generell die Zweitimpfung gegen Masern (1. Impfung im 13. Lebensmonat, 2. Impfung 6–12 Monate danach); gegen Mumps und Röteln wurden sie nicht geimpft.

Unabhängig von seinerzeit vorausgegangenen Masernimpfungen sollten in den neuen Bundesländern alle Kinder trotzdem die kombinierte Masern-Mumps-Rötelnimpfung zweimal erhalten. Inzwischen wird das auch nach dem empfohlenen Impfschema in der Regel praktiziert (1. Impfung: Beginn 15. Lebensmonat; 2. Impfung: Beginn 6. Lebensjahr).

Bei Kindern, die diese Impfungen noch nicht erhalten haben, sollte die erste MMR-Impfung unverzüglich – möglichst jedoch vor Schuleintritt – nachgeholt werden. Die zweite MMR-Impfung könnte z. B. im 11.–15. Lebensjahr sowohl für Mädchen als auch für Jungen anstelle der monovalenten Rötelnimpfung allein für Mädchen erfolgen.

Waltraud Thilo, Berlin

Impfung gegen Mumps bei vorausgegangener monovalenter Masernimpfung

Frage: Eine Mumpsimpfung wurde in der ehemaligen DDR zumeist nicht durchgeführt, wohl aber eine Masernimpfung. Welche Folgeimpfungen werden vorgeschlagen?

Weitere Impfungen sollten nach dem empfohlenen Impfschema mit dem kombinierten Masern-, Mumps-, Rötelnimpfstoff erfolgen, unabhängig davon, ob seinerzeit mit monovalentem Impfstoff gegen Masern geimpft worden ist. Eine noch ausstehende MMR-Impfung kann sowohl den Mädchen als auch den Jungen empfohlen werden.

WALTRAUD THILO, Berlin

Mumpsimpfung bei Erwachsenen

Frage: Bei der Überprüfung des Impfschutzes von Erwachsenen treffen wir normalerweise auf folgende Konstellation:

1. *Kein Impfpass vorhanden;*
2. *Impfanamnese: Tetanusschutz in den letzten Jahren irgendwann;*
3. *Diphtherieschutz unklar, wahrscheinlich als Kind;*
4. *Masernerkrankung vielleicht, Mumps wahrscheinlich nicht, Röteln unklar.*

Bei diesen Erwachsenen impfen wir Td/Polio und MMR und bestimmen gleichzeitig Tetanus und Diphtherie – AK im Serum zur Frage der Weiterimpfung.

Beispiel: Ein 30-jähriger Kollegensohn entwickelte gut 14 Tage nach der Impfung eine eindrucksvolle Orchitis, die durchaus als Impffolge der Mumpskomponente erklärt werden kann. Der Vater des Patienten, pädiatrischer Kollege, erkundigte sich – sine ira sed studio – bei einem Impfstoffhersteller sowie bei Impfexperten der hiesigen Medizinischen Hochschule nach der Indikation einer Mumpsimpfung beim Erwachsenen und erhielt zur Antwort, dass diese bei geringem Erkrankungsrisiko unüblich, wenn nicht – wegen zu erwartender heftigerer Impfnebenwirkungen – sogar kontraindiziert sei.

Bei STICKL (1) kann man lesen, dass eine Mumpsimpfung bei Empfänglichen in jedem Lebensalter möglich ist.

Ich bitte um Diskussion unserer Vorgehensweise, damit wir diese gegebenenfalls korrigieren können.

Leider besitzen viele Erwachsene weder einen Impfpass, noch können sie über ihren Immunstatus verlässlich Auskunft geben bzw. machen sogar falsche Angaben, z. B. durch Verwechslung der aktiven Immunisierung mit einer sogenannten »Serumgabe«. Verlässliche Auskunft bringt natürlich nur eine serologische Untersuchung. Die vom Fragesteller angegebene Vorgangsweise ist durchaus akzeptabel, wenn es sich bei der Polioimpfung um eine SALK-Impfung handelt.

Wenn ein Erwachsener weder Mumps durchgemacht hat noch dagegen geimpft ist, kann und soll er gegen Mumps geimpft werden. Diese Stellungnahme gebe ich im Einvernehmen und voller Übereinstimmung mit Prof. Dr. CHRISTIAN KUNZ, dem Leiter des virologischen Instituts der Universität Wien. Es ist mir nicht bekannt, dass ein Impfstoffhersteller die Mumpsimpfung auf das Kindesalter beschränkt. Die Auskunft der Impfexperten der dortigen medizinischen Hochschule erstaunt mich, und ich würde gerne die Namen erfahren, damit wir uns mit diesen Herren in Verbindung setzen könnten.

Soferne kein Zeitdruck besteht ist eine vorherige genaue und umfassende serologische Abklärung, verbunden mit Schließen der nunmehr bekannten Impflücken durch die entsprechende Impfung, immer besser als blindes Impfen. Das gilt auch für antivirale Lebendimpfungen, obwohl bei diesen – zum Unterschied zu den Antitoxinimpfungen (z. B. Di) – keine »Überimpfung« möglich ist. Aber: Ist die serologische Abklärung nicht möglich, ist es im Zweifelsfall immer besser, einmal zu viel zu impfen als jemanden ungeimpft und damit ungeschützt zu lassen.

Literatur

1. Stickl HA. Impfungen in der Praxis. München: Marseille; 1991.

E. G. HUBER, Salzburg

Impfschutz für den Vater eines an Mumps erkrankten Kindes

Frage: Ein Vater (30 Jahre) sucht mit seinem Sohn (3½ Jahre) die Sprechstunde auf. Der Junge hat seit dem Vortag Fieber, seit heute eine geschwollene Backe rechts. Keine Mumpsimpfung. Im Kindergarten sei Mumps aufgetreten. Der Vater weiß nicht, ob er Mumps hatte, seine Eltern sind nicht zu erreichen. Wie ist das korrekte Vorgehen?

Fast jede 2. Mumpsinfektion verläuft klinisch inapparent oder subklinisch (1). So können bei fast 90% der Erwachsenen, die sich an keine Mumpserkrankung erinnern können, serologisch Antikörper nachgewiesen werden (2). Eine routinemäßige Mumpsimpfung von Erwachsenen ohne Mumpsanamnese ist daher nicht angebracht (2). Sie sollte erst nach serologischer Testung durchgeführt werden.

Anders beim begleitenden Vater eines an Mumps erkrankten Kindes. Bei einer Erkrankung besteht hier die erhöhte Gefahr des Auftretens neurologischer Komplikationen und vor allem einer sehr schmerzhaften Orchitis. Die Gabe von Immunglobulinen ist ohne Einfluss auf den Krankheitsverlauf (1, 3, 4). Auch eine Inkubationsimpfung ist in der Regel ohne Erfolg (1, 4, 5), da das Virus bereits 3–5 Tage vor Auftreten der Parotitis ausgeschieden wird (1). Trotzdem ist in dieser Situation eine sofortige Mumpsschutzimpfung zu empfehlen, um spätere Infektionen zu verhüten (4).

Die Nebenwirkungsrate bei einer Inkubationsimpfung ist nicht höher. Besteht bereits eine Immunität, wird das Impfvirus sofort vernichtet. Der Vater sollte jedoch über die unsichere Schutzwirkung einer Impfung in der Inkubation unterrichtet werden.

Diese Überlegungen gelten nicht für die Masern. Hier kann eine Inkubationsimpfung in den ersten 72 Stunden Schutz vor der Erkrankung geben. Sicherer noch ist die Gabe von Immunglobulinen, insbesondere bei abwehrgeschwächten Patienten (2). Da der Manifestationsindex sehr hoch ist, kann bei der Masern-Schutzimpfung von Erwachsenen ohne Masernanamnese auf die serologische Vorkontrolle verzichtet werden.

Literatur

1. Brunell PA. Mumps. In: Feigin RD, Cherry JD, editors. Textbook of Pediatric Infectious Diseases. 3rd ed. Philadelphia-London-Toronto-Montreal-Sydney-Tokyo: Saunders; 1992. p. 1610–1613.
2. Deutsche Gesellschaft für pädiatrische Infektiologie. Handbuch 1995. Infektionen bei Kindern und Jugendlichen. München: Futuramed; 1995.
3. American Academy of Pediatrics. Red Book. Report of the Committee on Infectious Diseases. 23rd ed. Illinois: Elk Grove Village; 1994.
4. Stück B. Mumpsinkubationsimpfung. In: Palitzsch D, Hrsg. Fragen und Antworten aus der pädiatrischen Praxis. Bd. 4. München: Marseille; 1994. S. 26–27.
5. Quast U. 100 und mehr knifflige Impffragen. 3. Aufl. Stuttgart: Hippokrates; 1990.

B. STÜCK, Berlin

Mumpsimpfung und Impfversager

Frage: 5-jähriger Junge, 1986 M/MVax-Impfung, Juli 1989 Schwellung der linken Parotis, gleiches Bild im Dezember 1989 (eine massive Schwellung, also das typische Bild eines Mumps). Serologische Untersuchung Dezember 1989: Mumps IgG (EIA) 1:320, Mumps IgM-AK keine.

Sind ähnliche Verläufe bekannt? Ist zu befürchten, dass der Junge nie Antikörper gegen Mumpsvirus bilden wird?

Die Mumpsimpfung führt in etwa 95% zur Serokonversion und damit zu langer, wahrscheinlich lebenslanger Immunität. Keine oder eine nicht ausreichende Immunantwort bei etwa 5% der geimpften Kinder kann zurückgeführt werden auf Probleme mit der Einhaltung der Kühlkette, Nichteinhalten der nötigen 12–16-wöchigen Abstände zu vorausgegangenen Immunglobulingaben, auf interkurrente Virusinfekte (Interferonausschüttung), immunologische Besonderheiten des Geimpften und Fehldiagnosen.

Neben dem Mumpsvirus gibt es einige andere Ursachen für Parotisschwellungen: andere Erreger (Coxsackieviren, Adenoviren, LCM-Viren, Zytomegalieviren, Parainfluenzaviren und Staphylokokken) sowie lymphatische Systemerkrankungen, Tumoren, Speichelsteine und eine idiopathische rekurrierende Parotitis.

Allein aus dem klinischen Bild ist ohne exakten serologischen bzw. Erregernachweis eine eindeutige Diagnose einer Parotitis nicht möglich.

Die vorgegebenen Daten erlauben folgende Interpretation:

1. Das Kind besitzt Antikörper gegen Mumps vom IgG-Typ. Diese können von der Impfung herrühren; dann waren die nachfolgenden Parotitiden anderer Genese.

2. Die Mumpsimpfung war ein primärer Impfversager; die erste Parotitis war Mumps, die folgende war anderer Genese.

3. Für eine andere Genese spricht der zu dieser Zeit negative Befund des spezifischen IgM, obwohl eine absolut sichere Aussage nur nach Befundung eines Serumpaares erfolgen sollte.

Fazit: Bei dem Kind besteht Immunität gegen Mumps. Eine Impfwiederholung ist nicht erforderlich.

H. PADELT, Berlin

Mumpsimpfung und Auftreten eines Diabetes mellitus Typ Ia

1. Frage: Gibt es ausreichende Erfahrungen, ob eine Inzidenz zwischen MMR-Impfung und Diabetes mellitus Typ I besteht?

Es gibt weder Hinweise noch Beweise auf einen ursächlichen Zusammenhang zwischen Mumpsschutzimpfung und Auftreten eines Diabetes mellitus Typ Ia (1). Das gleiche gilt für Erkrankungen an Mumps (2). Die beiden Firmen, die in der Bundesrepublik Deutschland bis 1988 eine Mumpsvakzine als monovalenten oder Kombinationsimpfstoff herstellten, verkauften von 1976 bis September 1988 etwa 5,5 Millionen Impfdosen. Gemeldet wurden 18 Kinder, die in diesem Zeitraum eine Mumpsschutzimpfung erhalten hatten und 3–210 Tage später an einem Diabetes mellitus Typ Ia erkrankten, darunter 11 Kinder zwischen 3–30 Tagen post vaccinationem. Der Erwartungswert für eine Erstmanifestation bei Kindern in Deutschland beträgt 1/100000 Kinder/Monat. Bei 5,5 Millionen verimpften Dosen wären 55 Neuerkrankungen in 3–30 Tagen zu erwarten (1). Obwohl in der Laienpresse über die damalige Gerichtsverhandlung ausführlich berichtet wurde, sind nur noch 3 Kinder nachgemeldet worden (3).

2. Frage: Wie groß ist diese Inzidenz gegebenenfalls?

An Diabetes mellitus Typ Ia sind im wesentlichen 3 Faktoren beteiligt: eine genetische Disposition, ein Autoimmunprozess, der die insulinproduzierenden β-Zellen zerstört, und Virusinfektionen, die den Prozess auslösen oder verstärken. Autoimmunprozesse können durch zahlreiche immunologische Reaktionen aktiviert werden. Für eine erhöhte Koinzidenz zwischen Mumpsschutzimpfung und Erstmanifestation eines Diabetes mellitus Typ Ia besteht jedoch kein Hinweis.

3. Frage: Wie ist die Praxis der Anerkennung als Impfschaden mit Rentenversorgung dabei?

Ob das Auftreten eines Typ I-Diabetes nach einer Mumpsschutzimpfung als Impfschaden anerkannt wird, ist eine Ermessensfrage.

Im BSeuchG § 52, Abs. 2, heißt es: *»Zur Anerkennung eines Gesundheitsschadens als Folge einer Impfung genügt die Wahrscheinlichkeit des ursächlichen Zusammenhangs. Wenn diese Wahrscheinlichkeit nur deshalb nicht gegeben ist, weil über die Ursache des festgestellten Leidens in der medizinischen Wissenschaft Ungewißheit besteht, kann der Gesundheitsschaden als Folge einer Impfung anerkannt werden.«*

Dieser Kann-Paragraph, der nicht zu Lasten des impfenden Arztes geht, sollte nicht von der Impfung abhalten.

Literatur

1. Deutsche Vereinigung zur Bekämpfung der Viruskrankheiten e.V. Mumps-Schutzimpfung und Diabetes mellitus (Typ I). Bundesgesundheitsbl 1989; 32: 237–239.
2. Ratzmann KP. Autoimmunität und Virusinfektionen beim Typ-I-Diabetes mellitus. Dtsch Med Wochenschr 1987; 112: 200–201.
3. Stück B. Mumps-Schutzimpfung und Diabetes. Pädiatrie 1989; 5: 38.

B. STÜCK, Berlin

Nachtrag

Eine 1980 gegen einen Kollegen angestrengte Klage wegen eines in zeitlichem Zusammenhang mit einer Masern-Mumps-Impfung aufgetretenen Diabetes mellitus Typ Ia wurde in 2. Instanz vom Oberlandesgericht Frankfurt abgewiesen.

Mumpsimpfung – Impfstämme und Virusvirulenz

Frage: Ich habe in letzter Zeit in relativ kurzer Folge dreimal einen ausgeprägten Impf-Mumps nach der MMR-Vax-Impfung gesehen. Das Intervall vom Impfzeitpunkt betrug etwa 3 Wochen. Es bestand kaum Fieber, aber ein ausgeprägter Lokalbefund und Schmerzen. Wird dies von Kollegen ähnlich berichtet? Ist dieses Geschehen evtl. impfstoffspezifisch?

Zur Mumpsprophylaxe werden im Wesentlichen Lebendimpfstoffe mit den Stämmen JERYL-LYNN, Urabe Am 9 und Leningrad 3 verwendet. Die Attenuierung der einzelnen Impfviren ist unterschiedlich hoch. Sie kann sicherlich nicht so weit getrieben werden, dass es beim Geimpften niemals zu einer Parotitis oder Pleozytose kommt. Eine gewisse Restvirulenz dürfte demnach bei jedem Impfstamm vorliegen. Diese kann in einer neuen Charge – das sollte immer beachtet werden – auch einmal erhöht sein. Mumps, hervorgerufen durch das Impfvirus, ist also möglich. Bis auf seine abgeschwächte Form unterscheidet er sich kaum vom Mumps durch Wildviren.

Die Häufigkeit von Speicheldrüsenschwellungen mit Rötung der Mündungsstelle des Ductus stenonianus sowie von Meningitis und anderen Manifestationen ist im wesentlichen abhängig vom verwendeten Impfstamm. Der JERYL-LYNN-Stamm scheint am besten attenuiert zu sein. Das erklärt vielleicht, warum bisher in den alten Bundesländern nur über wenige Kinder mit einer Parotitis oder Meningitis nach einer Mumpsimpfung berichtet worden ist. Zuverlässige Zahlen liegen jedoch aufgrund des schlechten Meldesystems nicht vor (1). Wir beobachteten 1991 20–21 Tage nach einer Mumps-impfung 2 Kinder mit einer Parotitis, einmal mit einer Liquorpleozytose von 1740 Zellen/μl.

In Japan hat man die MMR-Impfung, für Mumps wurde der Stamm Urabe Am 9 verwendet, als Routineimpfung Anfang 1989 eingeführt. Die Häufigkeit einer abakteriellen Meningitis mit Nachweis von Mumpsvirus, das eine ähnliche Nukleotidsequenz wie das Impfvirus hatte, wurde auf 3/1000 Impfdosen geschätzt (2). Andere japanische Autoren gaben eine Häufigkeit von 311 Meningitiden/630157 mit MMR geimpfte Personen an. Bei 96 der 311 Patienten ließ sich das Mumpsvirus aus dem Liquor identifizieren (3).

In Jugoslawien wurden ähnliche Zahlen publiziert (4): 1 Meningitis bei 1000 mit dem Stamm Edmonston-Zagreb/Leningrad 3 geimpften Personen. Von 13,9% der Meningitispatienten ließ sich das Mumpsvirus aus dem Liquor isolieren, und 28% wiesen eine Beteiligung der Speicheldrüsen auf.

In der ehemaligen DDR hat man über 10 Jahre mit dem Stamm Leningrad 3 experimentiert. Die Residualneuropathie des Stammes war im Tierversuch hoch (5, 6). Bei dem bis zur klinischen Prüfung gelangten weiterentwickelten Mumpsimpfstoff trat bei 1% der Geimpften ein klinisch apparenter Mumps auf. Bei diesen Kindern wurden Mumpsviren aus dem Speichel angezüchtet, die nach dem Plaquemarker wahrscheinlich Impfviren waren. Die Inkubationszeit betrug 20–22 Tage (7).

Leider gelingt es nur schwer, Wildstämme von Impfstämmen zu differenzieren. Die molekularbiologische Charakterisierung bestimmter Genomabschnitte der Mumpsviren erlaubt bisher nur eine sehr wahrscheinliche Unterscheidung. Diese Differenzierung ist aber notwendig, weil bei Auftreten einer Parotitis oder einer Mumpsmeningitis 2–4 Wochen nach einer MMR-Vax-Impfung es sich durchaus auch einmal um eine Infektion durch Wildviren handeln kann, dann nämlich, wenn in eine (unbekannte) Inkubation hineingeimpft wurde. Das ist besonders in den neuen Bundesländern zu beachten, weil hier die Mumpsinzidenz noch sehr hoch ist (1990: 59,4/100000 Einwohner).

Natürlich gibt es auch bei der Mumpsimpfung Impfversager; somit kann Mumps durch Wildviren nach einer MMR-Vax-Impfung durchaus einmal vorkommen. Häufigste Ursachen für eine fehlende Immunität nach einer Mumpsimpfung sind falsch gelagerter Impfstoff (Wäremeempfindlichkeit), falsches Impfalter (Säugling) oder Vorbehandlung mit Immunglobulin bis zu 12 Wochen vor der Impfung. Die seit 1991 empfohlene MMR-Zweitimpfung versucht, die so entstandenen Impflücken zu schließen.

Neben einem Mumps durch Impf- oder Wildviren muss differenzialdiagnostisch auch daran gedacht werden, dass, berücksichtigt man nur die Virusätiologie, eine Speicheldrüsenschwellung, eine Meningitis und andere klinische für Mumps typische Manifestationen auch durch Influenza-, Parainfluenza-, Coxsackie-, Adeno- und einige andere Viren hervorgerufen werden können, sodass ein »Impfmumps« vorgetäuscht wird.

Literatur

1. Ehrengut W. Attenuierung und Antigenität der Mumpsvakzine. pädiat prax 1990; 40: 379–381.
2. Fujinaga T, et al. A prefecture-wide survey of mumps meningitis associated with measles, mumps and rubella vaccine. Pediatr Infect Dis 1991; 10: 204–209.
3. Sugiura A, Yamada A. Aseptic meningitis as a complication of mumps vaccination. Pediatr Infect Dis 1991; 10: 209–213.
4. Cizman M, et al. Aseptic meningitis after vaccination against measles and mumps. Pediatr Infect Dis 1989; 8: 302–308.
5. Noack R, et al. Liquoruntersuchungen bei Grünen Meerkatzen im Neurovirulenztest mit verschiedenen Mumpsvirusstämmen. »Probleme der Prophylaxe von Masern und Mumps« Donezk (UdSSR): Symposiumsband; 21. 5. 1981.
6. Hilgenfeld M, et al. Vergleichende Untersuchungen zur Neurovirulenz von Mumpsvirusstämmen an konventionellen Tiermodellen. Pädiatr Grenzgeb 1987; 26: 74–75.
7. Bigl S. Bericht über den Stand der Mumpsimmunisierung mit einem DDR-Impfstoff. Karl-Marx-Stadt: AG Immunprophylaxe; 15. 12. 1987.

H. Scholz und R. Noack, Berlin

Nachtrag

Die zur Zeit in Deutschland zugelassenen Impfstoffe zur Mumpsimpfung enthalten nur attenuierte Viren der Impfstämme JERYL-LYNN. Impfstoffe mit dem Stamm Urabe Am 9 wurden wegen ihrer verstärkten Reaktinogenität zurückgezogen.

Verhalten bei schlechter Immunantwort nach Mumpsimpfung

Frage: 13-jähriger Junge, Mumpsimpfung am 1. 3. 1994. Titer am 26. 4. 1994 unter 1:40 (ELISA-IgM).

Wie soll ich mich verhalten?

Für die Mumpsimpfung gibt es verschiedene Impfstoffe, die eine verschieden starke Immunogenität besitzen. Es drängt sich daher primär der Gedanke auf, dass ein gering immunogener Stamm verwendet wurde. Dann könnte man die Impfung mit einem stärkeren Stamm wiederholen. Nach Rückfrage erfahre ich aber, dass der JERYL-LYNN-Stamm verwendet worden war, der nicht nur die geringsten Nebenwirkungen, sondern auch die höchste Immunogenität besitzt. In diesem Fall kämen für die schlechte Immunantwort 2 weitere Faktoren infrage:

1. Der Impfstoff war weniger wirksam, weil die Kühlkette unterbrochen war oder
2. der Impfling reagierte aus endogenen Gründen schwächer.

In beiden Fällen sollte man die Impfung mit demselben Stamm wiederholen. Vor der neuerlichen Impfung sollte aber der Serumspiegel nochmals kontrolliert werden, ein Nachhinken wäre auch möglich. Dann erübrigt sich natürlich die Wiederholungsimpfung. Sollte der Spiegel weiterhin niedrig sein, wäre 3 Monate nach der 2. Impfung eine neuerliche serologische Kontrolle dringend zu empfehlen.

E. G. HUBER, Salzburg

Boosterung von Rötelnantikörpern

Frage: Stimmt es, dass die Boosterung von Rötelnantikörpern, die durch Impfung im 2. Lebensjahr erworben sind, durch spätere Nachimpfungen nicht möglich ist? Wenn dies stimmt, dann wäre die Wiederholungsimpfung von Mädchen im Alter von 12–14 Jahren sinnlos.

Wie lange reicht der Impfschutz gegen Röteln nach einer Impfung im 2. Lebensjahr? Reicht er über das gebärfähige Alter der jungen Frau hinaus?

Wenn tatsächlich eine Boosterung durch Wiederimpfung nicht möglich ist und der Impfschutz nach früher Impfung nicht über 25–30 Jahre hält, müsste eine Impfung im 2. Lebensjahr gegen Röteln das Risiko für Rötelnembryopathien geradezu wieder verstärken. Von einer Impfung zu diesem Zeitpunkt müsste abgeraten werden.

Nach vorliegenden Beobachtungen, die vor allem bei mehrmals nachgeimpften Frauen mit niedrigem Impftiter gemacht wurden, ist eine Boosterung der Antikörper mit bleibenden hohen Titern nur selten der Fall. Dies bedeutet, dass bei der Impfung der präpubertären Mädchen nur diejenigen von der Impfung profitieren, bei denen die Kinderimpfung nicht durchgeführt wurde bzw. bei denen die Impfung nicht angegangen ist. Demnach diente diese präpubertäre Impfung der Schließung der Impflücken bei Mädchen.

Diese Impflücken sind sicher groß, da bei uns die Kleinkinderimpfung für Röteln bisher nur in einem sehr begrenzten Umfang durchgeführt wird. Ergebnisse von Impfstudien zeigen, dass bei erfolgreich Geimpften für den bisher überschaubaren Zeitraum von 12–17 Jahren die Antikörper bei etwa 95% nachweisbar bleiben, jedoch oft mit relativ niederen Titern.

Die Rötelnimpfung im Kleinkindalter dient dazu, die Zirkulation des Wildvirus in der Bevölkerung zu reduzieren und so die Kontaktmöglichkeit mit Röteln der schwangeren Frauen zu vermindern.

Ganz wichtig ist die Feststellung der Immunitätslage aller Frauen, ob geimpft oder nicht, vor der 1. Schwangerschaft. Dies ist eine Kassenleistung. Sie zeigt, ob ein Schutz vorliegt oder ob vor Eintritt in die Schwangerschaft eine Impfung noch notwendig ist. Eine weitere Überwachung erfolgt in der Mutterschaftsvorsorge.

Durch dieses Mehrstufenprogramm: Kinderimpfung, präpubertäre Impfung, Immunitätslagebestimmung im gebärfähigen Alter und Impfung seronegativer Frauen vor der ersten Schwangerschaft wird durch die 3 letzteren Maßnahmen eine schnelle Senkung der Seronegativrate bei Frauen im gebärfähigen Alter und durch die allgemein angewandte Kleinkinderimpfung langfristig die Elimination des Rötelnwildvirus erzielt. Dieses Mehrstufenprogramm wie auch die Mutterschaftsvorsorge muss noch lange aufrechterhalten werden.

Sicher ist richtig, dass durch eine einmalige Kleinkinderimpfung, die nicht 95% der Kleinkinder erfasst, eine ungünstigere Situation als ohne Impfung, nämlich mehr Rötelnerkrankungen im gebärfähigen Alter entstehen könnte, als wir dies bei der natürlichen Durchseuchung kennen. Dies geht aus mathematischen Modellen hervor. Alle Ärzte sollten die in der Bundesrepublik gegebenen prophylaktischen Möglichkeiten gemeinsam nutzen, um die Elimination von Rötelnembryopathien bald zu erreichen.

Gisela Enders, Stuttgart

Infektiosität frisch rötelngeimpfter Kinder

Frage: Sollen frisch gegen Röteln geimpfte Kinder von Schwangeren ferngehalten werden? Besteht die Gefahr, dass das Impfvirus (Virämie? Virurie?) auf die Gravide bzw. den Embryo übertragen wird?

Frisch gegen Röteln geimpfte Kinder können andere, noch für Röteln empfängliche Personen nicht infizieren (keine Virusausscheidung). Diese Kinder müssen daher nicht von Schwangeren ferngehalten werden.

H. Stickl †

Wie häufig ist die Rötelnembryopathie?

Frage: Gibt es statistische Daten zur Häufigkeit der Rötelnembryopathie? Viele Patienten haben große Angst, nicht entsprechend aufgeklärt zu werden.

Meine Meinung zum Impfvorgehen bei Mädchen: keine Impfung vor dem 12. Lebensjahr, dann Bestimmung des AK-Titers für Röteln und gegebenenfalls Impfung mit Erfolgskontrolle. Wie wird dieser Vorschlag beurteilt?

Die Rötelnembryopathie ist im Erkrankungs- und Todesfall nach dem Bundesseuchengesetz § 3 meldepflichtig. Gemeldet werden jährlich bis zu 10 Erkrankungen. So wurden z. B. 1992 sieben Rötelnembryopathien gemeldet, davon allein 3 aus den neuen Bundesländern. Nicht bekannt ist die Zahl der Rötelninfektionen in der Schwangerschaft und wie häufig sie Anlass zu einer Interruptio waren.

Nicht selten werden die Folgen einer intrauterinen Rötelninfektion erst später bemerkt, z. B. Hör- und Sprachstörungen, Diabetes mellitus Typ I u. a. (1). Leider werden aber auch erkannte Erkrankungen nicht immer gemeldet. Ausgehend von den Ergebnissen regionaler Perinatalstudien muss in der Bundesrepublik Deutschland derzeit mit mindestens 100 Rötelnembryopathien pro Jahr gerechnet werden (2, 3). Im Merkblatt »Rötelnschutzimpfung« (4) wird sogar eine Zahl von etwa 200 pro Jahr angegeben.

In den meisten Industrieländern ist aufgrund der Impfungen, aber auch vermehrter Schwangerschaftsunterbrechungen, die Häufigkeit von Rötelnembryopathien auf eine pro 6000 bis mehr als 10000 Lebendgeburten zurückgegangen (5). In der Bundesrepublik Deutschland ist bei den regional zum Teil sehr niedrigen Durchimpfungsraten weiterhin mit dem zyklenhaften Auftreten von Röteln zu rechnen. Zur Zeit liegt die Seronegativrate von schwangeren Frauen ohne Impfanamnese bei 5,2% und mit Impfanamnese bei 2,1% (6).

Unabhängig von den »Massenimpfungen« werden jedoch in den letzten Jahrzehnten durch Veränderungen der sozioökonomischen Struktur zunehmend Verschiebungen der durch den engen Kontakt von Mensch zu Mensch übertragenen Infektionskrankheiten in höhere Altersgruppen beobachtet. Eine große Rolle spielen hier die Ein-Kind-Familie und die Suburbanisierung (7).

Das Aussetzen der Impfung oder eine sehr gezielte, individuell abgestimmte Impfung würde den Trend zur Spätmanifestation verstärken (8, 9). Mädchen ohne Impfanamnese sind in der Altersgruppe zwischen 10 und 14 Jahren zu 10–20% nicht immun (10). Eine Bestimmung der Antikörper vor der präpuberalen Impfung erfordert einen großen administrativen Aufwand und birgt die Gefahr einer großen Zahl nicht erfasster oder nicht geschützter Impflinge in sich. Sinn könnte nur sein, die Zahl der Impflinge und der Erfolgskontrollen klein zu halten.

Die Seronegativrate der schwangeren Frauen mit Impfanamnese ist deutlich kleiner als die ohne (6). Die Schutzdauer nach einer Rötelnimpfung hält nach den bisherigen Untersuchungen mindestens über einen Zeitraum von 18 Jahren an (11). Selten kommen primäre Impfversager vor. Vereinzelt kann es auch zum Abfall des Titers unter die Schutzschwelle kommen. Reinfektion mit Virämie sind beobachtet worden (6).

Anscheinend ist die Gefahr einer Embryopathie bei einer mütterlichen Infektion mit Symptomen höher als bei einer Infektion ohne Symptome (6). Trotzdem sollte bei Rötelnkontakt in der frühen Schwangerschaft, unabhängig von der Angabe früher durchgemachter Röteln oder Impfung, eine serologische Kontrolluntersuchung vorgenommen werden (6). Auch aus diesem Grund ist es notwendig, eine 1. Impfung im 2. Lebensjahr durchzuführen, um eine »Abriegelung« der Mutter bei einer erneuten Schwangerschaft zu erreichen.

Grundsätzlich sollten mindestens 2 Impfungen in der Kindheit durchgeführt werden und unabhängig davon eine Antikörperkontrolle im gebärfähigen Alter vor Eintreten einer Schwangerschaft, z. B. bei der Verschreibung von Kontrazeptiva. Mehrfachimpfungen sind ungefährlich. Mit einer stark immunogenen Vakzine, die z. B. den Impfstamm RA 27/3 enthält, ist bei nachlassender Immunität eine Boosterung möglich, vorausgesetzt, die Restimmunität lässt eine Vermehrung zu (12).

Literatur

1. Peller P. Rötelnvirus. In: Handrick W, Ross R. Braun W, Hrsg. Fetale und neonatale Infektionen. Stuttgart: Hippokrates; 1991.

2. Maass G. Persönliche Mitteilung.

3. Riegel K, Ross R. Epidemiologie. In: Handrick W, Ross R, Braun W, Hrsg. Fetale und neonatale Infektionen. Stuttgart: Hippokrates; 1991.

4. Bundesgesundheitsamt. Rötelnschutzimpfung. Ratschläge für Ärzte. Merkblatt Nr. 30. Bundesgesundheitsbl 1993; 36: 213.

5. Enders G. Infektionen und Impfungen in der Schwangerschaft. 2. Aufl. München: Urban & Schwarzenberg; 1991.

6. Enders G. Diagnostik von Rötelninfektionen in der Schwangerschaft durch konventionelle, immunologische und molekular-biologische Methoden. In: Deinhardt F, Maass G, Spiess H, Hrsg. Neues in der Virusdiagnostik. Marburg: Deutsches Grünes Kreuz; 1991.

7. Scheier R. Über die Notwendigkeit von Schutzimpfungen im Kindes- und Jugendalter in hochzivilisierten Industrieländern. Öff Gesundheitswesen 1989; 51: 483–487.

8. Stickl H, Weber HG. Schutzimpfungen. Stuttgart: Hippokrates; 1987.

9. Stück B. Impfgegner. Kritische Würdigung. In: Spiess H, Maass G, Hrsg. Neue Schutzimpfungen – Impfempfehlungen. Marburg: Deutsches Grünes Kreuz; 1992.

10. Miller E. Measles, mumps and rubella; present and future immunisation policy. Public Health 1988; 102: 317–321.
11. Enders G, Nickert U. Rötelnimpfung: Antikörperpersistenz für 14–17 Jahre und Immunstatus von Frauen ohne und mit Impfanamnese. Immunol Infekt 1988; 16: 58–64.
12. O'Shea S, et al. Viremia, virus excretion, and antibody responses after challenge in volunteers with low levels of antibody to rubella virus. J Infect Dis 1983; 148: 639–647.

B. Stück, Berlin

Nachtrag

Gemeldet werden in Deutschland jährlich weniger als 5 Rötelnembryopathien (1997: 1; 1998: 4; 1999: 4). »Die wenigen gemäß Bundesseuchengesetz eingehenden Meldungen pro Jahr spiegeln die reale Situation bei weitem nicht wider« (Robert Koch-Institut). Realistischer ist eine Rate von 50–100 Beobachtungen/Jahr (1). Trotz seit 1991 bestehender Empfehlung der Ständigen Impfkommission, alle Kinder noch vor Schuleintritt zweimal gegen Masern-Mumps-Röteln zu impfen, beträgt bei der Schuleingangsuntersuchung die Rötelnimpfrate der Kinder mit vorliegendem Impfausweis in den alten Bundesländern 71% und in den neuen Bundesländern 91% (2). Eine 2. Impfung haben zu diesem Zeitpunkt weniger als 20% erhalten. Vor allem in den alten Bundesländern werden noch immer etwa 10% der Kinder ausschließlich gegen Masern und Mumps geimpft. Eine Eliminierung der Rötelnembryopathien kann nur durch die Strategie des »doppelt Impfens« erreicht werden. So wurde in Schweden erst nach Einführung der zweimaligen MMR-Impfung seit 1982 kein Kind mehr mit einer Rötelnembryopathie geboren (3). Das Gleiche gilt für Finnland wo es seit 1996 keine Rötelnerkrankungen mehr gibt, sieht man von 2 eingeschleppten Beobachtungen ab (4). In den USA wurden 1999 acht Patienten mit einer Rötelnembryopathie gemeldet. Alle Kinder stammen von Müttern aus Lateinamerika oder aus der Karibik (6). Diese Zahlen belegen, dass mit einer zweimaligen MMR-Impfung im frühen Kindesalter das Auftreten von Rötelnembryopathien erreicht werden kann.

Literatur

1. Ständige Impfkommission am Robert Koch-Institut (STIKO). Konnatale Röteln – heute sicher vermeidbar! Epidemiol Bull 1997; 34: 234–235.
2. Ständige Impfkommission am Robert Koch-Institut (STIKO). Impfpräventable Krankheiten. Epidemiol Bull 1999; 19: 139–143.
3. Böttiger M, Forsgren M. Twenty years' experience of rubella vaccination in Sweden: 10 years selective vaccination (of 12-year-old girls and of women postpartum) and 13 years of general two-dose vaccination. Vaccine 1997; 15: 1538–1544.
4. Peltola H, et al. Mumps and Rubella eliminated from Finland. JAMA 2000; 284: 2643–2647.
5. Centers for Disease Control and Prevention. Rubella. The Epidemiology and Prevention of Vaccine-preventable Disease. The Pink Book 2000. p. 153–169. www.cdc.gov/nip/publications/pink

FSME-Antikörperbestimmung

Frage: Ich behandle die Brüder S. J. (geboren 1981) und B. J. (geboren 1985). Eine auffällige Infektanfälligkeit besteht nicht. Beide Kinder wurden am 11. Juni 1991 und am 2. Juli 1991 sowie am 5. Mai 1992 gegen FSME (FSME-Immun, gleiche Charge) geimpft. Bei einer Kontrolle der FSME-Antikörper am 15. Februar 1996 ergaben sich folgende Werte:

S. J.: IgG-AK 380 U/ml und IgM-AK negativ
B. J.: IgG-AK $<$30 U/ml und IgM-AK negativ

Wie ist dieser Befund zu interpretieren? Welche Konsequenzen ergeben sich daraus?

S. J. hat eine gute serologische Antwort gezeigt und darf als immunisiert (= geschützt) angesehen werden, während der jüngere Bruder B. J. keine Serumantikörper aufweist und somit nicht oder nicht mehr geschützt ist. Entweder sind seine Antikörper seit der letzten Impfung, die ja schon 6 Jahre zurückliegt, bereits völlig abgesunken oder sie waren niemals vorhanden. In diesem Falle würde es sich um einen Impfversager handeln, der geklärt werden müsste.

Man ist aber durchaus berechtigt, das Einfachere anzunehmen: der Junge hatte eine gute Impfreaktion, in der Zwischenzeit ist aber der Impfschutz verlorengegangen. Eine einmalige Boosterimpfung würde genügen, den vollen Impfschutz wiederherzustellen. Dies sollte versucht und mit entsprechendem Abstand serologisch kontrolliert werden. Sind ausreichend Antikörper vorhanden, ist alles in Ordnung und der Schutz für die nächsten 3 Jahre wieder sicher gegeben. Sind keine Antikörper vorhanden, muss eine immunologische Klärung erfolgen.

E. G. Huber, Salzburg

FSME-Impfung: vorherige Antikörperbestimmung sinnvoll?

Frage: Zur Zeit wird wieder intensiv für die FSME-Impfung geworben. Sollten nicht vor einer Impfung erst eventuelle Antikörpertiter bestimmt werden, da Menschen mit einem Antikörpertiter ja bereits immun sein könnten? Wie hoch müssen »natürliche« Antikörpertiter sein, um einen sicheren Schutz zu bieten? Wie lange dauert ein solcher Schutz nach einer (unbemerkten) Infektion an?

1. Antwort

1. Die FSME-Impfung wird bekanntermaßen für Endemiegebiete in Deutschland, z. B. Bayern und Baden-Württemberg, oder in Österreich für die Steiermark und Kärnten empfohlen. Sonst ist es eine Indikationsimpfung für Reisen in diese oder Gebiete mit ähnlicher epidemiologischer Situation.

In den genannten Endemiegebieten ist die natürliche Durchseuchung bei der Gesamtbevölkerung relativ niedrig für FSME, bei Risikogruppen, wie Forst- und Waldarbeitern, jedoch bis zu 5-mal höher (1).

Damit ist selbst in den Endemiegebieten eine stille Feiung und somit der »natürliche« Antikörpererwerb selten; sie liegt in Österreich und in Bayern nur bei 3–5% der Bevölkerung (2).

Man sollte aus Kostengründen und um die Bevölkerung nicht zu verunsichern und damit die Impfakzeptanz zu senken auf eine prophylaktische Antikörpertiterbestimmung verzichten. Die Impfung wird bei bereits vorhandener Immunität lediglich zu einer Boosterung führen, und dies ist ja kein ungünstiger Effekt.

Auch für Personen aus Nichtendemiegebieten, die zur Reiseimpfung kommen, wäre der technische und finanzielle Aufwand einer prävakzinalen Antikörpertestung nicht mehr gerechtfertigt. Eine Ausnahme könnten eventuell Personen mit relativen Impfkontraindikationen (wie zerebralen Anfallsleiden, degenerativen ZNS-Erkrankungen, Allergien gegen Impfstoffbestandteile) sein.

2. Bei durch Wildvirusinfektion erworbenen Antikörpertitern könnte man sich nach schützenden Impftitern, welche über 20 IE/ml im Neutralisationstest liegen sollten, richten. Dieser Wert muss mindestens erreicht, besser überschritten sein, um von einer schützenden Immunität auszugehen.

3. Über den Schutz nach Wildvirusinfektion muss man sicher, wie auch bei anderen Virusinfektionen, etwas spekulieren. Es ist ein lebenslanger Schutz denkbar. Wir wissen jedoch, dass unser Immunsystem im höheren Alter oder bei schweren Erkrankungen bereits erworbene immunologische Fähigkeiten wieder verlernt. Somit wird es selbst bei »natürlich« durchgemachter Infektion keinen 100%igen Schutz für einen exakt definierten Zeitraum geben.

Nie darf aber aus den Augen verloren werden, dass 1 von 3 infizierten ungeimpften Personen keine »stille Feiung«, sondern eine mehr oder minder stark ausgeprägte ZNS-Entzündung (Meningoenzephalitis) entwickelt und ein Teil dieser Patienten danach lebenslange ZNS-Schäden erworben hat.

Literatur

1. Lütticke B. FSME-Impfungen: Neue Erkenntnisse und Erfahrungen. Kinderarzt 1991; 22: 471–472.

2. Stickl HA, Kunz C, Hrsg. Moderne Impfungen. Berlin-Heidelberg-New York-London-Paris-Tokyo-Hongkong: Springer; 1989.

Roswitha Bruns, Greifswald/Vorpommern

2. Antwort

Die Prävalenz von FSME-Antikörpern ist selbst in Endemiegebieten sehr niedrig (1–2%), lediglich bei sehr eng umschriebenen offensichtlichen »Naturherden« werden einmal annähernd 10% erreicht. Nehmen wir das Beispiel eines 20-jährigen Erwachsenen, der eine Grundimmunisierung (3 Injektionen) und 5 jährliche Auffrischimpfungen (10 Injektionen bis zum 70. Lebensjahr) benötigt, so ist es prinzipiell billiger, ohne Antikörpertiterbestimmung zu impfen, da augenblicklich die Antikörpertiterbestimmung etwa den gleichen Preis hat wie eine Impfdosis.

Diese sehr simple monetäre Betrachtung berücksichtigt noch nicht die direkten und indirekten (Impfkomplikationen) Arzt- und Allgemeinkosten. Diese lassen sich angesichts der unbekannten Rate von Impfreaktionen und Komplikationen schwer abschätzen. Die Vermutung liegt nahe, dass unter Heranziehung dieser Kosten es zumindest in Endemiegebieten sinnvoll ist, Impfwillige zunächst auf vorhandene Serumantikörper zu testen.

Wird bei einem Nichtgeimpften ein (nach den Maßstäben des durchführenden Labors) zweifelsfrei positiver Titer gefunden, so ist eine stille Feiung anzunehmen und der Patient lebenslang immun. Titerverlaufsbeobachtungen bei Naturimmunen und Verfolgung der Inzidenz von FSME-Reinfektionen und -Erkrankungen sind mir nicht bekannt.

J. Forster, Freiburg im Breisgau

3. Antwort

Theoretisch wäre es empfehlenswert, weil sinnvoll, vor jeder Impfung und eine gewisse Zeit danach den Antikörperspiegel bestimmen zu lassen, wie dies bei wissenschaftlichen Untersuchungen und Impfstudien erfolgt. Praktisch ist dies undurchführbar. Wir wussten z. B., dass bei der präpuberalen Rubeolenimpfung der Mädchen rund 75% der Kinder bereits seropositiv waren und haben dennoch generell durchgeimpft und auf die viel aufwendigere Serumbestimmung verzichtet. Es war eben einfacher und billiger, 100% der Kinder zu impfen, als 100% serologisch zu kontrollieren und dann noch 25% impfen zu müssen.

Bei der FSME wäre eine solche Vorgangsweise geradezu unsinnig: In der Normalbevölkerung findet man ohne Impfung nicht einmal 1% Seropositive, die also »natürlich gefeit« sind. In ausgesprochenen Endemiegebieten beträgt diese Rate maximal 5%. Bei Reihenimpfungen müsste man daher 100% der Bevölkerung serologisch kontrollieren und dann 95–99% dennoch impfen.

Natürlich ist es viel einfacher, billiger und auch für die Impflinge viel weniger belastend, auf die vorherige serologische Kontrolle zu verzichten. Generell kann dies nur Impfstudien empfohlen werden.

Es steht aber jedem zu, eine solche Vorgangsweise freiwillig auf sich zu nehmen, wenn er die Blutabnahme und die daraus entstehenden Kosten nicht scheut. Die Wahrscheinlichkeit, sich dadurch die Impfung zu ersparen, beträgt allerdings nicht einmal 1%, weshalb diese Vorgangsweise nicht generell empfohlen werden kann.

Wenn allerdings jemand infiziert wurde und das große Glück hatte, nicht zu erkranken, bleibt er sehr lange, wahrscheinlich lebenslänglich, immun. Als derart »still gefeit« gilt, wer mindestens 200 Vienna Units im Serum aufweist.

E. G. Huber, Salzburg

4. Antwort

Eine prävakzinale Antikörperbestimmung ist nur in Ausnahmen sinnvoll, da selbst in Endemiegebieten in Abhängigkeit von Lebensgewohnheiten die Allgemeinbevölkerung nur eine Durchseuchungsrate von weniger als 5% zeigt. Lediglich bei Waldarbeitern ist in diesen Gebieten die Seroprävalenzrate etwas höher, nicht jedoch z. B. bei Jägern. In Norddeutschland (Hamburg) wurden in keinem der 1000 untersuchten Seren Antikörper nachgewiesen.

Zum Nachweis von Antikörpern werden heute in der Regel ELISA-Tests und Neutralisationstests angewendet. Der Nachweis von Antikörpern mit Hilfe der KBR wird heute nicht mehr und mit Hilfe des Hämagglutinationshemmtests selten angewendet. Bei den »natürlichen« Antikörpern handelt es sich um IgG-Antikörper. Die Nachweisgrenzen sind bei den einzelnen Testsystemen unterschiedlich und differieren auch von Hersteller zu Hersteller. Eine Rückfrage beim Labor ist deshalb notwendig.

Nach unseren heutigen Kenntnissen hinterlässt eine »natürlich« erworbene Infektion einen lebenslangen Schutz.

B. STÜCK, Berlin

Anwärmen von FSME-Immunglobulin?

Frage: Sind das Anwärmen und die langsame Injektion von FSME-Immunglobulin sinnvolle Maßnahmen, um Schmerzen der Injektion zu vermindern?

Das FSME-Immunglobulin ist von der Applikation her nicht anders einzuschätzen als andere i.m. zu applizierende Immunglobuline: Es benötigt seinen Platz im Muskel, den es sich durch Bildung einer temporären, unphysiologischen Höhle schafft. Für diesen volumenbedingten Schmerz gibt es keine Vorbeugung; meiner Erfahrung nach dauert er etwas kürzer, wenn dem Patienten die sanfte Massage des injizierten Muskels erlaubt wird.

Eine Anwärmung des Präparates ist unbedingt zu empfehlen, um vasospastischen Schmerzen vorzubeugen. In der Regel genügt Zimmertemperatur, Körpertemperatur wäre optimal. In diesem Fall ist jedoch penibel dafür zu sorgen, dass während des Aufwärmungsvorganges keine Überwärmung des Präparates erfolgt.

J. FORSTER, Freiburg im Breisgau

Zweimalige FSME-Impfung

Frage: Die Wiederholung nach 1 Jahr wurde verpasst, daher jetzt nach 2 Jahren nachgeimpft. Genügt diese Wiederholung oder soll das ganze Schema von neuem begonnen werden?

Die Frage bietet wieder Gelegenheit, auf den Unterschied zwischen Impfschutz und immunologischem Gedächtnis hinzuweisen. 2 Jahre nach einer zweimaligen FSME-Impfung besteht wahrscheinlich kein Impfschutz mehr, wohl aber das immunologische Gedächtnis, das bewirkt, dass mit der verspätet gegebenen 3. Impfung innerhalb kürzester Zeit der volle Impfschutz erreicht wird. Es ist daher nicht nötig, das ganze Schema von neuem zu beginnen.

E. G. HUBER, Salzburg

Intervalle bei FSME-Impfung

Frage: 1985 gegen FSME-Geimpfte werden jetzt aufgefrischt. Steht schon fest, ob in 3 Jahren eine Wiederholung empfohlen werden wird? Würde das, besonders bei Kindern, die intensivste, anstrengendste und teuerste Impfung bei relativ geringem Nutzen sein?

Serologische Untersuchungen und epidemiologische Beobachtungen in Österreich haben gezeigt, dass die FSME-Impfung Kinder nicht nur zuverlässig schützt, sondern bei ihnen auch Antikörpertiter induziert, die 3–5-mal höher liegen als bei Erwachsenen. Infolge dieser hohen Werte nach Abschluss der 3-teiligen Grundimmunisierung darf man annehmen, dass geimpfte Kinder in der Regel länger als 3 Jahre geschützt sind. Gegen eine Verlängerung des Impfintervalls auf 5 Jahre ist daher aus meiner Sicht in dieser Altersgruppe nichts einzuwenden.

Im übrigen haben sich die in den Pflichtschulen seit einigen Jahren laufenden FSME-Impfaktionen bereits auf die Epidemiologie der FSME in Österreich ausgewirkt. In den Jahren 1971–1981 waren die 0–6-jährigen an den FSME-Erkrankungen mit 4% und die 7–14-jährigen mit 22% beteiligt. Im Gegensatz dazu betrugen die Prozentsätze bei 640 Erkrankten zwischen 1986 und 1988 in den betreffenden Altersgruppen 6% und 4%. Die Impfung von Kindern in FSME-Endemiegebieten ist daher eine besonders wirksame Maßnahme zum Schutz des einzelnen und zur Verringerung der Erkrankungshäufigkeit.

C. KUNZ, Wien

Unerwünschte Arzneimittelwirkungen nach FSME-Impfung

Frage: Anlässlich der Lektüre eines Artikels (Arzneitelegramm 1988; 12: 104) über die FSME-Impfung bin ich doch über die geschilderten Nebenwirkungen erschrocken.

Treffen die genannten Nebenwirkungen zu? Ist die Impfung, so wie in dem Artikel angegeben, einzuschränken?

Die Situation der FSME-Impfung in der Bundesrepublik erinnert stark an das Verhalten bei der breiten Einführung dieser Impfung vor rund einem Jahrzehnt in Österreich. Damals wurde der neuen Impfung von der Bevölkerung auch ein gewisses Misstrauen entgegengebracht und alle möglichen Gesundheitsstörungen, die nach der Impfung auftraten, mit dieser in Zusammenhang gebracht. Bald zeigte sich aber, dass es sich um nicht mehr als ein zufälliges zeitliches Zusammentreffen der als Nebenwirkungen vermuteten Gesundheitsschädigungen mit der Impfung handelte.

Inzwischen wurden etwa 3,6 Millionen Österreicher mit dieser Vakzine geimpft, manche schon zum 7. Mal. Die Zahl der durchgeführten Impfungen beträgt über 10 Millionen, und um die sog. unerwünschten Nebenwirkungen der FSME-Impfung ist es in Osterreich ruhig geworden.

Aber selbst wenn man zunächst den Eindruck gehabt hätte, dass eine bestimmte Erkrankung nach der FSME-Impfung gehäuft aufgetreten wäre, so müsste trotzdem noch nicht unbedingt ein Kausalzusammenhang bestehen. Dies zeigt das Beispiel der Impfung gegen Schweineinfluenza in den USA. Zunächst meinte man, dass nach dieser Impfung ein 5–6-mal so hohes Risiko eines GUILLAIN-BARRÉ-Syndroms bestünde als bei der ungeimpften Bevölkerung. Dieser Verdacht konnte dann in einer darauffolgenden 2-jährigen prospektiven Studie über die Influenzaimpfung nicht erhärtet werden.

Ich hatte kürzlich Gelegenheit, 96 an die Firma *Immuno* als »unerwünschte Arzneimittelwirkungen« gemeldete Reaktionen durchzugehen und dazu gutachterlich Stellung zu nehmen. 25 Beobachtungen können durchaus als bekannte Reaktionen auf die FSME-Impfung eingestuft werden. So wie von anderen Totimpfungen bekannt, handelt es sich dabei um Rötung, Schwellung und Schmerzen an der Impfstelle sowie um Temperaturerhöhung, Kopf- und Gliederschmerzen und um Übelkeit. Diese Erscheinungen waren bis längstens 48 Stunden nach der Impfung aufgetreten und hielten in der Regel nicht länger als 3 Tage an. Zweimal war am selben Tag auch eine Tetanusimpfung verabreicht worden, sodass offen bleiben muss, auf welche der beiden Impfungen die gemeldeten Reaktionen zurückzuführen sind. Bei weiteren 11 Patienten wurden allergische Reaktionen, vorwiegend juckende Hautausschläge, angegeben. Dabei könnte es sich durchaus um eine Allergie gegen eine der Komponenten des Impfstoffes handeln.

Die restlichen 60 gemeldeten Reaktionen bieten ein äußerst buntes Bild, nicht nur hinsichtlich der Symptomatik, sondern auch in Bezug auf den Zeitpunkt des Auftretens der Symptome nach der Impfung. Dieser variiert zwischen 5 Stunden und 5 Monaten, der errechnete Mittelwert beträgt 415 Stunden mit der überaus hohen Standardabweichung von 933 Stunden. Diese große zeitliche Variabilität spricht sehr stark gegen einen kausalen Zusammenhang mit der Impfung und findet sich auch, wenn man nur die Reaktionen des peripheren Nervensystems in Betracht zieht.

3-mal wurde eine Polyneuropathie/Polyneuritis beobachtet, wozu 2 weitere, wenig gut dokumentierte Beobachtungen kommen, bei denen es sich ebenfalls um eine Polyneuropathie/Polyneuritis gehandelt haben könnte. Die Erscheinungen traten 8 Stunden, 11 Stunden, 11 Tage, 34 Tage bzw. 48 Tage (von der vorangegangenen 1. bzw. 2. Impfung gerechnet) und 5 Monate nach der Impfung auf. Bei 3 weiteren Patienten wurden eine Fazialisparese und je 1 Trigeminusneuralgie und 1 GUILLAIN-BARRÉ-Syndrom (3 Monate p.v.!!) angegeben. Berechnet man den Mittelwert für das Auftreten der neurologischen Erscheinungen, so ergibt sich ein Wert von 784 Stunden mit der überaus hohen Standardabweichung von 1 181 Stunden. Selbst wenn man die erst nach 5 Monaten aufgetretenen Polyneuritis und das nach 3 Monaten beobachtete GUILLAIN-BARRÉ-Syndrom von der Berechnung ausschließt, ergibt sich ein Mittelwert von 266 Stunden mit einer Standardabweichung von 282 Stunden.

Zu den 5 gemeldeten Beobachtungen mit Krampfanfällen ist zu sagen, dass es sich dabei um 1 Kind mit Zustand nach konnataler Toxoplasmose handelt, dass also zunächst eine Erklärung für eine Anfallsbereitschaft vorliegt, und es sich bei den anderen 4 Personen, zumindest nach den mir zugänglichen Unterlagen, um jeweils einen einmaligen Anfall handelte, der in keinem Fall von einem Arzt beobachtet und daher nicht klassifiziert werden konnte.

In diesem Zusammenhang möchte ich darauf hinweisen, dass wir in Österreich gerade bei Kindern mit Anfallsleiden Infektionen des ZNS unbedingt vermeiden wollen und daher im Bestehen von Anfällen eine Indikation für die FSME-Impfung sehen. Vom Virologischen Institut der Universität werden daher seit vielen Jahren Impfungen bei geistig behinderten Kindern mit Anfallsleiden in Heimen und an anderen Epileptikern generell mit bestem Erfolg durchgeführt. Niemals ist durch die Impfung das Anfallsleiden verschlechtert worden. In diesem Zusammenhang sei auch auf eine Studie von MAMOLI et al. (International Symposium on Tick-Borne Encephalitis, Baden/Wien, 1979) hingewiesen, wo gezeigt wurde, dass nach FSME-Impfung keine EEG-Veränderungen beobachtet werden.

Ferner ist von Bedeutung, dass wir bei in zeitlicher Folge nach einer FSME-Impfung aufgetretenen neurologischen Erkrankungen immer mit Nachdruck zur Fortsetzung der Impfserie raten und sich das Krankheitsgeschehen niemals wiederholt hat.

Aus all den genannten Gründen darf angenommen werden, dass die in der Bundesrepublik als unerwünschte Arzneimittelwirkungen gemeldeten neurologischen Störungen nur in zeitlichem, nicht aber in kausalem Zusammenhang mit der FSME-Impfung aufgetreten sind.

Natürlich sollte die FSME-Impfung nur Personen mit entsprechendem Expositionsrisiko verabreicht werden. Dazu zählen in erster Linie alle jene Personen, die sich aus beruflichen Gründen in Infektionsherden aufhalten müssen, wie z. B. Wald- und Forstarbeiter. Aber auch jene, die einen Teil ihrer Freizeit in bekannten Naturherden verbringen (z. B. Wanderer, Pilzesammler usw.) sollten sich impfen lassen.

H. HOFMANN, Wien

Immunität nach der 1. FSME-Impfung

Frage: Ist es zutreffend, dass eine FSME-Erkrankung schwerer verläuft, wenn die Infektion mit dem FSME-Virus innerhalb von 3 Wochen nach der 1. aktiven FSME-Impfung erfolgt?

Nein, das trifft sicher nicht zu. Es liegen darüber weder klinische Berichte vor, noch ist dies theoretisch zu erwarten.

Diese irrige Vorstellung ist vielleicht durch ein bereits historisches Ereignis entstanden: In den 60er-Jahren hatte man für die Masernimpfung einen inaktivierten Impfstoff verwendet, bei dem es durch die Formalineinwirkung zu einer Strukturveränderung des Antigens gekommen war, die wiederum eine inkomplette Immunität erzeugte. Bei Kontakten mit dem Masernwildvirus kam es dann zu atypischen, auch schwereren Erkrankungen. Dieser Impfstoff wird seit 20 Jahren nicht mehr verwendet, alle Impflinge wurden damals mit Lebendimpfstoff nachgeimpft, dem Impfstoff, der bekanntlich jetzt ausschließlich verwendet wird.

Bei FSME trifft das sicher nicht zu: Die Immunität nach der 1. Injektion mag noch nicht ausreichend sein; sie würde aber dann die Krankheit mildern und nicht verstärken.

E. G. Huber, Salzburg

Nutzen und Risiko der FSME-Impfung

1. Frage: Durch alljährliche Pressekampagnen in Süddeutschland bitten zunehmend viele Eltern dringend um FSME-Impfung ihrer (zum Teil noch sehr jungen) Kinder. Die STIKO-Empfehlung betrifft meines Wissens weiterhin nur Risikopersonen in Land- und Forstwirtschaft.

Gibt es Berichte über schwer verlaufene Enzephalitiden mit bleibenden Schäden bei Kindern und Jugendlichen? Lassen sich daraus aktuelle Empfehlungen für eine Impfpraxis ableiten? Gibt es Berichte über ernste Impfkomplikationen bei Kindern und Jugendlichen?

Die FSME-Impfung ist außerordentlich gut verträglich und sehr gut wirksam. Für Bewohner von Endemiegebieten, aber auch für Urlauber, ist sie ab dem vollendeten 1. Lebensjahr generell und nicht nur für Risikopersonen zu empfehlen. Man hat nichts davon, wenn der Holzknecht geimpft, das eigene Kind aber ungeschützt ist und erkrankt. Es gilt zwar die Regel, daß Frühsommermeningoenzephalitiden bei Erwachsenen schwerer verlaufen als bei Kindern, was nur statistisch richtig ist, nicht aber im Einzelfall.

Vor 15 Jahren galt noch die Empfehlung, Kinder ab dem 4. Lebensjahr zu impfen. Das wesentliche Motiv für die Herabsetzung dieser Altersgrenze auf das vollendete 1. Lebensjahr war ein Todesfall: ein 1½-jähriges Kind war in Ingolstadt an FSME erkrankt und starb an dieser Krankheit. Da genügend Studien vorliegen, die auch in diesem Alter die Wirksamkeit der Impfung belegen und andererseits die Gefährlichkeit der FSME demonstriert wurde, war dies Grund genug, die Empfehlung zu ändern.

In Österreich gilt die Empfehlung, möglichst generell gegen FSME zu impfen, außer es ist belegbar, dass die Impfung nicht benötigt wird. Für Deutschland würde ich diese Regelung allen Bewohnern von Endemiegebieten ebenfalls nahelegen, für alle anderen Deutschen empfehle ich die Impfung, wenn sie in Endemiegebiete kommen. Da es in Deutschland deren genügend gibt, ist damit diese Impfung nicht als Reiseimpfung anzusehen.

E. G. HUBER, Salzburg

2. Frage: Wann gibt es wirklich eine Indikation für die Impfung?

Die Impfung gegen FSME ist bekanntlich eine Indikationsimpfung. Sie wird vom Aufenthaltsort der exponierten Person bestimmt.

Endemische Schwerpunktgebiete einer Zeckenenzephalitis sind in Deutschland Württemberg und der Bayerische Wald, und zwar besonders Flussniederungen und unterholzreiche Laub- und Mischwälder. Außerhalb Deutschlands sind folgende Länder nachweislich Endemiegebiete: Österreich, Kroatien, Slowenien, Ungarn, Tschechien, Slowakei sowie auch Südschweden und die baltischen Staaten.

Besonders gefährdet sind beruflich exponierte Personen wie Wald- und Forstarbeiter. Aber auch Wanderreisende sollten geimpft werden, und zwar alle Altersgruppen ab dem Laufalter (2.–3. Lebensjahr), weil sich Zecken vorwiegend im Unterholz und Buschwerk am Waldrand aufhalten.

In den neuen Bundesländern sind zwar Zecken, jedoch keine Erkrankungen bei Menschen nachgewiesen worden (latente Zeckenherde). Diese stellen keine Indikation für eine FSME-Impfung dar.

B. SCHNEEWEISS, Berlin

3. Frage: Ist der Nutzen der FSME-Impfung für Reisende in Endemiegebiete nachgewiesen? Sollte ich die Impfung empfehlen?

Wirkung und Wirksamkeit der FSME-Impfung und damit ihr Nutzen sind eindeutig und überzeugend bewiesen: Die Wirkung durch den Nachweis serologischer Antikörper im Blut, die Wirksamkeit durch den drastischen Rückgang der Erkrankungen in einer geimpften Population im Vergleich zu den Ungeimpften.

Die FSME-Impfung ist daher für alle zu empfehlen, die einem Krankheitsrisiko ausgesetzt sind, d. h. für Urlaubsreisende in alle Endemiegebiete, das ist aber nicht nur der Wörthersee in Österreich, sondern ebenso der Wagingersee in Bayern, die baltischen Staaten und die Seen in Südschweden.

Wenn dagegen jemand zu einer geschäftlichen Besprechung in eine Stadt fährt, die in einem Endemiegebiet liegt, wie z. B. Klagenfurt, ist er nach menschlichem Ermessen nicht gefährdet, von einer Zecke befallen zu werden, und braucht daher auch nicht geimpft zu werden. Urlaubsreisende, besonders solche, die Wälder durchstreifen, sind unabhängig von ihrem Alter gefährdet; ihnen ist die FSME-Impfung dringend zu empfehlen.

E. G. HUBER, Salzburg

FSME-Prophylaxe im Kindesalter

Frage: Seit Mitte des Jahres 2000 gibt es für den FSME-Impfstoff TicoVac, dem einzigen für das Kindesalter zur Verfügung stehenden Impfstoff, eine Anwendungsbeschränkung. Was soll ich Eltern empfehlen, die mit ihren Kindern in Risikogebiete reisen wollen?

In Deutschland ist die FSME-Schutzimpfung eine Indikationsimpfung. Sie wird den Personen empfohlen, die sich innerhalb oder außerhalb Deutschlands in einem Risikogebiet aufhalten und für die ein Expositionsrisiko besteht (1).

Seit 1997 werden auf der Grundlage der dem Robert Koch-Institut zur Verfügung stehenden Daten regelmäßig eine topographische Darstellung der FSME-Gebiete in Deutschland im Epidemiologischen Bulletin veröffentlicht, zuletzt im April 1999 (2). Als geographische Basis kommen dabei Postleitbereiche und Landkreise in Betracht. Als Risikogebiete werden Landkreise definiert, in denen mindestens 5 autochthon entstandene FSME-Erkrankungen in einer 5-Jahresperiode zwischen 1981 und 1998 oder mindestens 2 autochthon entstandene FSME-Erkrankungen innerhalb eines Jahres registriert wurden.

Als Hochrisikogebiete gelten die Risikogebiete, in denen in einer 5-Jahresperiode zwischen 1981 und 1998 mindestens 25 FSME-Erkrankungen aufgetreten sind. In Ergänzung zur Registrierung der FSME-Erkrankungen sollen dabei auch Daten zur Prävalenz von Antikörpern bei gesunden, ungeimpften Einwohnern sowie zur Prävalenz von FSME-Viren in Zecken herangezogen werden.

Grundsätzlich wird eine Immunprophylaxe bei exponierten Einwohnern, Touristen und Berufstätigen empfohlen. Die Herausstellung von Hochrisikogebieten dient allein der Akzentuierung der Empfehlung zur Schutzimpfung. Auf das Risiko angrenzender Stadtkreise, aus denen keine Erkrankungen gemeldet wurden, soll bei der Beratung besonders hingewiesen werden (3). Das sporadische Auftreten von FSME-Erkrankungen in zeitlich größeren Abständen, wie z. B. im Bundesland Sachsen, erfordert noch keine allgemeine Impfempfehlung. Hier wird jedoch eine kontinuierliche Kontrolle durch den öffentlichen Gesundheitsdienst empfohlen.

Alle Risikogebiete in Deutschland liegen in Bayern und in Baden-Württemberg sowie in Hessen im Odenwald. Eine generelle Impfung wird bisher lediglich vom Sozialministerium Baden-Württemberg empfohlen. Jedoch werden die Kosten der FSME-Impfung für alle Personen, die sich dauerhaft oder vorübergehend in einem FSME-Endemiegebiet in Deutschland aufhalten, von den Primärkassen und Ersatzkassen übernommen.

In Deutschland stehen 2 Impfstoffe zur aktiven Immunisierung zur Verfügung: *Encepur* von *Chiron Behring* für Personen nach Vollendung des 12. Lebensjahres und *FSME-Immun* von *Baxter/Immuno* für alle Altersgruppen. Letzterer ist Anfang des Jahres durch *TicoVac* ersetzt worden. Es enthält nicht mehr das Konservierungsmittel Thiomersal und nicht mehr Albumin als Stabilisator. Außerdem wurde die Ionenzusammensetzung geändert.

TicoVac ist seit Sommer 1999 zugelassen, und im Februar 2000 wurden die ersten Chargen durch das Paul-Ehrlich-Institut freigegeben. Bereits in den ersten Monaten gingen zahlreiche Meldungen über heftige Fieberreaktionen ein, vorwiegend nach der 1. Impfung bei Kindern in den ersten 3 Lebensjahren. Aber auch bei Erwachsenen traten häufiger Fieberreaktionen auf als man es von den bisherigen FSME-Impfstoffen kannte (4). Auf Antrag des Herstellers wurde daraufhin die Dosis für Kinder bei der 1. Impfung halbiert (5).

Da bei Kindern in den ersten 3 Lebensjahren die FSME nur selten auftritt und in der Regel leicht verläuft, entschloss sich das Paul-Ehrlich-Institut im Juni 2000 nach einer erneuten Nutzen-Risiko-Abschätzung zu einer Indikationseinschränkung. Danach darf *TicoVac* nur noch an Kinder gegeben werden, die älter als 36 Monate sind und die sich in einem Hochrisikogebiet aufhalten. Auch soll die Impfung grundsätzlich nur nach sorgfältiger Prüfung des Expositionsrisikos durchgeführt werden. Eltern müssen über die Möglichkeit einer starken Fieberreaktion aufgeklärt werden und zumindest in den ersten 24 Stunden die Körpertemperatur regelmäßig kontrollieren.

TicoVac ist der einzige für Kinder zugelassene FSME-Impfstoff in Deutschland. Eine postexpositionelle Immunprophylaxe ist im Kindesalter nicht zugelassen (6). Auch wenn die Beratung zur FSME-Impfung derzeit umständlich ist und sehr gewissenhaft durchgeführt werden muss, sollte man daraus nicht die Konsequenz ziehen, die Impfung bei Kindern einfach zu unterlassen.

Voraussichtlich wird aber noch im späten Frühjahr 2001 eine neue Vakzine, basierend auf der Formulierung des »alten« Impfstoffes, zur Verfügung stehen, der auch im Kindesalter anwendbar ist. Zur Zeit laufen Verträglichkeits- und Immunogenitätsstudien.

Literatur

1. Ständige Impfkommission am Robert Koch-Institut (STIKO). Impfempfehlungen (Stand: Januar 2000). Epidemiol Bull 2000; 2: 9–20.

2. Ständige Impfkommission am Robert Koch-Institut (STIKO). Risikogebiete der Frühsommer-Meningoenzephalitis (FSME) in Deutschland. Epidemiol Bull 1999; 16: 115.

3. Kaiser R und die Teilnehmer der Expertenkonferenz. Frühsommermeningoenzephalitis und Lyme-Borreliose – Prävention vor und nach Zeckenbissstich. Dtsch med Wschr 1998; 123: 847–853.

4. Ständige Impfkommission am Robert Koch-Institut (STIKO). Indikationseinschränkung für den FSME-Impfstoff TicoVac. Epidemiol Bull 2000; 26: 210–211.

5. Eder G, et al. Dosisanpassung der FSME-Impfung für Kinder. Jatros Vaccines 2000; 4: 15.

6. Arzneimittelkommission der deutschen Ärzteschaft. Einschränkung des Anwendungsgebietes (Indikation) bei FSME-Immunglobulin. Dtsch Ärztebl 1996; 93: B 2080.

B. Stück, Berlin

Weitere Schutzimpfungen

Varizellenimpfung bei schwerer Neurodermitis

Frage: Warum wird nicht generell bei schweren Ekzemen eine Varizellenimpfung empfohlen? (Gefahr eines Eczema herpetiforme KAPOSI *ähnlichen Krankheitsbildes?).*

Impfungen können bei Allergikern zu verstärkten Reaktionen führen. Selten kommt es jedoch zu einer Verstärkung einer bestehenden allergischen Manifestation, wie z. B. einer Neurodermitis. Auch enthält der in Deutschland zugelassene Varizellenlebendimpfstoff als Hilfsstoffe lediglich Humanalbumin sowie Neomycinsulfat und einen Stabilisator.

Wir haben in den letzten 4 Jahren 7 Kinder mit einer schweren Neurodermitis in einer Remissionsphase aktiv gegen Varizellen geimpft. Bei keinem der Kinder kam es zu einer akuten Exazerbation. Auch wurden keine Papelbildungen nach der Impfung beobachtet. Obwohl einzelne Kinder Haushaltskontakte mit Varizellen hatten, traten bisher keine Erkrankungen auf. Nach den bisherigen Erfahrungen führt die Impfung mit dem abgeschwächten Varicella Virus OKA-Stamm 2000 zu einem langanhaltenden Schutz (1) bzw. zu einem deutlich abgeschwächten Krankheitsverlauf (2).

Da bei der Neurodermitis eine zelluläre Abwehrschwäche besteht, welche zu erhöhter Anfälligkeit für Sekundärinfektionen führt (3), halte ich die Varizellenimpfung bei Kindern und Jugendlichen mit schweren Formen einer Neurodermitis für sinnvoll und gerechtfertigt.

Literatur

1. Asano Y, et al. Long-term protective immunity of recipients of the OKA strain of live varicella vaccine. Pediatrics 1985; 75: 667–671.

2. Johnson C, et al. Humoral immunity and clinical reinfections following varicella vaccine in healthy children. Pediatrics 1989; 84: 418–421.
3. Herrmann WP. Das endogene Ekzem – immunologische und nicht immunologische Faktoren einer Krankheit oder theoretische Überlegungen in ihrer Bedeutung für die Praxis. Hautarzt 1983; 34: 24–26.

B. STÜCK, Berlin

Nachtrag

Die STIKO empfiehlt die Varizellenimpfung bei Kindern mit einer schweren Neurodermitis sowie u. a. bei medizinischen Mitarbeitern, vor allem der Bereiche Pädiatrie, pädiatrische Onkologie, Schwangerenfürsorge und Betreuung von Immundefizienten sowie bei Frauen mit Kinderwunsch.

Windpockeninkubation: Hyperimmunglobulingabe?

Frage: Ist bei einem 4 Monate alten Säugling, der windpockeninkubiert ist, Zoster-Hyperimmunglobulin zu spritzen?

Es ist nicht erforderlich, einen sonst gesunden 4 Monate alten Säugling vor der Varizellenerkrankung zu schützen, da nicht zu erwarten ist, dass die Windpocken bei ihm besonders schwer verlaufen. Es ist eher zu erwarten, dass sie unter einem noch vorhandenen partiellen Schutz durch mütterliche Antikörper leichter verlaufen als später. Selbst übervorsichtigen Eltern rate ich in dieser Situation von der passiven Immunisierung ab, da sie keinen Nutzen erkennen lässt, Geld kostet und ohne Grund in einen natürlichen immunologischen Ablauf eingreift.

TH. LUTHARDT, St. Peter/Schwarzwald

Tollwutschutzimpfung

1. Frage: Sind in der Bundesrepublik üblicherweise Hunde und Katzen gegen Tollwut geimpft? Besteht eine Pflicht der Tierhalter hierzu?

Genaue Durchimpfungsraten sind meines Wissens nicht bekannt. Man geht davon aus, dass in Städten etwa 90% der Hunde bis 3 Jahre und etwa 40% der Hauskatzen gegen Tollwut geimpft sind. In ländlichen Gebieten ist von einer niedrigeren Durchimpfungsrate, vor allem für Katzen, auszugehen.

Eine rechtlich-verbindliche Pflicht der Tierhalter für eine solche Impfung besteht nicht. Indirekt ergibt sie sich z. B. aus der Verordnung zum Schutz gegen die Tollwut (Tollwutverordnung) in der gültigen Fassung vom 23. 5. 1991. Demnach kann nach § 2 Abs. 2 »die zuständige Behörde Impfungen gegen Tollwut anordnen, sofern dies aus Gründen der Seuchenbekämpfung erforderlich ist«.

Nach § 9 Abs. 1 ordnet die zuständige Behörde für Hunde und Katzen die sofortige Tötung an, wenn anzunehmen ist, dass sie mit seuchenkranken Tieren in Berührung gekommen sind. Nach Abs. 3 gilt dieser Passus nicht für Hunde und Katzen, die nachweislich bei der Berührung unter wirksamem Impfschutz standen. Solche Hunde und Katzen sind sofort behördlich zu beobachten und unverzüglich erneut gegen Tollwut zu impfen. Die zuständige Behörde kann zulassen, dass von der Impfung abgesehen wird, wenn die Tiere bereits mehrmals in kurzen Abständen gegen Tollwut geimpft sind.

Nach Abs. 4 kann die zuständige Behörde für nicht unter wirksamem Impfschutz stehende Hunde und Katzen Ausnahmen von Abs. 1 zulassen, sofern die Tiere sofort für mindestens 3 Monate sicher eingesperrt werden und Belange der Seuchenbekämpfung dem nicht entgegenstehen.

Jeder Tierbesitzer sollte, wenn er eine Tötung bei Seuchenverdacht vermeiden will, sein Tier impfen lassen.

Mit dem zunehmenden Reiseverkehr werden auch immer mehr Tiere mit ins Ausland genommen, für die dann ein wirksamer Tollwutimpfschutz bestehen muss. Verantwortungsvolle Züchter geben Welpen nur nach tierärztlicher Untersuchung, Entwurmung und Impfung ab, zu welcher auch der Tollwutschutz gehört.

Das Zusammenwirken dieser Verordnungen und Empfehlungen führt zu der erwähnten Durchimpfungsrate – mit einer sicherlich großen Grauzone.

2. Frage: Innerhalb welchen Zeitraums muss nach Biss mit der Impfung begonnen werden? Es entspricht wohl kaum der gängigen Praxis, ein Kind, dessen Eltern kein tierärztliches Zeugnis beschaffen konnten, sofort gegen Tollwut zu impfen.

Die im Beitrag von RIEGER und KÜHN (1) zitierten Empfehlungen der WHO zur Tollwutpostexpositionsprophylaxe gelten als Leitlinien, die in der Praxis individuell mit Leben erfüllt werden müssen. Hierbei gehen der Kenntnisstand des Arztes ebenso ein wie seine Bereitschaft, vor dem forensischen Hintergrund Verantwortung zu übernehmen. Bequemer – und deshalb üblich – ist es, den Patienten weiterzuschicken, vom Hausarzt zum Facharzt und letztlich zur Klinik. Dabei geht wertvolle Zeit verloren, vor allem deshalb, weil der Hausarzt das Tier, den Tierhalter und die örtliche Situation wesentlich besser beurteilen kann, häufig einschließlich Kenntnis des betreuenden Tier- oder Amtstierarztes.

Für uns hat sich das erweiterte und praktikable Schema der WHO und der Centers for Disease Control nach COREY (2) bewährt (Abb. 1).

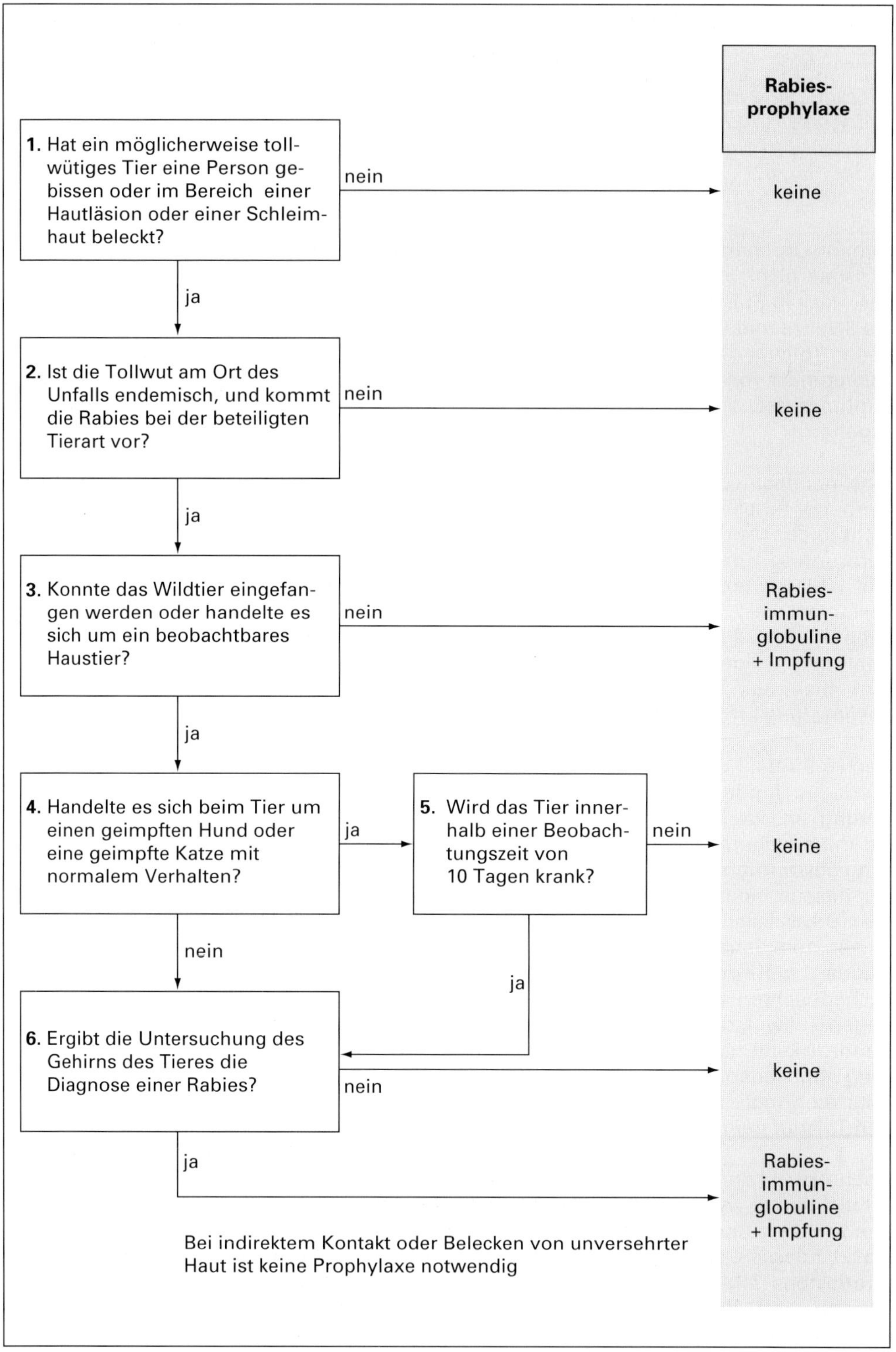
Rabies-prophylaxe
1. Hat ein möglicherweise tollwütiges Tier eine Person gebissen oder im Bereich einer Hautläsion oder einer Schleimhaut beleckt?
nein
keine
ja
2. Ist die Tollwut am Ort des Unfalls endemisch, und kommt die Rabies bei der beteiligten Tierart vor?
nein
keine
ja
3. Konnte das Wildtier eingefangen werden oder handelte es sich um ein beobachtbares Haustier?
nein
Rabies-immun-globuline + Impfung
ja
4. Handelte es sich beim Tier um einen geimpften Hund oder eine geimpfte Katze mit normalem Verhalten?
ja
5. Wird das Tier innerhalb einer Beobachtungszeit von 10 Tagen krank?
nein
keine
nein
ja
6. Ergibt die Untersuchung des Gehirns des Tieres die Diagnose einer Rabies?
nein
keine
ja
Rabies-immun-globuline + Impfung
Bei indirektem Kontakt oder Belecken von unversehrter Haut ist keine Prophylaxe notwendig

Abb. 1
Empfehlungen zur Tollwutexpositionsprophylaxe (2)

◁

Zeitlich sollte über die Klärung der Art und Umstände der Verletzung, z. B. ob der Biss provoziert oder nicht provoziert wurde usw., möglichst die Sonne nicht untergehen bzw. 24 Stunden nicht überschritten werden. Dies sagen wir Patienten bzw. Eltern, damit in einer überschaubaren Zeit eine endgültige Entscheidung über das Impfvorgehen getroffen werden kann. Ausnahmen sind situationsbedingt möglich, einschließlich der Beschaffung des Impfausweises des Tieres.

Voraussetzung für die Beurteilung ist die Kenntnis der örtlichen epidemiologischen Lage; zu erfahren beim Amtstierarzt (derzeit gibt es in Deutschland nur wenige Epidemiegebiete). Weiterhin, ob die beteiligte Tierart an Rabies erkranken kann. In Europa sind vorwiegend Füchse, Dachse, Marderarten, Hunde, Katzen, aber auch Wiederkäuer und Schalenwild sowie Fledermäuse betroffen. Der Befall von kleinen Nagern, wie Mäusen und Ratten, ist in Europa bisher nicht bekannt. Bei dem häufig vorkommenden Biss durch eine von Kindern gefangene Maus muss z. B. keine Tollwutpostexpositionsprophylaxe eingeleitet werden.

Für die Beurteilung der möglichen Tollwutgefahr, die von einem Tier ausgeht, ist im Zweifel der Amtstierarzt zuständig; einschließlich des Einfangens und der evtl. Beobachtung bzw. Tötung.

Die Infektion breitet sich bekanntlich entlang der peripheren Nerven gegen das ZNS hin aus. Die Inkubationszeit ist um so länger, je weiter die Bißstelle vom Zerebrum entfernt ist – sie beträgt 5 Tage bis mehrere Jahre, im Durchschnitt 2 Monate. Es hat sich weltweit tausendfach bestätigt, dass die aktive Postexpositionsprophylaxe in der Regel schneller ist als die Wildvirusinfektion. Mit der Serumgabe sind wir deshalb sehr zurückhaltend, wenn anamnestisch und klinisch nicht alles für eine Tollwuterkrankung des Tieres spricht und die Bissstelle distal der typischen Impfstelle, »M. deltoideus«, liegt.

Das zitierte Beispiel mit Verletzung des hirnnahen Oberlides zeigt den gegenteiligen tragischen Verlauf. Im Zweifel erfolgt stets die gut verträgliche Impfung mit HDC-Vakzinen, von denen in jeder Praxis bzw. Klinik mindestens 2 nicht verfallene Portionen vorrätig gelagert werden sollten, in der Klinik auch das entsprechende Serum.

3. Frage: Wird der umstrittene Dritte-Welt-Impfstoff auch in Europa verwendet?

Der frühere auf Nagerhirn (Hamster) gezogene formalinbehandelte Hempt-Tollwutimpfstoff wird in Europa nicht mehr hergestellt. Eine Verwendung in einzelnen afrikanischen und ostasiatischen Ländern ist nicht auszuschließen, ein HDC-Impfstoff in der Regel auch dort erhältlich. Im Zweifel sollte man sich im Ausland an die zuständige Botschaft wenden, die Vertrauensärzte benennen kann, welche bei der Impfstoffbeschaffung bzw. Unterscheidung behilflich sind.

Literatur

1. Rieger H, Kühn J. Hunde- und Katzenbissverletzungen. Wann ist die Tollwutschutzimpfung indiziert? pädiat prax 1998/99; 55: 673–676.

2. Corey L. Rabies. In: Schaad UB. Pädiatrische Infektiologie, 2. Aufl. München: Marseille; 1997. S. 187.

J. Schriever, Mechernich

Welche Kinder sollten eine Grippeimpfung erhalten?

Bei der Influenzaimpfung handelt es sich um eine Indikationsimpfung. Abgesehen von Personen über 60 Jahren ist sie allen Patienten zu empfehlen, die wegen bestimmter Grundleiden durch eine Influenzainfektion überdurchschnittlich gefährdet sind. Dies sind, unabhängig vom Lebensalter, Kinder und Erwachsene mit Herz-Kreislauf-Erkrankungen (Herzinsuffizienz), mit chronischen bronchopulmonalen Erkrankungen (Asthma bronchiale, Mukoviszidose, bronchopulmonale Dysplasie), mit chronischen Nierenkrankheiten (Glomerulopathien), mit Diabetes mellitus sowie anderen zur Dekompensation neigenden Stoffwechselstörungen, auch Patienten unter immunsuppressiver Therapie oder mit Immunschwächen anderer Ätiologie.

Zumeist gelangen gut verträgliche Spaltimpfstoffe zur Anwendung. Sie sind mit einer Jahreszahl versehen, um die Aktualität ihrer Antigenzusammensetzung zum Ausdruck zu bringen, z. B. *Begrivac* 94, *Influsplit* 94.

Die Dosis für Kinder ist altersabhängig:

Kinder ab 7. Lebensmonat bis 3. Lebensjahr:
  2-mal 0,25 ml i.m. in 4-wöchigem Abstand.

Kinder vom 4.–6. Lebensjahr:
  2-mal 0,25 ml oder 1-mal 0,5 ml i.m.

Kinder ab 6. Lebensjahr:
  1-mal 0,5 ml i.m.

Die Impfung sollte jährlich, mindestens alle 2 Jahre, wiederholt werden.

B. Schneeweiss, Berlin

Grippeimpfung für alle?

Frage: Im Radiosender »Bayern 3« wurde am 2. 9. 1995 von einem Arzt die Grippeimpfung für alle Menschen empfohlen. Ist dies richtig oder nur die Meinung eines Einzelnen?

Die Influenzaschutzimpfung bei allen Menschen durchzuführen ist zwar wünschenswert, jedoch mit den heute verfügbaren Impfstoffen noch nicht praktikabel. Die Möglichkeit der Impfung sollte aber für jeden offenstehen.

Die Ursache der Verbreitung der Influenzaviren in fast jedem Winterhalbjahr ist in erster Linie in ihrer Variabilität zu sehen. Durch Änderung der Oberflächenantigene (Hämagglutinine und Neuraminidasen) entstehen immer wieder neue Varianten (Antigen-Drift). Ein durch Impfung oder Infektion erworbener Schutz wird dadurch abgeschwächt. Seltener treten sogar neue Subtypen auf (Antigen-Shift), gegen die in der Bevölkerung überhaupt kein Schutz besteht. Die Folge ist das Auftreten von ausgedehnten Epidemien oder sogar Pandemien.

Die Wirksamkeit der Influenzaschutzimpfung mit den verfügbaren inaktivierten Impfstoffen ist nachgewiesen. Die Effektivität ist jedoch wegen der Erregervariabilität und der altersabhängigen Immunantwort schwer einzuschätzen. Sie beträgt 70–80%. Grundsätzlich kann ein guter Individualschutz induziert werden. Wenn überhaupt, erkranken Geimpfte meist mitigiert.

Vor allem treten aber bei Risikopatienten sehr viel seltener Todesfälle (»Übersterblichkeitsrate«) auf. Kinder im Alter zwischen 6 Monaten und 12 Jahren benötigen 2 Impfungen im Abstand von 4 Wochen, wenn sie nicht in den vorangegangenen Jahren mit einem Impfstoff ähnlicher Zusammensetzung geimpft worden sind (1).

Der Wechsel der Antigenität und der nur 2–3 Jahre anhaltende Schutz nach Impfung erfordert die jährliche Wiederholungsimpfung mit einer aktualisierten Vakzine. Auch schützt die regelmäßige jährliche Impfung um ein Vielfaches besser als eine einmalige oder gelegentliche Impfung.

In der Regel zirkulieren mehrere Grippeviren in der Bevölkerung. Üblicherweise enthalten die Impfstoffe 3 Virussubtypen (2 A-Virustypen und 1 B-Virustyp). Dabei ist es von besonderer Bedeutung, dass »epidemienahe« Typen eingesetzt werden, entsprechend den aktuellen Empfehlungen der WHO und des Paul-Ehrlich-Institutes. Diese beruhen auf den Untersuchungsergebnissen der weltweit eingesetzten Referenzlaboratorien.

Die Impfung aller Menschen kann beim Auftreten einer stärkeren Antigen-Drift und besonders eines Antigen-Shifts zu Engpässen in der Impfstoffbereitstellung führen. Im Jahr 1996 kam es bereits durch Veröffentlichungen in den Medien zu einer erhöhten Nachfrage, sodass kurzfristig kein Impfstoff zur Verfügung stand (2).

Ziel der Influenzaschutzimpfung ist es, schwere Verlaufsformen und grippebedingte Todesfälle zu verhüten (1). Deshalb sollten vorrangig folgende Personen geimpft werden:

1. Menschen im Alter über 60 Jahre,
2. chronisch Kranke aller Altersgruppen mit Herz-, Kreislauf-, Lungen-, Nieren-, Stoffwechselleiden, Hämoglobinopathien u. a.,
3. Menschen mit angeborenen, erworbenen oder induzierten Immundefekten,
4. Menschen, die besonders Gefährdete betreuen oder mit ihnen engen Kontakt haben,
5. stark exponierte Personen (medizinisches Personal, starker Publikumsverkehr),
6. Kinder, die eine langanhaltende Acetylsalicylsäure-Medikation erhalten (Gefahr des Reye-Syndroms),
7. Kinder, die in Heimen leben.

Kinder haben die höchste Morbiditätsrate. Oft sind sie Ausgangspunkt von Epidemien. So wurde in den USA im Januar 1995 erstmals in einem Kinderheim in New York ein neuer Virustyp nachgewiesen. Innerhalb kurzer Zeit wurden dann aus 46 weiteren Kinderheimen Grippeausbrüche gemeldet (3). Die Verläufe der Influenza sind jedoch im Kindesalter meist sehr leicht, werden deshalb als »banale Infekte« verkannt und nicht diagnostiziert. Die Impfung aller Kinder würde jedoch den Impfkalender um jährlich mindestens eine, wenn nicht sogar zwei Injektionen erhöhen. Vorrangiges Ziel sollte es sein, Schutzimpfungen frühzeitig den Menschen anzubieten, für die eine Influenzainfektion eine besondere Gefahr bedeutet. Das geschieht heute noch bei weniger als 20%.

Literatur

1. Döhner L. Influenza-(»Grippe«-)Schutzimpfung. In: Spiess H, Hrsg. Impfkompendium. Stuttgart-New York: Thieme; 1994.
2. Ständige Impfkommission am Robert Koch-Institut (STIKO). Zum Influenza-Aufkommen in der Saison 1995/96. Epidemiol Bull 1996; 1: 1–2.
3. Centers for Disease Control. Update: Influenza Activity – New York and United States, 1994–1995 Season. Mor Mortal Wkly Rep 1995; 44: 132–134.

B. Stück, Berlin

Grippeimpfung zur Immunstimulierung?

Frage: Verbessern altersentsprechende Grippeimpfungen bei gehäuften Infekten im Kleinkindalter die Abwehrlage? Liegen darüber Untersuchungen vor?

Ich kenne keine »echten Untersuchungen« zur gefragten Problematik. Ich kann mir auch nicht vorstellen, dass solche Untersuchungen »etwas ergeben«, da ja die Grippeimpfungen etwas Spezifisches darstellen und keine (weitgehend nicht existente) Immunstimulierung im weiteren Sinn darstellen.

M. JUST, Therwil

Pneumokokkenimpfung

Frage: Bis zu welchem Alter sollte nach Milzexstirpation wegen kongenitaler hämolytischer Anämie eine Pneumovax-Impfung durchgeführt werden?

Es gibt hier keine Altersbegrenzung. Nach Milzexstirpation sollte die Pneumokokkenimpfung vorgenommen werden, unbeschadet der generellen Indikation einer Antibiotikaprophylaxe. Auch die Hib-Impfung, deren Indikation bis zum 5. Lebensjahr abgegrenzt ist, sollte bei Kindern nach Milzexstirpation auch noch später durchgeführt werden.

Es ist zu betonen, dass Impfungen nach Milzexstirpation allein keine ausreichende Sicherheit vor Pneumokokken- bzw. Hämophilusinfektionen abgeben. Auf sorgfältige Kontrollen bei Infekten sowie Antibiotikaprophylaxe kann trotz Impfung nach wie vor nicht verzichtet werden.

H. STICKL †

Pneumokokkenimpfung bei häufigen sinopulmonalen Infektionen

Frage: Ist eine Pneumokokkenimpfung zur Reduktion der pulmonalen Infektionen sinnvoll?

Pneumokokken sind fakultativ pathogene Erreger, die in geringer Zahl auch bei Gesunden im Nasenrachenraum vorkommen können und zu keinen Symptomen führen. Junge Kinder, Personen älter als 65 Jahre, Patienten, die durch verschiedene Begleiterkrankungen geschwächt sind, primäre und sekundäre Immundefizienzzustände sowie unterschiedliche Virulenzen verschiedener Kapseltypen prädisponieren für die Erkrankung. Zu den häufigsten Erkrankungsformen gehören eine akute Otitis media (50% aller Otitiden werden durch Pneumokokken hervorgerufen), Pneumonien, akute Meningitiden, Endokarditiden, Peritonitiden und Arthritiden.

Bei E r k r a n k u n g e n d e s A t e m t r a k t e s ist eine Impfung mit dem herkömmlichen Pneumokokkenimpfstoff (mit Polysaccharidkapselantigenen der 23 häufigsten Kapseltypen) sinnvoll und bei allen Patienten mit Mukoviszidose, immotilem Ziliensyndrom, Fehlbildungen der Atemwege, rezidivierenden Aspirationen bei Reflux, schwerem persistierendem Asthma bronchiale und Bronchiektasen unklarer Ursache indiziert.

In der Praxis häufig und auch wohl Ziel der Frage sind Kinder mit rekurrierenden sinopulmonalen Infektionen, ohne dass ein besonderer Immundefekt oder eine spezielle pulmonale Erkrankung zugrunde liegt. Eine große Gruppe derartiger Kinder wies vor der Impfung deutlich niedrigere Antikörperspiegel gegen Pneumokokken auf als die gesunden Kontrollen, ferner war auch deren Immunantwort auf die Impfung deutlich geringer (1). Während alle Kontrollkinder serologisch auf mindestens 5 der geimpften Pneumokokken ansprachen, war dies nur bei 57% der Kinder mit rezidivierenden sinopulmonalen Infektionen der Fall.

Diese Untersuchung zeigt einerseits, dass eine spezifische Immunantwort bei manchen, aber nicht bei allen Kindern erzielt wird. Aussagen zu Änderungen der Art oder Häufigkeit der Infekte wurden leider nicht gemacht.

Wahrscheinlich profitieren aber alle diejenigen Kinder auch klinisch von der Impfung, bei denen eine Antikörperantwort induziert wird. Andererseits ist klar, dass nicht alle Kinder ansprechen; daher werden neuere Konjugatimpfstoffe, die sich in Erprobung befinden, dringend benötigt.

Zum jetzigen Zeitpunkt erscheint die Pneumokokkenimpfung daher bei Kindern >2 Jahre mit häufigen sinopulmonalen Infektionen durchaus sinnvoll, um zu einer Reduktion der pulmonalen Symptomatik beizutragen.

Literatur

1. Silk H, et al. Response to pneumococcal vaccination in children with and without recurrent infections. J Asthma 1998; 35: 101–112.

M. GRIESE, München

Dosierung bei wiederholter Schutzimpfung gegen Typhus

Frage: Nach Durchführung einer Dreifachimmunisierung mit Typhoral im Februar 1993 ist nun im September/Oktober 1994 erneut eine Reise in ein Endemiegebiet geplant. Ist vorher eine Auffrischung erforderlich oder erneut eine Dreifachimpfung? Oder ist der Impfschutz noch ausreichend?

Nach den Angaben des Herstellers beträgt die Schutzdauer nach einer Schluckimpfung mit *Typhoral* 1 Jahr. Danach ist eine erneute Impfung in gleicher Dosierung, das heißt wiederum mit 3 Kapseln (je eine am 1., 3. und 5. Tag) erforderlich.

WALTRAUD THILO, Berlin

BCG-Impfung

Bewertung eines positiven Tine-Tests

Frage: 21-jährige Patientin, als Säugling BCG-Impfung mit positiver Reaktion. Tine-Test im Kindesalter. Jetzt anlässlich Tätigkeit im Lebensmittelbereich gesetzliche Amtsuntersuchung. Dabei positiver Tine-Test. Amtlicherseits wird ein Röntgenbild des Thorax verlangt.

Wie lange bleibt der Tine-Test nach der Impfung positiv? Ist eine Röntgenaufnahme des Thorax wirklich indiziert? Welche therapeutischen Konsequenzen könnten sich ergeben?

Die Tuberkulinreaktion bleibt nach BCG-Impfung im Neugeborenenalter etwa 3–5 Jahre positiv, nur selten länger. In der Regel erlischt dann der Impfschutz. Früher wurde bei Eintritt in den Kindergarten die BCG-Impfung aufgefrischt.

Für eine sichere Aussage ist der Tine-Test unzuverlässig und nicht selten auch bei Kindern nach 3 Jahren negativ. Bei der 21-jährigen Patientin ist unbedingt eine GT-100-Testung indiziert. Sofern diese am 5. Tag abgelesen und einwandfrei positiv ausfällt, ist eine Infektion bzw. Konversion zu überprüfen und eine Thoraxaufnahme notwendig. So lange Zeit nach der Impfung dürfte eine Konversion oder sogar Erkrankung sehr viel wahrscheinlicher sein als eine noch positive Reaktion nach BCG-Impfung.

Die Konsequenzen hängen davon ab, ob im Falle einer Konversion eine Sicherheitskur gemacht werden muss oder, sollte sogar eine Erkrankung vorliegen, eine Antituberkulosetherapie.

D. Palitzsch, Gelnhausen

Beurteilung des BCG-Impfstoffes Copenhagen 1331

Frage: SCHMITT et al. (1) haben den derzeit in der Bundesrepublik Deutschland verfügbaren und zugelassenen BCG-Impfstoff Copenhagen 1331 als von der WHO unwirksam deklariert. Damit wäre ein Impfen mit diesem Impfstoff ein Nonsens. Gibt es andere Meinungen zu diesem Statement?

In dem genannten Beitrag (1) haben wir dargelegt, dass es für den Stamm Copenhagen 1331 keinen Wirksamkeitsbeleg gibt. Damit ist nicht ausgeschlossen, dass er in einer anderen, neueren Studie als wirksam eingestuft werden könnte. Kritiker der Studie in Indien führen an, die BCG-geimpfte Population sei derart unterernährt und nicht immunkompetent gewesen, dass der BCG-Stamm gar nicht wirken konnte.

Gegen dieses Argument ist einzuwenden, dass gerade dies die Risikopatienten sind, die später gehäuft an Tuberkulose erkranken. Gut ernährte, unter sozial besten Bedingungen aufwachsende immunkompetente Patienten hingegen erkranken seltener an Tuberkulose.

In unserem Beitrag ist dies aber gar nicht der Angelpunkt der Diskussion: Vielmehr wird dargelegt, dass für jede Impfung ein Konzept notwendig ist.

Speziell gilt, dass für jede Impfung ein Ziel definiert werden muss. Bevor ein Impfstoff angewendet werden kann, ist festzulegen, welches Ziel erreicht werden soll.

Soll durch die BCG-Impfung die Zahl der Tuberkulosen zusätzlich um 10%, um 50% oder um 80% pro Jahr sinken? In welchem Zeitraum soll dieses Ziel erreicht werden?

Ohne Ziel und ohne Dokumentation der Wirksamkeit eines Impfstoffes kann eine Impfung nicht empfohlen werden.

Literatur

1. Knuf M, et al. Wirksamkeit der BCG-Impfung. Monatsschr Kinderheilk 1996; 144: 648–654.

H.-J. SCHMITT, Mainz

Stellenwert der BCG-Impfung

Frage: Sollte heutzutage noch flächendeckend die BCG-Impfung verabreicht werden? Ist die Tine-Testung noch up to date?

Die Fachwelt lehnt BCG-Impfung sowie Tine-Testung zunehmend ab, während die Tuberkulose weltweit seit etwa 1991 zunimmt.

Die Tuberkulose nimmt keinesfalls weltweit zu. Besonders in den USA ist die Inzidenz der Tuberkulose wieder rückläufig. Dort hatte man es sich geleistet, Tuberkuloseerkrankungen nicht adäquat zu registrieren und zu behandeln. Seit Neueinführung spezieller Programme mit überwachter Medikamenteneinnahme ist auch in großen amerikanischen Städten die Tuberkuloseinzidenz wieder rückläufig.

Wie in unserem Beitrag (1) dargelegt, ist die Wirksamkeit des in Deutschland verfügbaren BCG-Impfstammes nicht dokumentiert. Es bleibt damit unklar, welches Ziel überhaupt mit der Tuberkuloseimpfung erreicht werden könnte.

Die effektivste Strategie zur Verhinderung der Tuberkulose ist die frühzeitige Erfassung infektiöser Patienten. Ein infektiöser Tuberkulosepatient muss mindestens 20 andere Menschen infizieren, um die Durchseuchung in einer Population konstant zu halten (weil nur jeder 20. selber wieder infektiös wird). Finden wir also möglichst viele Tuberkulosekranke, dann wird die Tuberkuloseinzidenz auch ohne Tuberkuloseimpfung weiterhin abnehmen.

Der Tine-Test ist obsolet (2). Screeningtests sind problematisch, wenn die Prävalenz der Zielkrankheit in der Testpopulation niedrig ist. Dies ist bei der Tuberkulose der Fall. Die Mehrzahl der Tuberkulinhauttestpositiven in Deutschland ist nicht durch M. tuberculosis infiziert.

Das Problem besteht darin, dass in Deutschland valide Zahlen zur Infektionsepidemiologie fehlen. Es ist daher müßig, sich über das beste Vorgehen zu streiten, weil die Basis für die Diskussion fehlt. In diesem Sinne darf man wohl offen aussprechen, dass eine Gesundheitspolitik, die diesen Namen verdient, in Deutschland auf dem Gebiet der Infektionsepidemiologie nicht existent ist.

Literatur

1. Knuf M, et al. Wirksamkeit der BCG-Impfung. Monatsschr Kinderheilk 1996; 144: 648–654.
2. Magdorf K, et al. Positiver Tuberkulintest bei nicht BCG-geimpften Kindern – immer ein Hinweis auf eine spezifische Infektion? Monatsschr Kinderheilk 1996; 144: 1105–1109.

H.-J. Schmitt, Mainz

BCG-Impfpustel

Frage: 6 Wochen nach BCG-Impfung streng intrakutan tritt eine Pustel auf, die sich spontan eröffnet und bei leichtem manuellem Drücken eine erstaunliche Menge Pus entleert. Besteht hier Ansteckungsgefahr bzw. wie sind Haut/Wunde zu reinigen?

Der Inhalt einer BCG-Impfpustel enthält lebende Bakterien des Impfstammes und ist damit grundsätzlich infektiös, wenn auch die Gefahr einer Übertragung minimal ist, es sei denn, es erfolgt eine Schmierinfektion von Wunden oder des Bindehautsacks. Früher haben wir versucht, solche Impfulzera mit Salben zu behandeln, denen magistraliter ein Tuberkulostatikum beigefügt wurde. Ich halte dies nicht für nötig, sondern würde die Wunde nur trocken behandeln. Eine systemische tuberkulostatische Therapie ist nur sehr selten notwendig.

E. G. HUBER, Salzburg

Ist die Impfnarbe ein Erfolgskriterium für die BCG-Impfung?

Frage: Praktizierende Kinderärzte beurteilen das »Angehen« einer BCG-Impfung aufgrund der Narbenbildung (Narbe = Impfschutz vorhanden). Nun teste ich aber alle Kinder mit Freka, evtl. mit GT 100, bei Geimpften auch GT 1000: Dabei fand ich bei etwa 10 Kindern, die vor 6 Monaten bis 2 Jahren BCG-geimpft worden waren, trotz großer (5 mm) Narben und zum Zeitpunkt der Testung gesunden Zustandes, negative Reaktion auf GT 1000 (!). Wie lässt sich der Befund erklären? Ist nicht aufgrund dieses Ergebnisses die Haltung, »BCG-Narben tragende Kinder brauchen nicht getestet zu werden«, schärfstens abzulehnen, da ja eine Konversion bei BCG-geimpften, aber tuberkulinnegativen Kindern nicht erkannt werden würde?

Der Rückschluss, Narbe nach BCG-Impfung = Impfschutz, ist falsch. Selbst positive Tuberkulinreaktion nach BCG-Impfung = Impfschutz ist nicht ausnahmslos richtig.

Die Tuberkulinreaktion könnte durch eine Superinfektion oder Neuinfektion nach Jahre zurückliegender BCG-Impfung entstanden sein. In der Regel ist jedoch nach einer nach BCG-Impfung auftretenden Tuberkulinreaktion mit einem auf etwa 80% begrenzten Impfschutz zu rechnen.

Um sich des »Angehens« der BCG-Impfung sicher zu sein, bedarf es also des intrakutanen Tuberkulintests.

Aus der persistierenden Narbe, die ja bis ins Erwachsenenalter sichtbar bleiben kann, ist keinesfalls auf die Persistenz des Impfschutzes zu schließen.

H. SPIESS, München

BCG-Impfung

Frage: Wirkt die BCG-Impfung – z. B. in Entwicklungsländern?

Die eindeutige Überprüfung der Schutzwirkung eines BCG-Impfstoffes wird durch einige Umstände erschwert. Hierzu zählen:

1. Die genetischen Variationen der BCG-Impfstämme, die eine Standardisierung des Impfstoffes unmöglich machen.

2. Das Fehlen einer Labormethode, die den tb-spezifischen Immunstatus eines Individuums zu prüfen erlaubt.

3. Der schleichende Verlauf einer Tb-Infektion mit einem relativ niedrigen Manifestationsindex, der die Auswertung einer jeden klinisch-epidemiologischen Studie beeinträchtigt.

Trotzdem lassen sich Unterschiede in der Bewertung eines BCG-Impfschutzes in Abhängigkeit der Tuberkuloseprävalenz erkennen, die in Entwicklungsländern bekanntlich wesentlich höher als in westeuropäischen Industrieländern ist.

Dementsprechend wird die BCG-Impfung von der WHO im Rahmen des Expanded Programme on Immunization (EPI) für alle Neugeborenen empfohlen (1). Sie wird in über 100 Ländern – vorwiegend Entwicklungsländern mit einer hohen Tuberkuloseprävalenz – mit dem Ziel eingesetzt, disseminierte und andere lebensbedrohliche Krankheitsverläufe einer Tb-Infektion zu verhüten (2).

Bekanntlich ist eine BCG-Impfung nicht in der Lage, eine Infektion mit M. tbc. zu verhindern. Diese Tatsache sowie die teilweise erheblichen genetischen Unterschiede verschiedener BCG-Impfstämme und nicht zuletzt die mehr oder weniger hohe Tuberkuloseprävalenz der Populationen erklären die Unterschiede des BCG-Schutzeffektes in den großen, viel zitierten Impfstudien.

2 kürzlich publizierte Metaanalysen klinischer Studien ziehen die Schlussfolgerung, dass BCG eine nahezu 80%ige Schutzwirkung vor meningealer und miliarer Tb-Manifestation bei Kindern entfaltet (2). Ein Schutz vor Lungentuberkulose ist aus den Studien nicht sicher abzulesen und lag nur bei 50%.

Literatur

1. Study Group. BCG vaccination policies. WHO Tech Rep 1980/1981. Ser. No. 652.

2. American Academy of Pediatrics. Red Book. Report of the Committee on Infectious Diseases. 24th ed. Illinois: Elk Grove Village; 1997.

B. SCHNEEWEISS, Berlin

Tuberkulinhauttest und BCG-Impfung

Fragen

1. BCG-geimpfter Patient, bei 3 früheren Testungen mit 10 TE Mendel-Mantoux positiv, zuletzt vor 1 Jahr negativ, jetzt wieder positiv auf 10 TE.

2. Nicht BCG-geimpfter Patient, letzter Test vor 5 Jahren negativ, jetzt im Alter von 15 Jahren positiv auf 10 TE.

Beide Patienten ohne wissentlichen Tbc-Kontakt, ohne Symptome, keine Risikopatienten.

Welches Vorgehen (Therapie oder keine Therapie) ist angezeigt?

Nach BCG-Impfung kommt es bei rund 10% aller Patienten pro Jahr zum Ergebnis »Hauttest negativ«. Durch Wiederholung des Hauttests wird dieser wieder »positiv«.

Falsch positive und falsch negative Resultate beim Tuberkulinhauttest kommen vor.

Die Indikation zur Gabe von Mitteln zur Behandlung der Tuberkulose richtet sich nach dem konkreten Risiko eines Menschen, nach Exposition mit Tuberkulosebakterien auch tatsächlich krank zu werden. Sehr hoch ist dieses Risiko in den ersten 5 Lebensjahren, danach ist es niedriger. Generell gilt, dass bei Personen unter 35 Jahren eine Tuberkulinkonversion nur dann in einer Therapieempfehlung resultiert, wenn die Konversion innerhalb der letzten 12 Monate erfolgte. Bei Personen über 35 Jahren wird wegen des (insgesamt geringen) Risikos eines Leberausfallskomas durch INH diese Form der Prävention nicht empfohlen.

Zu 1.

Dieser Patient ist BCG-geimpft, die Tuberkulintestung war zunächst positiv, dann negativ, bei wiederholter Testung positiv. Bei fehlender Expositionsanamnese und keinem klinischen Anhalt auf Tuberkulose ist eine Gabe von INH nicht indiziert, auch weitere Maßnahmen sind nicht angezeigt.

Zu 2.

Da der Zeitpunkt der Konversion nicht bekannt ist, ist die Gabe von INH nicht indiziert.

Abschließend sei auf die Problematik der Interpretation eines »positiven Hauttests« hingewiesen.

H.-J. Schmitt, Mainz

Koxitis als mögliche BCG-Impfkomplikation?

Frage: 3 Wochen alter weiblicher Säugling; Schwangerschaft und Geburt unauffällig; am 4. Tag BCG-geimpft (Impfnarbe in Höhe des linken Trochanter major). Schonhaltung im linken Bein, die über Wochen beibehalten wird; Leukozytose (21 000 μl); sonst unauffälliges Allgemeinbefinden. Die Röntgenaufnahme zeigte eine damals verkannte Dislokation des proximalen Femurendes, die erst 5 Jahre später als Gelenkerguss gedeutet wird. Anlässlich einer erneuten Röntgenuntersuchung wegen Beinverkürzung links zeigen sich jetzt ein zusammengesinterter und funktionell fehlender Schenkelhals sowie ein abgeplatteter Schenkelkopf; extreme Coxa vara links.

Ist ein Zusammenhang der höchstwahrscheinlich im Alter von 3 Wochen aufgetretenen Koxitis (Osteomyelitis) mit der BCG-Impfung möglich bzw. wahrscheinlich?

Bei dem weiblichen Säugling, der am 4. Lebenstag in Höhe des linken Trochanter major BCG-geimpft wurde, traten bereits im Alter von 3 Wochen Zeichen einer Koxitis links auf.

Eine hämatogene Absiedlung und Herdbildung mit klinischen Symptomen kurz nach der Impfung bei einem jungen Säugling ist möglich, wenn auch ungewöhnlich. Solche Herde treten im Allgemeinen erst nach Einsetzen der Allergie auf, also frühestens 8–12 Wochen nach der Impfung. Wenn eine spezifische Koxitis (bzw. Osteomyelitis) schon während der präallergischen Phase in der Inkubationszeit auftritt, könnte aber eine lymphogene Ausbreitung vom Primärherd (Impfstelle) aus stattgefunden haben. Es gibt Beobachtungen, die eine rasche lymphogene Ausbreitung der Erreger mit Entwicklung spezifischer Herde bei noch unreifen Säuglingen (Neugeborenen) für möglich erscheinen lassen, vor allem, wenn solche Herde in unmittelbarer Nachbarschaft zum Primärherd auftreten.

Ein Zusammenhang kann dabei als wahrscheinlich angenommen werden, wenn gleichzeitig die regionären Lymphknoten in der benachbarten Leistengegend mitbeteiligt sind. Falls heute noch vergrößerte Inguinallymphknoten tastbar sind, könnte eine Probeexstirpation mit histologischer und bakteriologischer Untersuchung diese Wahrscheinlichkeit unterstützen.

Heute aber, nach 5 Jahren, ist ein sicherer Zusammenhang mit der Impfung nicht mehr zu beweisen, aber auch nicht auszuschließen.

Tritt aber bei einem 3 Wochen alten Säugling mit noch unterentwickeltem Immunsystem kurz nach der BCG-Impfung eine Coxitis serosa auf und wird eine andere Infektionsmöglichkeit ätiologisch ausgeschlossen, so kann m. E. ein Zusammenhang mit der Impfung als wahrscheinlich angenommen werden. Ein Beweis wäre nur möglich gewesen, wenn vor 5 Jahren aus dem Gelenkerguss BCG-stämmige Tuberkelbakterien nachgewiesen worden wären, obwohl ein negativer Befund die Möglichkeit eines Zusammenhanges auch nicht ausgeschlossen hätte.

P. Ch. Schmid †

Schutzimpfungen bei Risikopatienten

Wann kann nach einer Varizellenerkrankung mit Lebend- oder Totimpfstoffen geimpft werden?

Bei akuten behandlungsbedürftigen Erkrankungen sollten nicht lebensnotwendige Impfungen, wie z. B. Tetanus- und Tollwutimpfungen, frühestens 14 Tage nach der Genesung gegeben werden (1, 2). Varizellenerkrankungen sind zwar in der Regel nicht akut behandlungsbedürftig, führen jedoch ähnlich wie Masern, wenn auch schwächer, zu einer Beeinträchtigung vor allem der zellulären Immunantwort. Dabei ist das Wechselspiel zwischen Herpesvirusinfektion und Immunsystem bisher nur bruchstückhaft bekannt (3).

Größere Untersuchungen über die Beeinflussung der Immunantwort nach Varizellen sind mir nicht bekannt. Impfungen mit Totimpfstoffen, vor allem wenn es sich um Boosterimpfungen handelt, führen 2 Wochen nach Auftreten der letzten Effloreszenzen zu einer Immunantwort. Bei Impfungen mit Lebendimpfstoffen ist ein Abstand von 3 Wochen zu empfehlen.

Literatur

1. Quast U, Ley S. Schutzimpfungen im Dialog. Marburg: Kilian; 1996.
2. Stück B. Absolute und relative Kontraindikationen. Kinderärztl Prax 1998; 69 (Sonderheft Impfen): 55–57.
3. Veith P, Laaff H. Nicht-HIV-assoziierte sekundäre Immundefekte. In: Peter HH, Hrsg. Klinische Immunologie. München: Urban & Schwarzenberg; 1991.

B. Stück, Berlin

Transplantatabstoßungsreaktion nach Impfung

Frage: Sind Impfungen bei Säuglingen und Kleinkindern Trigger für Transplantatabstoßungen? Wenn ja: welche Impfungen sollen verschoben werden?

Beispiel: Kind mit perforierender Keratoplastik wegen PETER-Anomalie ohne immunsuppressive Therapie; mit 15 Monaten Auffrischimpfung mit Hib-Titer, hierauf Transplantatabstoßungsreaktion.

Eine Transplantatabstoßung nach einer penetrierenden bzw. lamellären Keratoplastik ist mehrfach beobachtet worden (1). Gelegentlich wurden Abstoßungsreaktionen auch in zeitlichem Zusammenhang mit einer Impfung beschrieben (2), sehr selten in einem großen zeitlichen Abstand zur Transplantation (3). Ein kausaler Zusammenhang ist jedoch sehr schwer herzustellen.

Bei Erwachsenen wird bei einer Disposition zu Autoimmunreaktionen diskutiert, ob es durch Lebendvakzinen zur Exazerbation und damit zu einer Auslösung einer Abstoßungsreaktion kommen kann (4).

Autoimmunerkrankungen sind jedoch im Kindesalter eine ausgesprochene Rarität. Bei größeren Zeitabständen kann es sich auch um eine Keratokonjunktivitis handeln, welche u. U. eine Immunreaktion initiiert hat.

Grundsätzlich sollten nach einer Transplantation zuerst Totimpfstoffe gegeben werden.

Literatur

1. Wilson SE, Kaufman HE. Graft failure after penetrating keratoplasty. Surv Ophthalmol 1990; 34: 325–356.
2. Steinemann TL, Koffler BH, Jennings CD. Corneal allograft rejection following immunization. Am J Ophthalmol 1988; 106: 575–578.
3. Solomon A, Frucht-Pery J. Bilateral simultaneous corneal graft rejection after influenza vaccination. Am J Ophthalmol 1996; 121: 708–709.
4. Schattner A, Ben-Chetrit E, Schmilovitz H. Polio vaccines and the course of systemic lupus erythematosus: a retrospective study of 73 patients. Vaccine 1992; 10: 98–100.

B. STÜCK, Berlin

Nach- bzw. Neuimpfungen nach Knochenmark-transplantation

Frage: Ich betreue ein 5½-jähriges Kind mit Zustand nach Knochenmarktransplantation bei Neuroblastom IV, derzeit noch in Remission. Vonseiten der behandelnden Ärzte in der onkologischen Ambulanz werden unterschiedliche Empfehlungen über die Notwendigkeit der Nach- bzw. Neuimpfungen gegeben.

Welche Impfungen benötigt das Kind? Grundimmunisierung?

Bei einer Knochenmarktransplantation und der damit verbundenen Konditionierung durch eine hochdosierte Radio-Chemotherapie kommt es in aller Regel zur weitestgehenden Zerstörung des Immunsystems. Nach erfolgreicher Transplantation wird ein neues Immunsystem aufgebaut. Obwohl hierbei auch reife, mit dem Transplantat übertragene T-Zellen beteiligt sein können, erfolgt dieser Aufbau über die Ausreifung und Differenzierung von lymphatischen Vorläuferzellen. Es besteht eine Situation wie bei einem Neugeborenen.

Aus diesem Grunde wird üblicherweise eine erneute vollständige Durchimmunisierung durchgeführt. Hiermit wird in der Regel frühestens ½ Jahr nach Transplantation begonnen, je nach Verlauf der Behandlung und ihren Komplikationen. Der Patient sollte zu diesem Zeitpunkt weitestgehend intakte zelluläre Immunfunktionen haben und nicht unter Immunsuppression stehen.

Man beginnt die Impfungen zunächst mit Totimpfstoffen und gibt etwa 1 Jahr nach Transplantation die Lebendimpfungen. Die Impfantworten sollten kontrolliert werden, da hieraus auch wichtige diagnostische Schlüsse gezogen werden können.

W. Friedrich, Ulm

Nachtrag

Bezüglich des Impfprogramms nach Knochenmarktransplantation gibt es erhebliche Unterschiede zwischen den einzelnen Zentren. Es sollte deshalb immer das jeweilige Zentrum konsultiert werden.

Einnahme von Prednisolon durch die Mutter: Bedenken gegen die üblichen Impfungen während der Stillperiode?

Frage: 28-jährige, hoch allergisch, Pancolitis ulcerosa. Unter abfallender Prednisolondosis beschwerdefreie Schwangerschaft. Geburt eines gesunden Kindes, das voll gestillt wird. Die Mutter nimmt täglich 5 mg Prednisolon. Das Kind ist jetzt 3 Monate alt.

Bestehen Bedenken gegen die üblichen Impfungen? Oder sollte erst abgestillt werden?

Prednison, Prednisolon und Methylprednisolon gelten in niedriger Dosierung bis 40 mg/d als unproblematisch. Die Milch/Plasma-(M/P)-Quotienten bewegen sich zwischen 0,05 und 0,25. Nach täglicher Gabe von 10–80 mg Prednison wurde bei Probandinnen ein Höchstwert von 317 μg/l Milch gemessen (1). Das sind etwa 0,05 mg/kg KG/d für den Säugling.

Nachdem im Kindesalter eine Dosis von 1–2 mg/kg KG/d Prednisolon zu einer Immunsuppression führt (2), bestehen unter Einbeziehung einer Sicherheitsgrenze bei der oralen Einnahme von täglich bis zu 40 mg Prednisolon während der Stillperiode keine Bedenken gegen die üblichen Impfungen.

Literatur

1. Spielmann H, et al. Taschenbuch der Arzneimittelverordnung in Schwangerschaft und Stillperiode. 4. Aufl. Stuttgart: Gustav Fischer; 1992.
2. Deutsche Gesellschaft für Pädiatrische Infektiologie. Handbuch. München: Futuramed; 1995.

B. Stück, Berlin

Impfungen bei chronischer Arthritis

Frage: Ich behandle derzeit ein 5 Jahre altes Mädchen mit juveniler rheumatoider Arthritis, das mit Proxen eingestellt ist. Die mäßige chronische Iridozyklitis wird täglich mit Dexamethason-Augentropfen behandelt.

Nun rät der mitbehandelnde Rheumatologe von Impfungen, speziell der Polioimpfung, ab, da diese einen erneuten Schub auslösen könnten. Hat er Recht?

Die genauen Ursachen der juvenilen chronischen Arthritis sind bisher noch unbekannt. Man kann jedoch davon ausgehen, dass es sich um eine Autoimmunerkrankung handelt, der eine genetische Disposition zugrunde liegt. Verschiedene äußere Faktoren können zum Ausbruch der Erkrankung führen. Dazu gehören vor allem Infektionen, aber auch Traumen und andere Belastungssituationen.

Viele Kinderrheumatologen haben außerdem die Beobachtung gemacht, dass ein Ausbruch der Erkrankung bzw. eine Reaktivierung in zumindest zeitlichem Zusammenhang mit Impfungen aufgetreten ist. Dies ist das Ergebnis einer Umfrage der American Academy of Pediatrics, Section on Rheumatology. Das Intervall zwischen Impfung und Auftreten von Symptomen reichte von wenigen Tagen bis zu Wochen. Dies entspricht auch unseren Erfahrungen.

Es gibt keine kontrollierten Studien, ob Impfungen Ursache von Krankheitsschüben bei rheumatischen Erkrankungen sein können. Somit gibt es auch für keine Impfung eine Kontraindikation. Man sollte jedoch Nutzen und Risiko sorgfältig abwägen und gesamt betrachtet mit Impfungen zurückhaltend sein. Dies gilt besonders für Lebendimpfungen wie Masern, Mumps und Röteln, aber auch für Polio oral.

Bei dem erwähnten kleinen Mädchen mit nur mäßig aktiver Arthritis und Iridozyklitis sollte man sich auf die wirklich notwendigen Impfungen beschränken und auf jeden Fall vorher mit den Eltern das Risiko einer Reaktivierung besprechen.

Wir würden zum jetzigen Zeitpunkt eher von der Polioimpfung abraten.

H. Truckenbrodt und Renate Häfner, Garmisch-Partenkirchen

Impfungen bei Frühgeborenen

Frage: In welchem Alter sollte man kleine Frühgeburten, z. B. zwischen 1000 und 1500 g, zum ersten Mal impfen: auch mit 2 Monaten oder doch später?

Standardimpfungen (D, aP, T, Hib, IPV) sollen Frühgeborene, unabhängig vom Geburtsgewicht und vom Reifegrad, entsprechend ihrem chronologischen Alter erhalten (1, 2). Das bedeutet, dass mit den Impfungen nach der 8. Lebenswoche begonnen wird. Zwar führt die 1. Impfung mit Adsorbatimpfstoffen noch nicht zu so hohen Antikörpertitern wie bei altersgleichen Reifgeborenen, jedoch nach der 2., spätestens nach der 3. Impfung weisen auch sehr unreif geborene Säuglinge Antikörpertiter auf, die denen ausgetragener Kinder entsprechen (3–6).

Nur bei sehr unreifen Neugeborenen mit einem Geburtsgewicht von weniger als 1000 g empfiehlt es sich, die Impfabstände auf 6 Wochen zu verlängern, da die Untersuchungen vorwiegend nach den in den USA üblichen Impfschemata durchgeführt wurden. Da vor allem unreife Frühgeborene einen mangelnden »Nestschutz« aufweisen, sollen die Standardimpfungen bei Erreichen des Impftermins noch in der Klinik begonnen werden. Das erleichtert auch die Einführung der Pertussisschutzimpfung. Frühgeborene zeigen außerdem sehr viel seltener Impfreaktionen, z. B. in Form von Fieber.

Wird bei einer Risikoabwägung eine Pertussisschutzimpfung auf einen späteren Termin verschoben, sollte jedoch unbedingt eine Hib-Schutzimpfung gegeben werden, da Frühgeborene durch ihren mangelhaften »Nestschutz« besonders gefährdet sind, sehr früh zu erkranken. In Deutschland sind 4 verschiedene Konjugatimpfstoffe zugelassen. Effektivitätsstudien bei Frühgeborenen, vor allem vergleichende, sind mir nicht bekannt.

Obwohl man aufgrund der Antikörperbildung nicht ohne weiteres auf die »am besten geeignete Vakzine« (7) schließen kann, wird man besonders bei sehr unreifen Frühgeborenen Hib-Konjugatimpfstoffe verwenden, die besonders immunogen sind und so zu einer schnellen Antikörperbildung führen. Bei Verwendung anderer Hib-Konjugatimpfstoffe empfehle ich 3 Impfungen innerhalb der ersten 6 Lebensmonate. Auch dürfen die Boosterimpfungen im 2. Lebensjahr nicht zu spät gegeben werden.

Neugeborene HBsAg-positiver Mütter erhalten unabhängig vom Gestationsalter innerhalb von 12 Stunden nach der Geburt eine aktive und passive Immunisierung gegen Hepatitis B. Soll eine Hepatitis-B-Schutzimpfung bei Neugeborenen HBsAg-negativer Mütter wegen Kontaktmöglichkeiten schon vor dem 3. Lebensmonat gegeben werden, ist sie bei Frühgeborenen erst nach Erreichen eines Gewichtes von 2000 g zu beginnen. In einigen Studien war die Serokonversionsrate bei sehr unreifen Frühgeborenen niedriger als bei Reifgeborenen (1).

Literatur

1. American Academy of Pediatrics. Red Book. Report of the Committee on Infectious Diseases. 23th ed. Illinois: Elk Grove Village; 1994.
2. Spiess H. Tuberkuloseschutzimpfung. In: Spiess H, Hrsg. Impfkompendium, 4. Aufl. Stuttgart: Thieme; 1994.
3. Bernbaum JC, et al. Response of preterm infants to diphtheria-tetanus-pertussis immunisations. J Pediatr 1985; 107: 184–189.
4. Bernbaum JC, et al. Half-dose immunisation for diphtheria, tetanus, pertussis: response of preterm infants. Pediatrics 1988; 83: 471–476.
5. Cates KL, et al. Longitudinal development of specific and functional antibody in very low birth weight premature infants. Pediatr Res 1988; 23: 14–22.
6. Schneeweiß B. Impfung von Frühgeborenen. In: Stück B, Schneeweiß B, Hrsg. Impfroutine – Impfprobleme. Jena: Universitätsverlag; 1993.
7. Ward J, et al. Haemophilus influenzae vaccines. In: Plotkin SA, Mortimer EA jr., editors. Vaccines. 2nd ed. Philadelphia: Saunders; 1994.

B. STÜCK, Berlin

Impfungen beim Säugling bzw. Kleinkind mit progressiver Muskeldystrophie

Frage: Welche Impfungen können bei einem Säugling bzw. Kleinkind mit progressiver Muskeldystrophie (Typ DUCHENNE) vorgenommen werden?

Irgendwelche Kontraindikationen bei Säuglingen und Kleinkindern, auch Schulkindern, mit DUCHENNE-Muskeldystrophie sind mir, auch im Schrifttum, bisher nicht bekannt geworden. Die betroffenen, im Säuglings- und frühen Kleinkindalter, im sog. präklinischen Stadium praktisch erscheinungsfreien Knaben können also wie andere, klinisch gesunde Kinder nach den Empfehlungen der Ständigen Impfkommission geimpft werden, wobei freilich die Impfung der allgemeinen Situation und dem einzelnen Kind sowie der epidemiologischen Situation anzupassen ist. Prophylaktische Impfungen gegen Virusgrippe können von Nutzen sein. Für Auslandsreisen, zumal in tropische und subtropische Gebiete, gelten die entsprechenden Vorschriften und Gegebenheiten der jeweiligen Staaten.

R. BECKMANN, Freiburg im Breisgau

Impfungen bei spinaler Muskelatrophie

Frage: Welche Impfungen sollten bei Kindern mit spinaler Muskelatrophie Typ I bzw. Typ II verabreicht werden?

Als Ursache fast aller spinalen Muskelatrophien mit autosomal-rezessivem Erbgang konnten in den letzten Jahren Deletionen im Bereich des Survival-Motor-Neuron-Gens (SMN) auf Chromosom 5 nachgewiesen werden. Aktuelle Befunde sprechen dafür, dass die Schwere der Erkrankung mit der Größe dieser Deletionen korreliert. Es handelt sich bei der spinalen Muskelatrophie der Typen I, II und III also nicht um getrennte Erkrankungen, sondern um ein Kontinuum verschiedener Ausprägungen derselben Krankheit bei unterschiedlicher Schwere der genetischen Ursache.

Dies erklärt, warum bisher keine Einigkeit zwischen verschiedenen Autoren bei den Klassifikationskriterien für die Typenzuordnung erreicht werden konnte. Diese richten sich nach dem Alter des Auftretens der ersten Symptome, nach dem besten erreichten Funktionszustand oder nach der Lebenserwartung.

In Deutschland zur Zeit am meisten verbreitet ist die Klassifikation nach ZERRES:

Typ I – Sitzen nicht möglich,

Typ II – Sitzen erlernt, aber kein freies Gehen,

Typ IIIa – Gehen möglich, Beginn spätestens mit 3 Jahren,

Typ IIIb – normale Entwicklung, Beginn 3.–30. Lebensjahr.

Bei dieser Klassifikation erreichen 18% der Kinder mit Typ I das Alter von 4 Jahren, 77% mit Typ II das Alter von 20 Jahren und 34% mit Typ IIIa das Alter von 40 Jahren. Nur Kinder, bei denen erste Symptome schon im Laufe der ersten 6 Lebenswochen in Erscheinung treten, sterben mit großer Wahrscheinlichkeit bereits im 1. Lebensjahr.

Aus diesen Daten geht hervor, dass ein hoher Anteil von Patienten mit spinaler Muskelatrophie auch höherer Schweregrade eine keinesfalls geringe Lebenserwartung hat. Deshalb sind die üblichen Impfungen von besonderer Bedeutung, da diese schwachen und häufig in ihrer Atemkapazität beeinträchtigten Kinder durch Infektionskrankheiten mit Beteiligung der Luftwege besonders bedroht sind. Auch die Impfung gegen Poliomyelitis sollte in der üblichen Weise verabreicht werden. Früher einmal geäußerte Bedenken gegen diese Impfung bei vorbestehenden Vorderhornerkrankungen gelten heute als gegenstandslos.

R. KORINTHENBERG, Freiburg im Breisgau

Impfungen bei Kind mit IgA-Mangel

Frage: Ich betreue ein 3-jähriges Kind mit IgA-Mangel (IgA 2, IgG 682, IgM 171 mg/dl, IgE und übrige Laborwerte unauffällig, IgG-Subklass. normal). Außerdem hat das Kind einen gastroösophagealen Reflux sowie Asthma. Das Kind wurde von mir 3-mal gegen DPT sowie 2-mal gegen Polio und Hib geimpft, bevor der IgA-Mangel entdeckt wurde. Bei den Impfungen trat jedesmal Fieber auf. Was soll ich bezüglich der weiteren Impfungen tun?

Ein IgA-Mangel (unter 0,3 g/l bzw. 30 mg/dl) gehört zu den häufigsten Antikörpermangelzuständen (Inzidenz bei klinisch gesunden Individuen 1:300 bis 1:3000). Ein selektiver IgA-Mangel verläuft bei den meisten Patienten (über 50%) ohne Krankheitszeichen. Seltener ist er assoziiert mit rezidivierenden sinubronchopulmonalen Infektionen (etwa 30%), Autoimmunerkrankungen wie SLE, RA, Diabetes I (etwa 10%), Allergien mit hohem IgE-Spiegel (etwa 5%), malignen Tumoren z. B. im Gastrointestinaltrakt, Lymphomen (unter 5%), anderen Immundefekten wie IgG-Subklassendefekten (unter 5%).

Von praktischer Bedeutung für das in der Frage erwähnte Kind wäre die Klärung der Frage, ob auch ein sIgA-Mangel vorliegt, was bei einem humoralen IgA-Mangel nicht zwangsläufig zu erwarten ist.

Da die meisten Impfungen, wie übrigens auch Infektionen, in der Regel eine zelluläre Immunität bewirken und eigentlich nur Toxoid (TD)- und Konjugat (Hib)-Impfstoffe eine vorwiegend humorale (IgM/IgG-vermittelte) Immunität aufbauen, sind weder bei Tot- noch bei Lebendimpfstoffen nachteilige Effekte zu befürchten.

B. Schneeweiss, Berlin

Impfungen bei Skeletterkrankung

Frage: Ein Kind mit ausgeprägter Knorpelhypoplasie mit kompletter Gerüstinsuffizienz des Kehlkopfeinganges (dem es aber jetzt gut geht) wurde seitens der primär behandelnden Klinik von sämtlichen Impfungen zurückgestellt. Die niedergelassenen Kinderärzte, die das Kind sonst betreuen, meinen, dass zumindest DT angezeigt wäre, unbedingt jedoch Hib. Das Kind ist 11 Monate alt.

Aus der Beschreibung geht nicht ohne weiteres hervor, ob es sich hier um ein Syndrom mit Immundefekt handelt; so z. B. um das früher als »cartilage hair hypoplasia« beschriebene Syndrom, das gelegentlich mit einem Immundefekt einhergeht. Vorausgesetzt, dass kein Immundefekt besteht, sind alle Routineimpfungen (DPT, Hib, Polio, Masern, Mumps, Röteln) zu empfehlen. Bei der beschriebenen »Gerüstinsuffizienz des Kehlkopfeinganges« ist wegen der Gefährdung bei einer Erkrankung an Pertussis auch noch in diesem Alter eine Impfung indiziert.

Die Ständige Impfkommission des Bundesgesundheitsamtes gibt bei besonders gefährdeten Kindern keine Altersbegrenzung mehr an. Bei dem hier geschilderten Kind sollte nach dem empfohlenen Impfschema vorgegangen werden, wobei die im 2. Lebensjahr vorgesehenen Impfungen in das 3. Lebensjahr verlegt werden. Die Hib-Impfung kann entsprechend dem Alter auf 2 bzw. 1 Impfung reduziert werden. Ist eine Störung der Immunantwort nicht auszuschließen, können Totimpfstoffe (DPT, Hib) ohne Bedenken verabreicht werden, Lebendimpfstoffe jedoch nur, wenn die zellvermittelte Immunität intakt ist.

B. Stück, Berlin

Chemotherapie und Impfungen

Frage: Ein Neugeborenes hat ein Beckenbodensarkom. Es wird erfolgreich chemotherapeutisch behandelt. Es ist jetzt 4 Monate alt und in sehr gutem Allgemeinzustand. Ist es berechtigt, die Aussetzung aller Impfungen zu verfügen (seitens der behandelnden Klinik)? Meiner Ansicht nach sollte man DT impfen und in jedem Fall Hib.

Zytostatische Therapie und Röntgenbestrahlungen führen zu einer mehr oder weniger starken Unterdrückung der Immunantwort. Impfungen mit vermehrungsfähigen Erregern (Lebendimpfstoffe) sind deshalb kontraindiziert (Ausnahme: Varizellenimpfung). Dagegen können inaktivierte Impfstoffe (Totimpfstoffe) gegeben werden. Jedoch ist mit einer ungenügenden Immunantwort zu rechnen, sodass der Impferfolg möglichst durch serologische Kontrollen bestätigt werden sollte. Frühzeitig müssen die Kinder gegen Haemophilus-influenzae-B-Infektionen und gegen Pertussis geschützt werden.

In Abhängigkeit vom Alter des Kindes sollte versucht werden, erst nach Beendigung der Therapie oder in einer Therapiepause zu impfen. Dagegen dürfen Lebendimpfstoffe frühestens 3 Monate nach Beendigung der Behandlung gegeben werden.

Die Fähigkeit zur adäquaten Reaktion auf Lebend- und Totimpfstoffe ist in Abhängigkeit von der Intensität der Therapie meist 6 Monate nach Absetzen der zytostatischen Therapie wieder hergestellt.

B. STÜCK, Berlin

Lebendimpfungen bei Kindern nach Ösophagusatresieoperationen

Frage: Der »Kreis für Eltern von Kindern mit Speiseröhrenmissbildungen e.V.« warnt unter Hinweis auf eine Stellungnahme von STICKL *in seinem Buch »Impffragen aus der Praxis« vor Lebendimpfungen bei Kindern nach Ösophagusatresieoperationen. Die Ösophagusatresie soll eine Kontraindikation für eine Pertussisimpfung sein.*

Früher war man der Ansicht, dass infolge einer erhöhten Narbenreaktivität nach einer Operation 1 Jahr verstreichen sollte, bis eine Lebendimpfung verabreicht wird. Nach internationalen Erfahrungen lässt sich diese Ansicht nicht aufrechterhalten. Etwa 4–6 Wochen nach der Ösophagusatresieoperation bzw. nach anderen Operationen und durchgemachten Erkrankungen kann eine Lebendimpfung erfolgen.

Ebenfalls international ist man heute der Meinung, dass eine Ösophagusatresie keine Kontraindikation für eine Keuchhustenimpfung darstellt.

Eine Rückfrage bei der STIKO (Prof. Dr. STÜCK, Berlin, und Prof. Dr. KRETH, Würzburg) ergab eine gleichlautende Antwort. Die Kinder mit Operationen an der Speiseröhre unterscheiden sich bezüglich der Impfungen nicht von Kindern mit anderen Operationen. Ein verbindlicher Beitrag von KRETH dazu liegt vor (1). Die entscheidende Empfehlung darin lautet: *»Impfungen in der unmittelbaren postoperativen Phase sind zu vermeiden.«* Hier könnte ein Impffieber große differenzialdiagnostische Schwierigkeiten machen.

Zumeist sind Impfungen in der unmittelbaren postoperativen Phase nicht notwendig. Sonst bestehen k e i n e Einwände gegen Routineimpfungen, wenn die Operationswunde verheilt ist und sich das

Kind vom Operationstrauma erholt hat, was meistens innerhalb von 2–4 Wochen nach der Operation der Fall ist.

Ähnliche Empfehlungen wurden auch von der British Pediatric Association veröffentlicht (2).

Literatur

1. Kreth HW. Das Kind im Spannungsfeld zwischen Anästhesie und Chirurgie. Kinderanästhesie 1991.
2. Nicoll A, Rudd P, editors. Manual on infections and immunizations in children. Oxford: Oxford Medical Publications; 1989. S. 254.

D. PALITZSCH, Gelnhausen

Impfung bei anatomischer bzw. funktioneller Asplenie (Pneumokokken, Hib)

Frage: Ist bei einem Patienten nach Milzexstirpation eine Hib-Impfung möglich? Wenn ja, wie viele Impfungen in welchem Abstand? Ist ferner eine Pneumovax-Impfung möglich? In welchem Lebensalter? Gibt es dafür Kontraindikationen (z. B. hoher Pneumokokken-Antikörper-Spiegel)?

Patienten mit einer funktionellen oder anatomischen Asplenie haben ein hohes Risiko, an foudroyant verlaufenden Infektionen zu erkranken. Die häufigsten Erreger sind Pneumokokken, H. influenzae Typ b und Meningokokken. Das Risiko hängt u. a. von der Grundkrankheit, einer erforderlichen immunsuppressiven Therapie, dem zeitlichen Abstand von der Milzentfernung und dem Lebensalter ab.

Im Vergleich zu Gesunden tritt eine tödlich verlaufende Sepsis nach Splenektomie wegen Verletzung etwa 50-mal, bei Sichelzellanämie etwa 350-mal und bei Thalassaemia major etwa 1000-mal häufiger auf (1). Zwar scheint das Risiko mit zunehmendem Alter abzunehmen, bleibt jedoch das ganze Leben erhöht. Impfungen sollten deshalb unbedingt gegeben werden, jedoch ist der Schutz bei Patienten, besonders mit Verlust der Immunkompetenz, unsicher. Unabhängig vom Impfstatus wird deshalb je nach Alter und Grundkrankheit eine über mehrere Jahre oder lebenslang dauernde Penicillinprophylaxe empfohlen (1, 2).

Eine Hib-Impfung sollte unbedingt vorgenommen werden. Hier ist nach dem üblichen Impfschema vorzugehen. Sind die Kinder älter als 15 Monate, genügt eine Dosis (3). Verwendbar sind alle angebotenen Konjugatimpfstoffe. In der Regel werden »schützende« Antikörperspiegel erreicht (4, 5).

Im Gegensatz zu den Hib-Impfstoffen stehen für die Pneumokokkenimpfung noch keine Konjugatimpfstoffe zur Verfügung. Eine Impfung ist somit erst nach dem 2. Lebensjahr sinnvoll. Der im Handel befindliche 23-valente Pneumokokkenimpfstoff enthält die Polysaccharide der 23 Typen, die in den USA und in Europa am häufigsten für die Infektionen verantwortlich sind (5). Ein vollständiger Impfschutz wird angenommen, wenn ein Antikörpertiter von 300 µg/ml erreicht wird, jedoch ist die Immunogenität der einzelnen Polysaccharide sehr unterschiedlich (5).

Nebenwirkungen scheinen in Abhängigkeit des prävakzinalen Antikörpergehalts aufzutreten, meist in Form lokaler Rötung, selten in Form systemischer Reaktionen oder eines ARTHUS-Phänomens. Jedoch wird die Nebenwirkungsrate sehr unterschiedlich beurteilt (6).

Die Immunantwort ist bei Splenektomierten wegen eines Traumas sehr gut, bei Risikogruppen weniger gut bis zweifelhaft (5). Revakzinationen werden bei Kindern alle 3–5 Jahre, jenseits des 10. Lebensjahres alle 5–8 Jahre empfohlen (6).

Alle diese Empfehlungen sind empirisch, da größere Studien fehlen.

Ist die Splenektomie voraussehbar, sollte mindestens 2 Wochen vor dem Eingriff geimpft werden, sonst 3–4 Wochen danach.

Literatur

1. American Academy of Pediatrics. Red Book. Report of the Committee on Infectious Diseases. 22nd ed. Illinois: Elk Grove Village; 1991.

2. Weiß M, et al. Infektionsprophylaxe bei Asplenie. In: Scholz H, et al., Hrsg. Infektionen bei Kindern und Jugendlichen. 3. Aufl. München: Futuramed; 2000. S. 134–138.

3. Isenberg H. Die HIB-Impfung. pädiat prax 1991/92; 43: 415–424.

4. Gigliotti F, et al. Immunization of young infants with sickl cell disease with a haemophilus influenzae typ b saccharide-diphtheria CRM 197 protein conjugate vaccine. J Pediatr 1989: 114: 1006–1010.

5. Belohradsky BH, Nissl L. Impfungen bei sekundären Immundefekten – Indikationen, Impferfolge und Komplikationen. Ergebn Inn Med Kinderheilk 1992; 60: 241–331.

6. Konradsen HB. Pneumococcal revaccination of splenectomized children. Pediatr Infect Dis 1990; 9: 258–263.

B. STÜCK, Berlin

Neurodermitis, Allergien und Masern-Mumps-Röteln-Impfung

Frage: Muss man bei der Anwendung des Dreifachimpfstoffes Masern-Mumps-Röteln bei Neurodermitikern mit besonderen Komplikationen rechnen? Oder ist dieser Impfstoff sogar kontraindiziert für diese Patienten?

Die Neurodermitis ist keine Kontraindikation für eine MMR-Impfung. Da Atopiker oft auch einen IgA-Mangel haben, sind sie durch Virusinfektionen besonders gefährdet. Impfungen können bei Allergikern zu verstärkten Reaktionen führen. Selten kommt es zu einer vorübergehenden Verschlechterung der Neurodermitis.

Mit besonderen Komplikationen ist nicht zu rechnen, vorausgesetzt, es besteht keine Allergie gegen einen Bestandteil des Impfstoffes. Bei der MMR-Vakzine sind das u. U. Antibiotika. Die bei Atopikern gelegentlich bestehende Hühnereiweiß-Allergie ist keine Kontraindikation. Die in der Bundesrepublik Deutschland zugelassenen MMR-Impfstoffe sind frei von Hühnereiweiß. Die attenuierten Masern- und Mumpsviren sind auf Hühnerfibroblasten, die attenuierten Rötelnviren auf humanen diploiden Zellkulturen (HDC) gezüchtet. Es besteht keine »Kreuzallergie« zwischen Hühnereiweiß und Hühnerfibroblasten. Nur bei Allergikern mit schweren anaphylaktischen Reaktionen auf Hühnerei wird aus theoretischen Gründen die Verwendung von ausschließlich auf humanen diploiden Zellkulturen (HDC) gezüchteten attenuierten Viren empfohlen (1). Einen solchen gibt es in der Schweiz: *Triviraten* (MMR-Impfstoff).

Da der Impfstoff in Deutschland nicht zugelassen ist, muss bei der zuständigen obersten Gesundheitsbehörde des Landes nachgefragt werden, ob bei Vorliegen der besonderen Situation (Hühnereiweiß-Allergie) der Schutz der §§ 14 und 15 sowie 52 BSeuchG für öffentlich empfohlene Impfungen gültig bleibt. In der Regel ist das der Fall.

Literatur

1. Quast U. 100 und mehr knifflige Impffragen. Stuttgart: Hippokrates; 1990.

B. Stück, Berlin

Masern-Mumps-Röteln-Impfung bei Kleinkind mit familiärer Disposition zu multipler Sklerose

Frage: MMR-Impfung: 2-jähriges Kind, vor 1 Jahr Pneumokokkenmeningitis ohne Restschäden ausgeheilt. Vater und Halbschwester des Vaters leiden an multipler Sklerose. Bisherige DT/Polio/Hib-Impfungen gut vertragen. Zuletzt einmal eine stärkere Hautreaktion. Bestehen Bedenken gegen eine MMR-Impfung?

Bei der multiplen Sklerose sind auch heute noch viele Probleme offen. Eine familiäre Disposition wird diskutiert, ist aber bisher nicht bewiesen. Neuere Theorien gehen von einer Virusgenese im Sinne einer slow-virus-Infektion als ursächlich auslösendem Faktor aus, andere sprechen von »autoimmunologischen« Prozessen.

Die Liquorbefunde bei multipler Sklerose und subakuter sklerosierender Panenzephalitis (SSPE) (van Bogaert-Enzephalitis) Jahre nach Masernerkrankung sind für beide Erkrankungen gleich charakteristisch. Heute ist bekannt, dass auch noch weitere Viren im Zusammenhang mit einer SSPE gefunden werden können; es ist jedoch nicht geklärt, welche Voraussetzungen (seitens des Erregers und des Wirts) bestehen müssen, damit die Erkrankung ausbricht. Für das Auftreten der SSPE nach Masern wird eine Wahrscheinlichkeit von 1:1000000 angegeben. Im Zusammenhang mit der Masernimpfung wurde keine Zunahme registriert, amerikanische Autoren scheinen sogar eine Abnahme beobachtet zu haben.

Eine sehr ähnliche, aber extrem seltene Erkrankung wird nach intrauteriner Rötelninfektion (etwa 10 Jahre später) auch im Sinne einer slow-virus-Infektion beschrieben, die progressive Rötelnpanenzephalitis.

Aber auch bei akuter Erkrankung haben Viren, wie bekannt (und das betrifft besonders das Mumps- und Masernvirus, weniger das Rötelnvirus), eine deutliche Affinität zum ZNS. Bei Mumps tritt ja zu fast 80% eine mehr oder weniger deutliche ZNS-Reaktion (»Enzephalitis« oder auch eine andere seröse Meningitis) auf; meist kommt es jedoch zur Heilung ohne Residuen. Die Masernenzephalitis kann jedoch einen foudroyanten Verlauf nehmen. Bei der Erkrankung sind auch weitere neurologische Erscheinungen, wie disseminierte Myelitis und Polyradikuloneuritis, bekannt. Dies gilt natürlich auch für Röteln, jedoch mit deutlich leichterem Verlauf und extrem selten.

Bei unserem Impfstoff handelt es sich ja bekanntlich um einen Lebendimpfstoff, d. h. es könnte durch die Mumps-Masern-Röteln-Impfviren eine »kleine« Krankheit ausgelöst werden. Vielen Kollegen sind »Impfmasern« oder ein flüchtiger Rash nach Rötelnimpfung bekannt. Über eine mögliche ZNS-Reaktion im Zusammenhang mit der Masernimpfung wurde an anderer Stelle schon ausführlich diskutiert (1, 2); ähnliches gilt auch für die Mumpsvakzine. Wir haben also die Wahl zwischen einer eventuell leicht verlaufenden Impfreaktion oder der weit gefährlicheren Wildvirusinfektion mit oft schwerer Erkrankung.

Ganz besonders nach der bereits abgelaufenen Pneumokokkenmeningitis würden wir uns für die aktive Impfung entscheiden, jedoch nach ausführlicher Aufklärung der Eltern, exakter Untersuchung (neurologischer und allgemeiner Status, EEG) und unter medikamentösem antipyretischem/antiphlogistischem Schutz für etwa 10 Tage. Da das Kind bereits die Poliomyelitisimpfungen mit Lebendviren, die eine deutliche ZNS-Affinität besitzen, wie die weiteren genannten Impfungen gut toleriert hat, dürfte ein normal funktionierendes Immunsystem vorhanden sein und kein wesentlich erhöhtes Impfrisiko bestehen.

Bei der familiär aufgetretenen multiplen Sklerose und den berechtigten Ängsten der Eltern, die sicher nicht nur die Impfung betreffen, wäre vor den Impfungen eine Magnetresonanztomographie (MRT) vertretbar. Jedoch gibt sie auch nur Auskunft über den derzeitigen morphologischen Zustand von Hirn und Rückenmark und dem impfenden Arzt eventuell etwas mehr rechtliche Sicherheit. Sie kann jedoch eventuell künftig auftretende immunologische Reaktionen im Organismus des Patienten nicht vorhersagen; das sollten die Eltern wissen.

Literatur

1. Allerdist H. Zentralnervöse Komplikationen nach Masernimpfung. Monatsschr Kinderheilk 1979; 127: 23–28.
2. Stickl H. Zur Notwendigkeit von Impfungen. pädiat prax 1989/90; 39: 224–226.

ROSWITHA BRUNS und S. WIERSBITZKY,
Greifswald/Vorpommern

Masernimpfung – multiple Sklerose

Frage: Als Argument für die Masernimpfung wird hier zunehmend der Schutz vor multipler Sklerose genannt. Wie stichhaltig ist dies, und gibt es sichere Daten dazu?

Ich bin für jede Argumentation zur Propagierung der Masernimpfung (weitaus am zweckmäßigsten in der Kombination Masern-Mumps-Röteln-Impfung) sehr dankbar! Es ist nicht nur wünschenswert, sondern ein Muss, dass alle noch nicht Immunen geimpft werden, und zwar Kinder und auch jugendliche Erwachsene!

Aber Argumente müssen wissenschaftlich abgesichert sein und dürfen nicht nur auf mehr oder weniger vagen Ideen oder Hypothesen beruhen. Die Möglichkeit der Prophylaxe der multiplen Sklerose durch Masernimpfung ist kein auf wissenschaftlicher Basis abgesichertes Faktum – leider!

Es wurden vor längerer Zeit auf der Basis epidemiologisch schlecht erhobener serologischer Daten Hinweise publiziert, dass möglicherweise ein Teil der Erkrankungen an multipler Sklerose durch Maserninfektionen bedingt oder ausgelöst sein könnten (höhere Masern-Antikörperwerte bei Patienten mit multipler Sklerose als bei einem neurologischen Kontrollkollektiv). In späteren Arbeiten, in denen Patienten mit multipler Sklerose mit gleichaltrigen Kontrollpatienten verglichen wurden, konnten keine statistisch gesicherten Unterschiede nachgewiesen werden.

Da in den USA ja seit einigen Jahren mit wenigen Ausnahmen alle Kinder gegen Masern geimpft werden, sollte sich ein Einfluss der Masernimpfung auf die Inzidenz der multiplen Sklerose nachweisen lassen. Mir sind aber keine solchen Daten bekannt.

Schade: es wäre für die zukünftigen Opfer bzw. Nicht-Opfer der multiplen Sklerose und für die Masernimpfung sehr erfreulich – aber es stimmt leider nicht.

M. Just, Therwil

Rötelnimpfung bei Kindern mit Epilepsie

Frage: Bei einer 12-jährigen Patientin kam es 1979 im Anschluss an die Masern-Mumps-Impfung zu einer Epilepsie. Das EEG zeigte eine leicht erhöhte Krampfbereitschaft. Ein direkter Zusammenhang mit der Masern-Mumps-Impfung ist nicht sicher. Kann ich das Kind bedenkenlos gegen Röteln impfen?

Kinder, die eine Disposition zu Krampfanfällen haben, oder bei deren Eltern oder Geschwistern ein Krampfleiden besteht, haben eine gering erhöhte Neigung, nach einer Masernimpfung (nicht nach einer Mumpsimpfung) mit Krampfanfällen zu reagieren. Die Inzidenz ist jedoch so gering, dass sie nicht in Zahlen angegeben werden kann. In der Regel handelt es sich um Fieberkrämpfe.

Trotzdem sollten Kinder mit Krampfanfällen in der Vorgeschichte oder bei Verwandten 1. Grades geimpft werden, da eine Erkrankung für sie ein sehr viel höheres Risiko darstellt. Bei besonders gefährdeten Kindern kann der Versuch einer antipyretischen Prophylaxe gemacht werden, die dann aber über mehrere Tage erfolgen muss (z. B. vom 6.–12. Tag p.i.).

Es gibt weder Berichte noch Hinweise, dass eine Masernimpfung zu einem zerebralen Dauerschaden oder zu einer Epilepsie führt; auch nicht bei Krampfanfällen.

Die Rötelnimpfung wird sehr gut vertragen. Sehr selten treten zwischen dem 5.–12. Tag nach der Impfung ein leichtes Exanthem, Fieber und/oder eine Lymphadenopathie auf. Bei Jugendlichen und Erwachsenen kann es zu einer Arthralgie kommen (1–5%). Vereinzelt wurden vorübergehende, periphere Neuritiden beobachtet. Für einen Zusammenhang von zentralnervösen Störungen und Rötelnimpfung gibt es keine Hinweise.

Es bestehen daher keine Bedenken, bei einem Mädchen mit einer Epilepsie eine Rötelnimpfung vorzunehmen.

B. STÜCK, Berlin

MMR-Impfung und Neurodermitis

Frage: Darf ich einen jetzt 12 Monate alten Säugling mit Neurodermitis nach dem 15. Lebensmonat gegen Masern-Mumps-Röteln impfen? Bei der Suche nach Nahrungsunverträglichkeiten waren mehrere Werte untersucht worden, wobei sich für Eiklar die RAST-Klasse 2 ergab. Bisher war die Zufütterung von Ei vermieden worden, sodass über eine Symptomatik noch nichts gesagt werden kann.

Derselbe Junge verträgt die milchfreie Diät auf Sojamilchbasis zunehmend schlecht und reagiert mit Durchfällen; als Flüssigkeit erhält er im Wesentlichen verdünnte Obstsäfte und Tee; ist eine tägliche Verabreichung von Kalzium, z. B. »calcium forte von ct Suspension« (entspricht etwa 482 mg Kalziumionen pro Tag) erforderlich und ausreichend?

Es bestehen keine Bedenken, ein Kind mit einem MMR-Impfstoff zu impfen, das eine Neurodermitis hat und in Hauttests gegenüber Eiklar positive Reaktionen zeigt. Bei den in Deutschland zugelassenen MMR-Impfstoffen sind das Masern- und das Mumpsimpfvirus auf Hühnerfibroblastenkulturen, das Rötelnimpfvirus auf humanen diploiden Zellen gezogen. Hühnerembryonalfibroblasten haben keine Antigenverwandtschaft mit Hühnereiweiß.

Früher hat man angenommen, dass Patienten mit anaphylaktischen Reaktionen nach Genuss von Hühnereiweiß auch bei einer MMR-Impfung ein erhöhtes Risiko für eine starke Reaktion hätten. Im Zweifel wurden Hauttests empfohlen, bei positivem Ausfall spezielle Vorsichtsmaßnahmen angeraten (1).

Nach heutigem Wissen besteht jedoch keine Korrelation zwischen positivem Hauttest und einer allergischen Reaktion nach einer MMR-Impfung. Die Untersuchungen der letzten Jahre sprechen vielmehr dafür, dass kein Zusammenhang zwischen einer eventuell bei einer MMR-Impfung auftretenden allergischen Reaktion und einer Hühnereiweißallergie besteht (2–4).

Die Gefahr, dass stärkere allergische Reaktionen bei Impflingen mit einer Hühnereiweißallergie auftreten, ist extrem gering (3). Treten solche auf, sind sie eher auf andere Komponenten des Impfstoffes zurückzuführen. Hauttests sind deshalb nicht erforderlich (5). Es findet sich heute nicht mehr in allen Fachinformationen Hühnereiweißallergie als Kontraindikation. Grundsätzlich sollte man aber bei allen Impfungen die Notfallmedikamente zur Behandlung von anaphylaktischen Reaktionen zur Hand haben (6). Das gilt besonders bei Impfungen von Atopikern.

Zur zunehmenden Unverträglichkeit einer »milchfreien Diät auf Sojabohnenbasis«: Sie ist nicht verwunderlich, da Sojabohnen besonders häufig Nahrungsmittelallergien hervorrufen und daher zur Behandlung nicht geeignet sind.

Auch die tägliche Gabe von Kalzium scheint ohne Einfluss auf akute und chronische allergische Erkrankungen zu sein (7).

Literatur

1. American Academy of Pediatrics. Red Book. Report of the Committee on Infectious Diseases. 23th ed. Illinois: Elk Grove Village; 1994.

2. Fasano MB, et al. Egg hypersensitivity and adverse reactions to measles, mumps, and rubella vaccine. J Pediatr 1992; 120: 878–881.

3. James JM, et al. Safe administration of the measles vaccine to children allergic to eggs. N Engl J Med 1995; 332: 1262–1266.

4. Kemp A, van Asperen P, Mukhi A. Measles immunization in children with clinical reactions to egg protein. Am J Dis Child 1990; 144: 33–35.

5. Recommendations of the Advisory Committee on Immunization Practices. Update: Vaccine Side Effects, Adverse Reactions, Contraindications, and Precautions. Mor Mortal Wkly Rep 1996; 45: RR-12, 1–35.

6. Schranz D. Pädiatrische Intensivtherapie. Stuttgart: Gustav Fischer; 1990.

7. Niggemann B. Ist Kalzium für eine Allergieprophylaxe sinnvoll? pädiat prax 1995/96; 50: 704.

B. Stück, Berlin

MMR-Lebendimpfung – Zöliakie

Frage: Kann ein Kind mit Zöliakie MMR-lebendgeimpft werden? Gibt es eine obere Altersgrenze (z. B. über 18 Jahre)? Wie verhält man sich bei einem hirngeschädigten Kind ohne Krampfleiden, bei gut eingestelltem Krampfleiden bzw. bei gut eingestelltem Krampfleiden und MMR-Lebendauffrischimpfung?

Kinder mit chronischen Erkrankungen können prinzipiell alle empfohlenen Impfungen erhalten, auch wenn individuell natürlich die Risiken der Impfung und der Wildvirusinfektion abgewogen werden müssen. Eine Kontraindikation besteht bei den genannten Krankheitsbildern (Zöliakie, Hirnschäden mit und ohne Krampfleiden) nicht. Im Gegenteil: Die epidemiologische Situation in Deutschland und Österreich (endemisches Vorkommen, gelegentlich epidemische Ausbreitung von Masern-Mumps-Röteln) ist ein jederzeit bestehendes Infektionsrisiko. Wir bejahen daher gerade die Impfung geschädigter, chronisch kranker Kinder, die ohne Verzögerung bei Erreichen des empfohlenen Impfalters vorgenommen werden sollte. Zur Prophylaxe von eventuell möglichen stärkeren Fieberreaktionen können Antipyretika gegeben werden.

Die 2. MMR-Impfung, die seit 1991 durch die STIKO empfohlen wird, dient nicht vordergründig als Auffrischungsimpfung. Vielmehr geht es vor allem um die Absicherung des Impferfolges und die Stabilisierung des Impfschutzes, d. h. die Erzielung einer Serokonversion bei den 5–7% Impfversagern.

Eine Altersbegrenzung besteht für die MMR-Impfung nicht. Es bestehen keine Bedenken, ohne serologische Vortestung zu impfen. Anamnestische Angaben sind nicht sicher und sollten die Impfentscheidung nicht beeinflussen. Bei Impfungen von Erwachsenen ist nicht mit stärkeren Impfreaktionen zu rechnen. Bei Immunitätsstudien und epidemiologischen Analysen gefundene Immunitätslücken und die daraus resultierende Verschiebung der Erkrankungen in höhere Altersgruppen unterstützen die Empfehlung, jungen Erwachsenen ohne dokumentierte Impfung die Immunprophylaxe anzubieten. Das trifft besonders auf das medizinische Personal zu.

EDITH GERIKE, Berlin

Schutzimpfungen und Operation

Abstände zwischen Impfungen und Operationen

1. Frage: Welche Abstände müssen zwischen Impfungen und Operationen eingehalten werden?

Bei dringender Indikation kann jederzeit operiert werden, gleichgültig, ob vorher Tot- oder Lebendimpfstoffe verabreicht wurden. Auch wenn mit einer Virämie zu rechnen ist (z. B. nach Polioschluckimpfung oder Masern-Mumps-Röteln-Impfung), sind besondere prophylaktische Maßnahmen, wie die Gabe von speziellen Immunglobulinen, nicht erforderlich.

Es sind weltweit bisher keine impfbedingten Komplikationen beobachtet worden, weil unmittelbar vor einem operativen Eingriff geimpft wurde.

Bei Wahleingriffen sollte der zeitliche Abstand für Totimpfstoffe mindestens 3 Tage und für Lebendimpfstoffe mindestens 14 Tage betragen. Die häufigste Impfreaktion ist ein leichtes bis mäßiges Fieber. Fieber tritt nach Impfung mit Totimpfstoffen relativ rasch auf, manchmal bereits nach wenigen Stunden, gewöhnlich aber innerhalb von 2–3 Tagen. Nach Verabreichung von Lebendimpfstoffen, wie z. B. MMR, zumeist zwischen dem 10. und 12. Tag.

Die Abstände sind in erster Linie als Hilfe für Anästhesist und Operateur zu verstehen, da ein Impffieber in der unmittelbaren prä- und postoperativen Phase größere differentialdiagnostische Schwierigkeiten machen könnte.

Narkose und vor allem Operationstrauma können eine Minderung des Impferfolgs bewirken. Deshalb sind Impfungen in der unmittelbar postoperativen Phase – ausgenommen die Tetanus- und Tollwutschutzimpfung – zu vermeiden.

Es wird außerdem empfohlen, spezielle Indikationsimpfungen, wie z. B. die Pneumokokkenimpfung nach notfallmäßiger Splenektomie, erst 4 Wochen nach dem Eingriff zu verabreichen. (Bei elektiver Splenektomie sollte die Impfung spätestens 4 Wochen vor dem Eingriff erfolgen.)

Diese Empfehlungen gelten für immungesunde Kinder und Erwachsene.

Literatur

1. Nicoll A, Rudd P, Hrsg. Manual on Infections and Immunizations in Children. Oxford: Oxford Medical Publications; 1989. p. 254.
2. Kreth HW. Impfung, Narkose und Operation. In: Kretz FJ, Schier F, Hrsg. Das Kind im Spannungsfeld zwischen Anästhesie und Chirurgie. Berlin: Springer; 1991. S. 3–9.
3. Sitzmann FC. Operative Eingriffe, Narkose und Impfungen. Zentralbl Kinderchir 1994; 3: 172–176.
4. Spiess H, Hrsg. Impfkompendium. Stuttgart: Thieme; 1994. S. 56–57.

H. W. Kreth, Würzburg

2. Frage: Wird eine Impfung (hier Hepatitis-B-Erstimpfung) durch eine 5 Tage später folgende Operation (Herniotomie bei einem 8 Jahre alten Jungen) unwirksam? Muss die Impfserie neu begonnen werden?

Eindeutig: Nein!

Klinische Beobachtungen, die auf Wechselwirkungen zwischen Impfung oder Impferfolg und einer nachfolgenden Anästhesie oder einem operativen Eingriff hinweisen, sind nicht bekannt.

Es wird davon abgeraten, innerhalb der letzten 3 Tage vor elektiven Eingriffen Impfungen mit sog. Totimpfstoffen (z. B. Impfungen gegen Diphtherie, Tetanus, Pertussis oder Hepatitis B) zu verabreichen. Die häufigste Nebenwirkung dieser Impfstoffe ist eine kurzfristige Temperaturerhöhung, die in der Regel kurz nach der Impfung auftreten kann und die sich spätestens 3 Tage nach der Impfung auflöst.

Zur Vermeidung differentialdiagnostischer Probleme sollte deshalb in den letzten 3 Tagen vor dem Eingriff nicht mit diesen Impfstoffen geimpft werden. Der Impferfolg wird durch den Eingriff nicht tangiert.

M. A. Koch, Berlin

3. Frage: Manche Anästhesisten und Chirurgen sind der Meinung, zwischen Narkosen bzw. Operationen sind bestimmte Mindestzeitabstände vor bzw. nach Impfungen einzuhalten. Ist dies notwendig und worin liegt die Meinung begründet?

Akute oder planbare Operation – das ist die Frage.

Seit Jahrzehnten werden nahezu alle Menschen geimpft; die Wahrscheinlichkeit einer Koinzidenz zwischen Impfung und akutem operativem Eingriff ist daher sehr groß. Es gibt jedoch keinen Anhalt dafür, dass Impfungen die Ursache von Narkosezwischenfällen oder schweren postoperativen Verläufen sein können. Hinweise gibt es auch nicht in den Beipackmaterialien der Impfstoffhersteller, in denen das Spektrum möglicher Nebenwirkungen und »Wechselwirkungen mit anderen Mitteln« im allgemeinen recht umfangreich beschrieben wird.

Die unverzügliche Impfung kann sich sogar direkt im Zusammenhang mit chirurgischen Maßnahmen als vitale Indikation ergeben (Tollwut-, Tetanusgefahr). Auch nach Impfungen mit Lebendvirusimpfstoffen, selbst bei dem möglichen Zusammentreffen zwischen operativem Eingriff und postvakzinaler virämischer Phase, sind keine Komplikationen bekannt geworden; die Anwendung von Immunglobulinen zur Neutralisierung sog. Impfviren ist nicht sinnvoll. Für die Narkose- und Operationsteams ist es jedoch nicht unwichtig, über vorausgegangene Impfungen eines Patienten informiert zu sein, um postoperativ mögliche impfbedingte Reaktionen, wie z. B. Fieber, in die differentialdiagnostischen Erwägungen einzubeziehen.

Wenn genügend Zeit vorhanden ist, den Termin für einen operativen Eingriff zu planen, dann sollte das Zusammentreffen mit einer Impfreaktion vermieden werden. Es wird empfohlen, nach einer Impfung wenigstens ein Intervall von 14 Tagen bis zur Operation einzuhalten und ausstehende, nicht dringend indizierte Impfungen frühestens 14 Tage nach der Genesung durchzuführen; das Operationstrauma sollte überwunden sein.

Gründe für diese Mindestabstände: Die postvakzinale Immunreaktion wird nicht mehr durch das Operationsgeschehen belastet; einem möglichen Zusammentreffen von Impfreaktion und Operationstrauma wird vorgebeugt.

WALTRAUD THILO, Berlin

Erhöhen Impfungen die Risiken von Anästhesie und Operation?

Frage: Immer wieder lehnen Chirurgen und Anästhesisten ab, Kinder zu operieren, die in den letzten Wochen vor dem Operationstermin, in der Regel 2–4 Wochen zuvor, eine Impfung erhalten haben. Welches sind die Hintergründe? Gibt es vonseiten der Kinderärzte (Berufsverband, Fachgremien) die Möglichkeit, auf Anästhesisten und Chirurgen Einfluss zu nehmen, falls dieser Abstand nach wissenschaftlichen Erkenntnissen nicht mehr erforderlich ist?

Die Frage, ob nach Impfungen vor Operationen ein Sicherheitsabstand einzuhalten ist, gibt in der Bundesrepublik seit vielen Jahren Anlass zu Diskussionen, obwohl es bis heute keine Berichte in der Literatur (1) gibt, dass die Kombination Impfung und Narkose zu vermehrten Komplikationen oder zu einem ungenügenden Impferfolg geführt hätte.

Impfkomplikationen können zu diagnostischen Problemen führen, wenn sie in zeitlichem Zusammenhang mit Narkose oder Operation auftreten. Sie könnten auch, z. B. durch hohes Fieber, vor allem Säuglinge während einer Anästhesie gefährden. Es ist deshalb klug, während der Zeit, in der Impfkomplikationen allenfalls vorkommen – die ersten 3 Tage nach Totimpfstoffen, die ersten 2 Wochen nach Lebendimpfstoffen –, auf elektive Eingriffe zu verzichten. In einem Schreiben des wissenschaftlichen Arbeitskreises »Kinderanästhesie« der Deutschen Gesellschaft für Anästhesie und Intensivmedizin, in Lehrbüchern (2) und in Übersichtsartikeln (1) wird daher nach Impfungen dieser Sicherheitsabstand empfohlen.

Narkose und Operation beeinflussen das Immunsystem (3), vorwiegend im Sinne einer Immunsuppression. Es ist theoretisch denkbar, dass dadurch auch die immunologische Antwort auf eine Impfung beeinflusst wird. Es scheint aber nicht sehr wahrscheinlich, dass daraus ein ungenügender Impfschutz resultieren könnte.

Zusammenfassend: Es liegen keine wissenschaftlichen Daten vor, die chirurgische Eingriffe unmittelbar nach Impfungen verbieten. Allerdings ist es klug, während der Zeit, in der Impfkomplikationen vorkommen – die ersten 3 Tage nach Totimpfstoffen, die ersten 2 Wochen nach Lebendimpfstoffen –, auf Eingriffe zu verzichten. Kollegen können auf Empfehlungen in Übersichtsartikeln (1) oder in Lehrbüchern (2) verwiesen werden.

Literatur

1. van der Walt JH, et al. Anaesthesia and recently vaccinated children. Paediatr Anaesth 1996; 6: 135–141.
2. Jöhr M. Kinderanästhesie. 3. Aufl. Stuttgart-Jena-New York: Gustav Fischer; 1995.
3. Weissman C. The metabolic response to stress: an overview and update. Anesthesiology 1990; 73: 308–327.

M. Jöhr, Luzern

Einfluss von Narkosen auf den Impfverlauf und die Immunantwort

Frage: Wie wirken sich Narkosen auf Impfungen aus? Gibt es Gründe, nach Impfungen Narkosen zu verweigern? Gibt es empfohlene (evtl. begründete) Intervalle zwischen Impfungen und Narkosen?

Untersuchungen zum Einfluss von Narkosen auf den Impfverlauf und die Immunantwort sind mir beim Menschen nur im Zusammenhang mit Operationen bekannt. Nach größeren Operationen und längerer Narkosedauer kann sowohl die humorale als auch die zelluläre spezifische und natürliche Immunität gestört sein (1, 2). Dabei scheint der chirurgische Eingriff das Immunsystem stärker zu beeinflussen als das Narkoseverfahren. Andererseits kann durch eine Anästhesie eine Stresssituation gemindert werden, die auch als Ursache einer Immunsuppression diskutiert wird (3).

Nach einer Literaturzusammenstellung von Hönig (4) führen die verschiedensten Anästhetika bei In-vivo- und In-vitro-Untersuchungen zu einer vorübergehenden Beeinflussung verschiedener Immunparameter, vorwiegend der zellulären Immunabwehr. Diese ist aber nicht länger als 7–10 Tage nachweisbar (2, 4).

Wirkung und Effekt der einzelnen Anästhetika werden sehr unterschiedlich beurteilt, bedingt u. a. durch die methodenabhängigen Versuchsbedingungen. Halothan wird z. B. ein verstärkter Einfluss auf die Immunabwehr nachgesagt (2). Ketamin hatte in In-vitro-Studien keinen Einfluss auf zelluläre Immunparameter, führte bei In-vivo-Untersuchungen an Rhesusaffen jedoch zu einer deutlichen Depression des zytotoxischen Effektes (5) und bei Mäusen zu einer Verminderung der T-Helferzellpopulation zugunsten der T-Suppressorzellpopulation (6).

Fescharek et al. (7) berichten über 2 indische Brüder im Alter von 6 und 8 Jahren. Nach Bissverletzungen durch einen tollwütigen Hund waren beide sofort nach den WHO-Empfehlungen aktiv immunisiert worden. Die passive Immunisierung verzögerte sich um 24 Stunden. Der jüngere Bruder wurde anschließend wegen erheblicher Gesichtsverletzungen operiert. 16 Tage nach der Bissverletzung starb er.

Auch unter Berücksichtigung des hohen Risikos bei dem jüngeren Bruder – verspätete Gabe eines Hyperimmunserums, Gesichtsverletzung, Operation – diskutieren die Autoren den möglichen zusätzlichen Einfluss der Ketaminnarkose auf die zelluläre Immunabwehr und empfehlen, einem solchen Patienten möglichst nur eine Lokalanästhesie zu geben (7).

Dokumentierte Impfverläufe bei Operationen mit Narkosen sind äußerst rar. In einer Studie untersuchte Alieff (8) die Immunantwort nach Tetanusschutzimpfungen. Danach zeigen Erwachsene, die kurz vor der Operation eine Auffrischimpfung erhalten haben, im Vergleich zu Kontrollpersonen einen verzögerten und geringeren Anstieg der spezifischen Antikörper.

Dass der Impferfolg allein durch eine Narkose in Frage gestellt werden kann, dafür sprechen Untersuchungen an Hundewelpen (9). Nach einer Impfung mit einer inaktivierten Vakzine gegen Tollwut zeigten Welpen, die lediglich anästhesiert worden waren, einen deutlich geringeren und verzögerten Antikörperanstieg als die unbehandelten Kontrolltiere; nach der Injektion einer Lebendvakzine gegen Parvoviren blieben sogar 7 von 20 anästhesierten Welpen ohne Immunantwort. Demnach scheint vor allem die zelluläre Immunantwort gestört zu werden.

Hinweise auf ein erhöhtes Narkose- oder Impfrisiko finden sich in der Literatur nicht. In Anlehnung an die »Empfehlungen der Ständigen Impfkommission« bei Operationen scheint es sinnvoll zu sein, zwischen Impfungen und nachfolgenden Wahleingriffen ein Mindestintervall von 4–7 Tagen bei Totimpfstoffen und von 14 Tagen bei Lebendimpfstoffen einzuhalten. Versäumte Impfungen können 2 Wochen nach dem Narkoseeingriff nachgeholt werden. Im Zweifel sollte, besonders nach einer Impfung mit einem Lebendimpfstoff, eine Kontrolle des Antikörpertiters stattfinden.

Literatur

1. Schmücker P, et al. Postoperative Veränderungen des Immunsystems. Münch Med Wochenschr 1982; 124: 948–950.
2. Kreth HW. Impfung und Operation. In: Stück B, Schneeweiß B, Hrsg. Impfroutine – Impfprobleme. Jena: Universitätsverlag; 1993.
3. Glaser R, et al. Stress-related immune-suppression: health implication. Brain Behav Immun 1989; 1: 7–20.
4. Hönig A. Untersuchungen über die Bildung von Antikörpern nach Schutzimpfung, die während einer Narkose beim Hund durchgeführt wurden. [Dissertation]. München: Vet.-Med. Univ. München; 1988.
5. Thomas J, et al. Differential effects of intravenous anaesthetic agents on cell-mediated immunity in the Rhesus monkey. Clin Exp Immunol 1982; 47: 457–466.
6. Hansbrough JF, et al. Alterations in splenic lymphocyte subpopulations and increased mortality from sepsis following anaesthesia in mice. Anesthesiology 1985; 63: 367–372.
7. Fescharek R, Franke V, Samuel MR. Do anaesthetics and surgical stress increase the risk of post-exposure rabies treatment failure? Vaccine 1994; 12: 12–13.
8. Alieff A. Der Einfluß von Operationen auf die Bildung des Tetanusantitoxintiters. Chirurg 1975; 46: 132–134.
9. Mayr B, et al. Untersuchungen über die Wirksamkeit und Unschädlichkeit einer Schutzimpfung gegen Parvovirus bzw. Tollwut bei narkotisierten Hundewelpen. Tierärztl Prax 1990; 18: 165–169.

B. Stück, Berlin

Operation der großen Leistenhernie

Frage: 5 Monate alter Säugling mit großer Leistenhernie. Letzte Impfung (DTP) komplikationslos, aber noch keine 8 Wochen zurück. Ist eine Operation unter diesen Umständen möglich?

Dieses Kind sollte unmittelbar einer Operation der großen Leistenhernie zugeführt werden. Das ständige Austreten und Reponieren führt zu einer Verdickung der Bruchsackadhäsionen und zu einer intermittierenden Verschlechterung der Zirkulation für den Hoden. Die Operation selbst wird durch langes Zuwarten schwieriger und die Gefahr einer Gefäßschädigung größer.

Die vor fast 2 Monaten durchgeführte DTP-Impfung ist überhaupt keine Kontraindikation zu Narkose oder chirurgischem Eingriff. Leichtere Frühreaktionen (Fieber, lokale Schwellung) nach dieser Impfung sind höchstens in den ersten 8 Tagen zu erwarten, und eine »Schonzeit« über diesen Termin hinaus ist weder notwendig noch gerechtfertigt.

A. Schärli, Luzern

Autorenverzeichnis

Bartmann, Prof. Dr. Dr. P.
Abteilung für Neonatologie
Universitäts-Kinderklinik
Adenauerallee 119
53113 Bonn

Beckmann, Prof. Dr. R.
Kaschnitzweg 11
79104 Freiburg im Breisgau

Berthold, Dr. H.
Institut für Virologie
Hermann-Herder-Straße 11
79104 Freiburg im Breisgau

Beyer, Dipl.-Ing. D.
Berufsgenossenschaft
für Gesundheitsdienst
und Wohlfahrtspflege
Schäferkampsallee 24
20357 Hamburg

Bier, Dr. N.
Herzbachweg 14
63571 Gelnhausen

Breckwoldt, Prof. Dr. M.
Universitäts-Frauenklinik
Hugstetter Straße 55
79106 Freiburg im Breisgau

Bruns, Dr. Roswitha
Klinik und Poliklinik
für Kinder- und Jugendmedizin
der Universität
Soldtmannstraße 15
17489 Greifswald/Vorpommern

Daschner, Prof. Dr. F.
Institut für Umweltmedizin
und Krankenhaushygiene
Universitätsklinikum
Hugstetter Straße 55
79106 Freiburg im Breisgau

Dennin, Priv.-Doz. Dr. R. H.
Institut für Medizinische Mikrobiologie
Medizinische Universität
Ratzeburger Allee 160
23562 Lübeck

EHRENGUT, Prof. Dr. W.
Am Kroog 6
22147 Hamburg

EIBL, Prof. Dr. MARTHA
Immunologische Tagesklinik
Schwarzspanierstraße 15
A-1090 Wien

ENDERS, Prof. Dr. GISELA
Institut für Virologie, Infektiologie
und Epidemiologie e.V.
Rosenbergstraße 85
70193 Stuttgart

FALKE, Prof. Dr. D.
Institut für Virologie
der Universität
Hochhaus am Augustusplatz
55131 Mainz

FORSTER, Prof. Dr. J.
Kinderabteilung St. Hedwig
St. Josefskrankenhaus
Hermann-Herder-Straße 1
79104 Freiburg im Breisgau

FRIEDBURG, Prof. Dr. D.
Augenklinik
Klinikum Krefeld
Lutherplatz 40
47805 Krefeld

FRIEDRICH, Priv.-Doz. Dr. W.
Universitäts-Kinderklinik
Prittwitzstraße 43
89075 Ulm

FRÖSNER, Prof. Dr. G.
Max von Pettenkofer-Institut für
Hygiene und Medizinische Mikrobiologie
Universitätsklinikum
Pettenkoferstraße 8a
80336 München

GÄDEKE, Prof. Dr. R.
Bötzenstraße 41
79219 Staufen im Breisgau

GERIKE, Dr. EDITH
Waldstraße 8
12487 Berlin

GRIESE, Prof. Dr. M.
Universitäts-Kinderpoliklinik
Pettenkoferstraße 8a
80336 München

GROSS, Dr. R.
Institut für Medizinische Mikrobiologie
der Universität
Domagkstraße 10
48149 Münster

GRUNDLER, Prof. Dr. E.
Urbanstraße 139
73730 Esslingen

HÄFNER, Dr. RENATE
Rheuma-Kinderklinik
Gehfeldstraße 24
82467 Garmisch-Partenkirchen

HEININGER, Dr. U.
Universitäts-Kinderklinik
Römergasse 8
CH-4005 Basel

HOFMANN, Prof. Dr. H.
Institut für Virologie
der Universität
Kinderspitalgasse 15
A-1095 Wien

HUBER, Prof. Dr. Dr. E. G.
Borromäumstraße 12
A-5020 Salzburg

JILG, Prof. Dr. W.
Institut für Medizinische
Mikrobiologie und Hygiene
der Universität
Franz-Josef-Strauß-Allee 11
93053 Regensburg

JÖHR, Dr. M.
Institut für Anästhesie
Kantonsspital
CH-6000 Luzern 16

JUST, Prof. Dr. M.
Dahlienstraße 25
CH-4106 Therwil

Koch, Prof. Dr. M. A.
Sportforumstraße 11
14053 Berlin

Korinthenberg, Prof. Dr. R.
Abteilung Neuropädiatrie
und Muskelerkrankungen
Universitäts-Kinderklinik
Mathildenstraße 1
79106 Freiburg im Breisgau

Kreth, Prof. Dr. H. W.
Universitäts-Kinderklinik
Josef-Schneider-Straße 2
97080 Würzburg

Kunz, Prof. Dr. C.
Institut für Virologie
der Universität
Kinderspitalgasse 15
A-1095 Wien

Kurz, Prof. Dr. R.
Universitäts-Kinderklinik
Auenbruggerplatz 30
A-8036 Graz

Luthardt, Prof. Dr. Th.
Scheuergasse 4
79271 St. Peter/Schwarzwald

Lütticke, Dr. Barbara
Elsa-Brandström-Straße
79111 Freiburg im Breisgau

Lütticken, Prof. Dr. R.
Institut für Medizinische Mikrobiologie
der Rheinisch-Westfälischen
Technischen Hochschule
Pauwelsstraße 30
52074 Aachen

Maass, Prof. Dr. G.
Brucknerstraße 5
48165 Münster

Mutz, Prof. Dr. I.
Abteilung für Kinder
und Jugendliche
Landeskrankenhaus
Vordernbergerstraße 42
A-8700 Leoben

Noack, Dr. R.
Institut für Infektiologie,
Mikrobiologie und Hygiene
Klinikum Buch
Wiltbergstraße 50
13122 Berlin

Padelt, Dr. H.
Röbellweg 48
13125 Berlin

Palitzsch, Prof. Dr. D.
Deutschordenstraße 29
63571 Gelnhausen

Peters, Prof. Dr. G.
Institut für Medizinische Mikrobiologie
der Universität
Domagkstraße 10
48149 Münster

Roos, Prof. Dr. R.
Abteilung für Neonatologie,
Intensivpflege und Stoffwechsel
Städtisches Krankenhaus
Sanatoriumsplatz 2
81545 München

Schärli, Prof. Dr. A. F.
Pilatusstraße 1
CH-6003 Luzern

Schlund, Prof. Dr. jur. G. H.
Oberlandesgericht München
Josef-Schlicht-Straße 6a
81245 München

Schmitt, Prof. Dr. H.-J.
Universitäts-Kinderklinik
Langenbeckstraße 1
55131 Mainz

Schneeweiss, Prof. Dr. B.
Karolinenhofweg 20
12527 Berlin

Scholz, Doz. Dr. H.
Institut für Infektiologie,
Mikrobiologie und Hygiene
Klinikum Buch
Wiltbergstraße 50
13122 Berlin

SCHRIEVER, Dr. J.
Abteilung für Kinder- und
Jugendmedizin
Kreiskrankenhaus
St.-Elisabeth-Straße 2–8
53894 Mechernich

SIEGRIST, Prof. Dr. CLAIRE-ANNE
Service de Pédiatrie
Hôpital Universitaire
CH-1211 Genève 14

SITZMANN, Prof. Dr. F. C.
Abteilung für Allgemeine Pädiatrie
Universitäts-Kinderklinik
66421 Homburg/Saar

SPIESS, Prof. Dr. H.
Heilmannstraße 11b
81479 München

STEHR, Prof. Dr. K.
Universitäts-Kinderklinik
Loschgestraße 15
91054 Erlangen

STÜCK, Prof. Dr. B.
Schulenburgring 126
12101 Berlin

THILO, Prof. Dr. WALTRAUD
Danziger Straße 239
10407 Berlin

TRUCKENBRODT, Prof. Dr. H.
Rheuma-Kinderklinik
Gehfeldstraße 24
82467 Garmisch-Partenkirchen

WAAG, Prof. Dr. K.-L.
Kinderchirurgische
Universitätsklinik
Theodor-Kutzer-Ufer 1–3
68167 Mannheim

WEBER, Dr. H. G.
Kaiser-Friedrich-Ring 96
40547 Düsseldorf

WIERSBITZKY, Prof. Dr. S.
Klinik und Poliklinik
für Kinder- und Jugendmedizin
der Universität
Soldtmannstraße 15
17487 Greifswald/Vorpommern

ZIELEN, Prof. Dr. ST.
Universitäts-Kinderklinik
Adenauer Allee 119
53113 Bonn

Sachverzeichnis

Notizen